여성을 위한

바디워크 테라피

Delcia McNeil 저 | 조옥경 · 이지현 · 이제진 공역

Bodywork Therapies for Women

학지사

BODYWORK THERAPIES FOR WOMEN
by Delcia McNeil

역자 서문

건강과 외모에 대한 관심이 날로 높아져 가는 시대를 살면서 건강에 대한 정의 또한 빠르게 변화하고 있다. 지난 10년간 정신신경면역학(psychoneuroimmunology)이라고 부르는 새로운 분야의 발달로 신체와 정신 간의 밀접한 관련성의 구체적인 기전이 서서히 밝혀지고 있다. 그 덕분에 많이 웃고 대인관계가 좋으며, 기도나 명상을 많이 하는 사람들이 건강하게 오래 산다는 일상의 지혜를 과학적으로 입증한 연구 결과들이 심심치 않게 신문의 지면을 차지하게 되었다. 이런 추세와 발을 맞추어 육체적 건강을 건강의 주요 기준으로 삼았던 일반인의 무의식적인 태도 또한 점차 변하여 심리적 건강의 중요성에 대한 인식이 확산되고 있다.

심신일체적인 건강은 인간이라는 생명체를 하나의 전체로 파악하고, 생명체를 이루고 있는 모든 부분이 내적으로 결합하여 완전함을 이루는 본래의 상태를 회복하는 것을 강조하고 있다. 이런 내적 연결성과 통합성이 회복되면 유기체는 자신이 본래 갖추고 있는 내적인 건강의 기준으로 되돌아가 치유의 능력이 저절로 드러날 뿐만 아니라 스스로의 한계를 초월한다고 한다.

심신일체적 건강에 더하여 영적인 건강이 추가되면 존재의 가장 중심부를 이루고 있는 순수의식, 내적 만족 및 정신적 자족감이라는 치유의 무한한 원동력과 접촉할 수 있다.

이 책을 번역하게 된 인연을 되돌아보면 감회가 새롭다. 5년 전 오랫동안 건강으로 남달리 고생해 온, 지금은 호주에서 건강관리를 전문적으로 공부하고 있는 이재은 씨가 자연적 치유라는 의미의 힐링에 적극적인 관심을 보이면서 주변에 관심을 공유하는 몇몇 여성들을 모아 소모임을 만들어 보자고 제안을 하였다. 그때만 해도 힐링이라는 말은 신선하지만 다소 생소하게 느껴졌으며, 막상 모여 관심을 나누려고 보니 참고할 만한 자료조차 부족한 실정이었다. '치유' 라는 낱말이 들어간 서적목록을 살펴보니 기독교 계통의 서적들이 대부분이므로 특정 종교의 색채를 띠지 않고 치유를 객관적으로 접근하고 파악하며 이해할 수 있는 길이 막막하였다. 그때와 비교해 보면 치유라는 말은 이제 상당히 보편적인 용어가 되었으며, 자연치유에 대한 관심이 높아져 참고할 만한 자료도 상당히 풍부해졌다. 5년이라는 짧은 시간 동안에 일어난 시대의 변화에 놀라지 않을 수 없다.

그 당시 우리 소모임이 자료의 부족으로 표류하던 중 학지사 김진환 사장님의 소개로 이 책을 만나게 되었다. 책 내용을 보니 우리가 찾던 몸, 마음, 영성의 전일적 건강에 대한 기본 개념과 구체적인 치료기전 및 기법을 비교적 상세하게 기록하고 있었다. 마사지, 카이로프랙틱, 기공, 단전호흡, 아로마치료, 기치유 등 일반적으로 흔히 접할 수 있는 여러 가지 바디워크 치료기법들 속에서 엄청난 혼란을 겪고 있던 우리는 이 책이 제공하는 체계적이고 간결하면서도 풍부한 정보에 반가운 마음을 금할 수 없었고, 같이 읽고 번역해 보자는 데 동의하였다. 특히 여성을 위한 바디워크라는 점에서 여성들로만 구성된 우리 모임에 더 없이 적합한 책이라고 생각되었다. 회원들이 각 장을 맡아 번역해서 같이 나누어 보던 때가 어제 같다. 어떤 회원은 영어공부를 손 놓은 지 오래되어 적지 않은 어려움을 겪었으며, 그에 따른 불평도 만만치 않았던 것 같다. 실제로 번역을 하는 일은 그저 같이 공부하는 것과는 달랐고, 그 과정에서 치러야 했던 여러 난관을 생각하니 이 책의 출판이 더욱 소중하고 의미가 깊다. 특히 역자 중 한 사람인 이제진 씨는 그동안에 이스라엘 출신의 수염이 멋지게 난 남자와 결혼해서 현재 이스라엘에 살면서 예쁜 아기를 출산하였고, 이지현 씨는 산 좋고 물 좋고 인심 좋은 밀양에 살고 있어 서로 얼굴 보고 만나서 의논하는 것조차 어려웠다.

이 책은 '여성을 위한 힐링' 이라는 관심을 공유하고 있는 조촐하고 소박한 모임이 낳은 첫아기다. 내 나이 또래의 가정처럼 첫 아기이자 마지막 아기가 되어 한 자녀로 끝이 날지도 모른다. 그러나 소박한 모임이 진통을 겪어 가며 한 아기를 낳았다는 사실 그리고 그 아기로 인해 서로가 더 단단히 결속하고 가정의 모습을 갖추며 나름대로 성장하고 있다는 사실에 큰 의미가 있다고 생각한다. 지금 그 모임은 반 수 이상의 회원들이 교체되어 새로운 분위기로 바뀌었지만 각자가 살아가면서 느끼는 아픔, 상처, 즐거움, 희망 등을 나누면서 서로의 성장을 돕는 모임으로 그 맥을 이어가고 있으며, 거기에 나름대로 자부심을 느끼는 바다.

건강에 대한 힐링적 접근은 특히 여성에게 그 호소력이 크다고 할 수 있다. 사람을 기계처럼 토막 내어 망가진 부분을 수리하고 교체한다는 종래의 기계론적 접근은 발상 자체가 매우 남성적이다. 반면에 부분이 아니라 전체로, 또 살아 있는 생명체로서 몸 따로 마음 따로가 아니라 몸과 마음을 합쳐서 또 영혼을 갈구하는 소망까지도 포함하는 통합적이고 유기적인 접근은 상대적으로 여성적인 시각이라고 할 수 있어, 전체적이고 직관적으로 사물을 파악하려는 여성의 성향에 더 잘 맞는다고 하겠다. 관념보다는 느낌을, 생각보다는 몸이 전하는 감각적 신호를 더욱 소중하고 친숙하게 여기는 여성들에게는 접촉을 통한 치유, 서로 간에 신뢰할 수 있는 관계가 바탕이 되는 바디워크의 여러 기법이 훨씬 매력적으로 느껴질 수 있다. 이 책은 그런 사람들을 위한 훌륭한 안내서가 될 것이다.

역자들을 대표해서...

조옥경

들어가는 말

바디워크치료란 무엇이고 당신에게 어떤 도움을 주는가

바디워크치료는 상당히 넓은 범위의 치료를 포괄하며, 여기에 속하는 많은 처치법은 일반적으로 자격을 갖춘 치료사들이 시행하는 접촉기법들을 포함한다. 이런 의미에서 피부를 가느다란 바늘로 찌르는 침술과는 거리가 있으며, 어떤 식으로든 몸을 찌르는 것은 포함되지 않는다. 만약 이러한 바디워크치료들이 신선하게 다가왔다면, 당신은 한동안 건강문제에 시달려 왔으며, 당신에게는 일반 의학이 별 효과가 없었다는 것을 말해 준다. 의학적 진단을 받은 적은 없으나 약간 불편한 상태라고 진단을 받았다면 당신은 단지 가벼운 병이나 만성피로에 해당할 것이다. 아마 당신은 잠을 푹 자지 못하거나 복잡하고 바쁘게 돌아가는 마음을 다스리기 어려워서 그렇다고 느낄지도 모른다. 이 때문에 당신은 불편하거나 감정적으로 갈등이 되거나, 원하는 대로 자신의 생활을 꾸려갈 수 없게 된다. 그래서 자신의 건강에 대해 대안적인 접근을 시도하지만 곧 저지당하고 무엇이 가능한지 혼란스러워질 수 있다. 또는 어디를 찾아가서 시작해야 할지, 자신에게 적당한 것이 무엇인지 알 수 없을 수도 있다.

당신은 이미 양자택일의 과정을 거쳐 전일적인 접근을 취했을 수 있고, 대체보완치료(complementary and alternative therapies, 간단히 CAM이라 한다.) 중 하나 또는 몇 가지를 이용하고 있는지도 모르겠다. 또는 스스로 시술사나 치료사가 되었거나, 대체보완치료를 학문적으로 연구하고 있거나 훈련받는 것에 많은 관심을 가지고 있을 수 있다. 당신이 이 책을 선택하여 펼쳐 보게 한 것이 무엇인지는 몰라도, 나는 당신이 건강과 편안함을 추구하는 여정에 필요한 무언가를 이 책에서 발견할 것이라 믿는다. 방대한 양의 정보를 담고 있는 이 책이 당신에게 친절한 참고서가 되길 바란다.

특정 바디워크를 시도해 볼 것인지 아닌지에 대한 결정이나, 그것을 통해 무엇을 기대하고 바라는지에 관한 것들은 단지 소문에 근거를 둔 것일 수 있다. 나를 포함하여 내가 알고 있는 대부분의 여성들은 그저 '소문으로' 치료사들에 대해 듣게 되고, 종종 소문 속의 말들은 가장 안전한 방법으로 증명되기도 한다(아무것도 보장해 주지 못하는 데도 어떤 여성에게는 꾹꾹 눌러 주는 깊고 놀라운 마사지가 다른 여성에게는 너무 강하거나 둔한 것일 수 있다). 어떤 여성들은 자신이 특정 치료를 해 보기 전에 그에 관한 자료를 미리 다 찾아 읽는가 하면, 어떤 여성들은 너무 약하고 활력이 없거나 필사적이 되어 막바지에 이르러서야 그것에 관해 잘 알지 못하는 누군가를 무턱대고 따라가기도 한다.

이 책의 제1부에서는 바디워크치료들에 대해 개괄하고 그와 관련된 문제들을 살펴보았다. 제1장은 전통의학과는 다른 생명에 근거한 접근으로 전일적인 접근을 다루었고, 이것이 당신을 도울 수 있는 다양한 차원, 즉 육체적, 정서적, 심리적, 영적 차원들에 대해 살펴보았다. 다음에는 병이 우리에게 주는 의미와 회복에 끼치는 영향을 알아보았다.

내가 바디워크치료를 좋아하는 이유 중 하나는 그것이 주는 접촉 때문이다. 접촉은 그 자체가 매우 치유적인 것이다. 나는 제4장에서 이 접촉이 얼마나 중요한지를 설명하려고 했다. 그리고 나는 훌륭한 치료사를 찾아내는 것이 가장 중요하다는 것으로 정리했다. 우리가 여성이기 때문에 치료사와 의논해야 할 문제들이 있다. 이 때문에 여성에게는 여성 치료사들이 가장 적합할 수도 있다. 또한 치료에 관한 경제적인 예산을 어떻게 세울 것인지에 대한 생각도 정리했다.

제2부는 요즘 가장 많이 알려져 있는 치료들을 소개해 놓았다. 각 장의 맨 앞부분에서 소개 내용을 볼 수 있으며, 이 책을 쉽게 사용하도록 중요한 그룹들과 그 구체적인 도움 내용을 정리해 놓았다.

바사시치료 는 아로마치료에 대한 내용을 포함하여 근육의 긴장을 풀어 주고 몸과 마음의 이완을 돕기 위해 우리 몸의 피부와 근육, 뼈를 만지는 다양한 방법을 담고 있다. 많은 효과 중에서 특히 만성적으로 긴장이 쌓이는 것을 막을 수 있다.

수기요법 은 정골요법(osteopathy)과 카이로프랙틱(chiropractic)을 포함하여 뼈, 근육, 건(腱), 조직, 신경과 몸을 지탱하는 척추와 관련된 여러 기법을 담고 있다. 이런 기법들은 통증의 원인이 되는 비뚤어진 척추를 똑바로 되돌리고 다시 정렬되도록 몸을 도와준다. 만일 신체적인 상해 경험이 있다면 이 기법이 아주 많은 도움이 될 수 있다. 이 장의 다른 치료들은 자세에 대한 문제들을 다룬 것이고, 알렉산더 테크닉처럼 자세교육을 한다. 나쁜 자세는 많은 신체적 문제를 일으키는데, 특히 요통이 대표적이다.

신체구역, 경락 그리고 압점치료 에서는 모든 병을 치료할 수 있는 의료체계인 전통 중국의학에 대해 설명하였다. 전통 중국의학의 개념이 담겨 있는 침술과 시아추(shiatu)뿐만 아니라 발반사요법이나 극성치료, 응용신체역학, 서양의학적인 사고체계와 연결되어 있는 바디워크치료도 함께 다루었다. 이런 접촉치료들은 특히 전통 서구의학으로는 도움을 줄 수 없는 만성적인 질환에 효과가 있다.

초물리적 치료 는 모든 종류의 치유 형태를 포함한다. 이런 치료들은 몸과 마음의 파동에너지에 중점을 두고 신체상태와 관련된 정서적이고 영적인 경험에 변화를 줄 수 있다. 그러므로 신체적 질병의 전체 과정이 더 나아질 수 있게 변화시킬 수 있다. 이 치료에는 직접적으로 또는 약간의 거리를 두고 몸을 접촉하는 것이 포함되고 색, 소리, 수정을 사용하기도 한다.

신체심리치료 의 장에서는 머리로 어떻게 생각하는가보다는 우리의 몸에, 또는 몸 안에서 무엇이 일어나고 있는가에 초점을 맞춘 심리치료적 접근에 대해 살펴보았다. 시술사나 치료사에게 치료를 받기만 하는 것이 아니라 치료사들과 더 많은 역동적인 관계를 맺는다. 생체에너지요법이나 게슈탈트, 생체역동(biodynamic)에서 보이는 이런 접근들은 우리가 우리의 몸을 어떻게 사용하는지, 어떻게 '불편한 상태인 병'을 만들어 가는지를 더 잘 인식할 수 있는 방법을 제시한다.

에너지 운동체계 의 장에서는 요가, 태극권, 기공, 춤·동작치료를 다루며, 우리가 사용할 수 있는 움직임을 더 확대하고 에너지의 균형을 도모할 수 있는 다른 여러 방법을 제시하였다. 우리는 움직임을 통해서 긴장을 이완하고 몸의 올바른 구조를 유지한다. 건강을 위한 신체운동의 중요성은 아무리 강조해도 지나치지 않다.

수렴치료 의 형식들을 마지막 장에서 다루었는데, 어떤 치료들은 그 경계나 범주가 모호하다. 그 이유는 둘이나 그 이상의 치료 형식들이 결합되어 사용되기 때문이다. 여기에서는 로젠요법이나 제로밸런싱(zero balancing), 트레거(Trager)기법과 같은 것들을 소개했다. 이는 가벼운 접촉치료들로서 신체구조, 초물리적 그리고 사람들의 정서적 과정의 접점에서 작업하기 때문이다. 이들은 적당한 긴장과 균형감, 진체감에 도달할 수 있게 해 주는 데 뛰어나다.

이 책을 집필하면서 중요한 도전 중 하나는 수집한 정보들을 범주화하고 경계를 나누는 일이었다. 바디워크의 정의 역시 너무나 광범위하다. 이는 인간의 몸과 마음의 기능을 도와주는 것에 관해 말하는 것이다. 널리 알려져 있거나 앞으로 알려질 모든 바디워크치료들을 전부 다룰 여유가 없었다. 바디워크치료의 장은 지금도 혼란스러운 상태다. 부분적으로는 이 분야의 많은 체계와 기법들이 '만들어지고' 있고 관련된 수많은 치료들이 서로 결합되고 있기 때문이다. 전문적 기술과 개념적 인식들이 점점 더 정교해지고 있는 것처럼 새로운 치료법들이 계속 발전하고 있다. 치료사들도 그들의 치료를 어떻게 설명해야 하는지 그 생각과 느낌이 각각 다르다. 어떤 의미에서 보면 내가 구분한 치료들의 분류는 자의적일 수 있다. 그러나 이런 분류는 어떤 상태에 대해 가장 적합한 선택을 하도록 돕기 위해 필요한 하나의 수단일 뿐이다.

대부분의 치료는 어떤 특정 상태에 도움을 줄 수 있다. 이것들은 모두 만성적인 긴장과 통증을 완화시키고 자기인식을 높이며, 신체적 · 심리적 편안함으로 이끄는 이완능력을 높이고, 기운을 정화시키는 능력과 마음을 맑게 만드는 효과를 가지고 있다. 모든 치료가 스트레스 해소와 관련이 있다는 것은 이것들이 대중성을 갖는 중요한 이유가 된다. 오늘날 생활의 속도와 요구는 우리의 물질적 신체와 감정을 손상시킨다. 따라서 속도를 늦추고 사랑받는다는 것을 느끼게 도와주고, 몸이 스스로 재충전될 수 있도록 시간을 허락하며, 쌓여 있는 긴장과 스트레스가 사라지도록 해 주어야 한다. 이는 바로 스스로 시간을 내어 규칙적으로 바디워크치료를 받는 것을 통해서 가능하며, 그것이 사람들에게 점점 필수적인 것이 되고 있다.

이 책에서는 각 치료가 도움이 된다는 생각하에 특정 치료의 효과를 일일이 나열하였다. 효과 항목이 없는 치료가 있더라도 그 치료가 효과가 없다는 것을 의미하지는 않는다. 다만, 이러한 치료들의 가치를 설명하는 것이 더 적합한 것 같은 이유에서 이러한 설명방식을 활용하였다. 그리고 물론 당신은 색인을 사용할 수도 있다. 실제로 어떤 치료이건 간에 어떤 방식으로든 모든 문제에 도움을 줄 수 있으므로 그런 의미에서 신체적 효과를 나열한 것은 자의적일 수 있다.

또한 주의사항, 제한점, 치료가 줄 수 있는 위험들을 책 전반에 걸쳐 보여 주었다. 현재 알려지지 않은 것은 어떤 것도 언급할 수 없었다. 덧붙여 이런 치료들 중 어느 것도 화학약품과 외과적 수술의 위험이 없다는 것을 밝힌다.

나는 특별히 동종요법, 중국 한약, 약초, 아유르베다의학(인도 전통의학), 비타민과 미네랄 보충 프로그램, 일반적인 영양소, 특정 식이요법, 꽃 추출물 등과 같이 어떤 종류의 약을 먹는 치료들은 제외하였다. 그러나 대체보완치료처럼 이런 치료들을 아는 것은 중요하다고 생각되어 〈부록 2〉에 이러한 것들의 정의를 실었다.

독자 여러분은 내가 '시술사(practioner)'와 '치료사(therapist)'라는 용어를 섞어서 사용한 것을 알게 될 것이다. '시술사'는 신체구조를 다루고 손으로 치료하는 경우에, '치료사'는 치유를 위해서 과정을 지속적으로 함께 하는 경우에 사용하였다. 심리치료사는 그들이 시술을 실시한다 해도 시술사라고 부르는 경우는 거의 없다. 알렉산더기법 교사의 경우처럼 시술사도 아니고 치료사도 아닌 경우도 있었다. 의학 분야에서는 치료(therapy)라는 말은 질병을 처치(treatment)하는 데 쓰지만 치유의 기술(healing art)을 언급할 때 쓰기도 한다.

스스로 해보기

대체보완의학의 철학에는 아무리 만성적인 질병상태에 있다 할지라도 어떤 방식으로든 우리는 스스로를 치유할 수 있다는 믿음이 담겨 있다. 이는 어떤 상황이 발생하더라도 각 개인을 가장 중요한 주체로 본다. '스스로 해보기'는 바디워크치료의 대부분에 포함되어 있다. 이것은 여러분 자신에게 진정으로 매력적인 치료들을 스스로 더 탐구해 볼 것을 권하고 싶었기 때문이다. 이 책에서는 가능한 한 스스로 해 볼 수 있는 방법들을 제시했다. 지면의 제한 때문에 단지 '맛보기' 정도고 일반적이며 간단한 것들이다. 그러나 이것들은 치료사들 또는 자신의 경험을 제공해 준 여성들이 권해 준 것들이다. 서양에서는 최근 30년 동안 여성 권리에 대한 인식의 향상이 여성들 간의 연계를 도모하고, 정보를 교류하며, 경험을 나누는 것을 통해 발전되어 왔다. 이는 대체보완치료의 장에서는 더욱 뚜렷하게 일어났다. 그런데 나는 여성들에게서 먼저 대체보완의학이 빠르게 성장할 것이며, 그것이 더 많은 제약과 통제 속에 살고 있는 여성들의 삶을 극복하는 데 직접적으로 작용할 것임을 시사한 바 있다. 지금 바로 당신은 스스로에게 도움을 줄 수 있는 뭔가를 할 수 있고, 당신이 처한 상황의 성격을 바꿀 수도 있다. 당신은 더 이상 수동적인 희생자만은 아니다. 당신은 장애를 갖고 태어났을 수도 있다. 왜냐하면 당신이 그것을 직접 선택하거나 통제할 수 있는 사람이 아니기 때문이다. 그러나 개인이 책임질 수 있는 단계를 받아들이기만 한다면 그때부터 당신의 삶은 달라질 수 있다.

계속해서 자신의 몸의 요구를 지켜보고 스스로 해보기의 여러 방법을 사용하는 것은 지금의 상태를 유지하고 질병을 예방하는 의미를 갖는다. 우리는 생각이나 직접적인 행동보다는 우리 자신의 몸에 대해 더 많이 알려는 경향이 있다. 우리 몸이 어떻게 작동하고 있으며, 그것을 어떻게 살필 수 있는지를 알기 위해서

꼭 학문적이 될 필요는 없다.

여성의 경험담

이 책의 중요한 부분은 기꺼이 자신의 경험을 나누고 싶어 하는 여성들이 제공한 생생한 목소리들이다. 지면의 한계 때문에 모든 치료방법에 경험담을 포함할 수 없었다는 것은 불행한 일이다. 몇몇 여성들은 자신의 경험담 뒤에 자신의 이름이 나오는 것을 원했지만 어떤 여성들은 익명으로 게재하길 요구했기에 가명을 사용하였다.

이 경험담의 내용에는 개인 제공자들의 관점이 담겨 있다는 것을 말하고 싶다. 이 책의 내용에 적합한 경험들을 골랐지만 경험과 견해는 독특한 개인성을 갖고 있다. 나는 이들 경험담에만 의존해서 특정 치료나 치료사들에 관해 피상적인 일반화를 해버리는 것은 현명하지 않다고 생각한다.

이런 경험담을 모으면서 알게 된 사실은 경험 제공자들이 다른 여러 치료를 바꿔 가거나 동시에 시도하거나, 개인적으로 자신에 맞게 몇 가지를 묶어서 사용한다는 것이다. 또한 자신의 건강을 유지하려는 책임감을 갖고 정열적으로 임하는 모습 역시 강하게 드러났다.

나의 경험

이 책에서 다룬 많은 치료는 나의 신체적인 고통을 극복하는데는 물론 심리적 · 영적으로 나의 길을 찾는 데도 많은 도움을 주었다. 그것에 관해 쓰는 것은 나 자신의 치유과정을 더 확대하는 것이었기에, 가능한 것을 발견하는 과정을 나와 함께 하도록 당신을 초대하려 한다.

1970년대 초 20대의 젊은 여성이었을 때 나는 식이장애를 가지고 있었다. 나는 그것이 '질병' 이라는 것조차 몰랐고, 그것이 '이상식욕항진증(bulimia nervosa, 폭식증)' 이라는 병이라는 것을 인정한 것은 몇 년이나 지나서였다. 또한 사춘기 무렵부터 밤 공포증을 경험했는데, 물론 나아지긴 했지만 아직까지도 남아 있다. 내가 겪는 이런 어려움들은 복합적인 동시에, 어머니가 산후우울증으로 고통받던 나의 생애 첫 주에 시작된 것인지 모른다. 젊었을 때 나는 내 자신에 대한 자존감이 상당히 낮았다. 나는 '내 삶을 살고' 있다는 것을 경험하지 못했고, '내 삶이 나를 살고' 있는 상태였다. 나는 1975년 스물여섯 살의 나이에 불운한 결혼과 뒤이은 이혼으로 극심한 우울에 빠졌다. 그 후에 사회복지사 자격증을 따고 심리치료를 접하게 된 것은 굉장한 행운이었다. 그 후에 잠깐 다시 자살 충동과 우울증에 빠졌지만, 1977년 인생을 끝내기보다는 내 자신을 스스로 치유해 보기로 결심했다. 나는 나의 인생에 노력을 기울였고, 나아지게 하는 일이라면 무엇이든 뛰어들어서 했다. 그 시절 NHS*)를 통해서 심리치료를 받기 시작했고, 나중에는 개인치료도 받았다.

서른 살에 나는 롤러스케이트를 타다가 허리를 다쳤다. 척추

*) NHS(National Health Service). 의료보장제도는 각국의 고유한 문화와 전통에 따라 여러 가지로 분류할 수 있는데, OECD는 사회보험방식(NHI), 국민보건서비스방식(NHS), 민간보험방식으로 분류한다. NHS는 영국이 채택하고 있는 방식이다.

의 뿌리인 천골*) 중 하나가 부려졌다. 이 사건으로 육체적인 고통과 장애를 겪으면서 일반적인 의학의 중요한 한계를 느꼈다. 그때부터 바디워크치료를 통해 스스로 치유할 수 있는 방법을 찾는 여행을 시작하게 되었다. 이 과정에서 바디워크치료의 광범위한 영역에 있는 많은 사람과 함께 일하는 것에 대한 매력과 사랑을 느끼고, 그것이 내 인생의 진정한 길임을 발견했다. 최근 20년 동안 이 일은 내 인생의 중심이 되었다. 현재 나는 쉰 살이다. 나는 서른 살이 되기까지의 시간과 인생은 치유자로서 '입문기' 였다고 본다. 나의 경험들은 곧 훈련의 장이었고, 이런 의미에서 나는 정말 감사해 마지않는다. 심각한 정서적 · 신체적 고통을 경험한 것은 내가 전에는 알 수 없었던 동정심을 알게 해주었다. 성장을 하기 위해서는 반드시 고통을 겪어야 한다고 믿는다는 말은 아니다. 나는 단지 그 고통이 나 자신의 인생에서 진실로 중요한 것은 정직함이며, 나 자신이나 다른 사람을 포함하여 내가 살고 있는 세계와 사랑의 관계를 맺는 것의 가치를 깨닫는 데 중요한 도움을 주었다고 믿을 뿐이다.

대체보완치료의 효과는 당신이 도움받길 원하는 것에 따라 달라진다. 즉, 특정 치료들이 가진 능력, 사용된 접근법이나 기법의 성격, 당신과 당신이 선택한 치료사와 양립 가능한지 등에 따라 달라진다. 또 치료에 대한 당신의 기대, 적극적인 치료에 참여, 당신의 삶에서 필요한 변화가 무엇인지 알기 위해 마음을 여는 것 역시 치료 효과에 영향을 준다. 상해나 질병은 우리 삶의 한

*) 천골은 요추 아래 척추기저부 쪽에 위치한 5개 척추의 융합으로 형성된 쐐기 모양의 뼈를 말한다. 이 뼈는 골반벽의 후측 일부를 형성한다.

부분이고, 우리는 그것을 막을 확실한 방법을 알지 못할 경우도 있다. 그러나 대부분의 바디워크는 예방과 건강 유지에 관한 치료기술이다. 또한 어떻게 자신만의 바디워크를 찾고 고유한 체계를 갖출 것인지, 감정과 사고와 신념이 신체적 안녕에 얼마나 영향을 줄 것인지를 알게 하는 것이다.

차 례

2. 바디워크치료에서 질병의 의미 · 47

3. 바디워크치료와 접촉 · 69

4. 내게 필요한 바디워크 치료사 찾기 · 79

제2부 바디워크치료의 여러 가지 기법

5. 마사지치료 · 103

6. 수기요법과 자세교육 · 127

7. 신체구역, 경락, 압점치료 · 159

8. 초물리적 치료 · 199

9. 신체심리치료와 재탄생 및 최면요법 · 259

10. 에너지 운동체계 · 299

11. 수렴치료 · 331

제1부

바디워크치료와 건강에 대한 전일적 접근

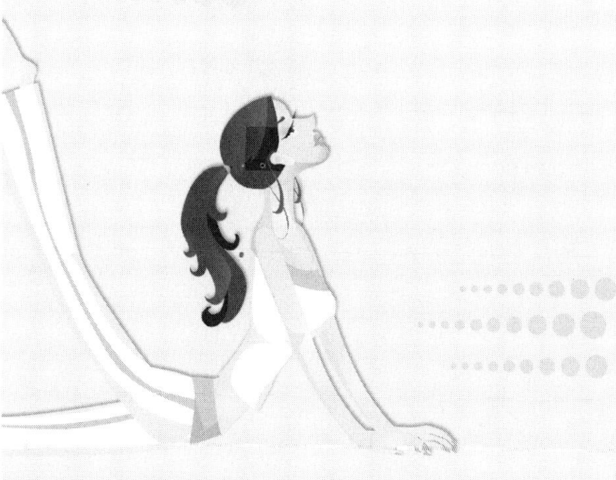

Bodywork Therapies

1. 바디워크치료를 위한 접근: 전일적 접근

전일론이란

전일론(holism)은 간단하게 말하면 '전체(whole)'를 의미한다. 여기서 '전체'란 옥스퍼드 요약 사전에 따르면 '손상되지 않은, 부서지지 않은, 본래의 혹은 감소되지 않은 상태, 있는 것 전체, 전적인, 완전한, 어떤 부분도 제거되지 않은'의 의미다. 또한 '전일론'은 '전체가 부분들의 합보다 더 크다고 여기는 이론으로 질병의 증상만 보는 것이 아니라 정신적·사회적 요인을 포함하여 사람 전체를 치료하는 것'이라고 되어 있다.

전일적 의학은 몸과 정서, 사고와 영혼 등 우리 존재의 모든 측면을 통합하는 데 관심을 기울이며 예방적인 측면까지 포함한다. 한편 미국 전일의학연합(The American Holistic Medical association)에서는 전일론을 '개인의 책임을 강조하고 주변 사람들의 협조적인 관계를 강화하며, 몸과 마음, 정서와 영혼을 최적으로 조화시키려는 건강관리체계' 라고 정의한다.

전일적 관점에 의하면 몸과 마음은 분리되어 있지 않다. 이러한 접근은 현대의학에 또 다른 범주를 추가하는 것이며, 때로는 현대의학이 기초하고 있는 전제 자체에 도전하는 것이기도 하다. 전일적 접근은 의료계 안팎에서 빠르게 발전하고 있다. 의료계 내에서 전일론은 스트레스 관련 및 만성질환과 퇴행성 질환을 다루는 새로운 방법을 발견하려는 움직임에서 시작되었다. 또 의료계 밖에서 전일론은 장기 약물복용과 그에 따른 부작용에 대한 사람들의 걱정에서 비롯되었다. 따라서 의사는 전일적이면서 약물을 처방하는 치료가 가능하고, 대체요법가는 기계적인 접근을 할 수 있다.

때때로 환자는 의사의 설명이 충분하지 않다고 느낄 수도 있다. 이는 환자의 경험이 전통적인 의료모델에 맞지 않을 경우 이론적으로 존재하지 않는 것으로 처리되기 때문이다. 이와 같은 환자의 경험은 하나의 일화로 언급될 수 있지만 실제 과학적으로는 유용하지 않다. 결국 이러한 상황은 환자에게 질병으로 인한 고통 외에 무기력함까지 느끼게 만들 수 있다. 의사 역시 불안을 느낄 수 있다. 의사는 의료모델에 대해서만 어느 정도 교육을 받았으므로 신체적 고통을 의료적 사실로만 설명할 수 있기 때문이다. 크리스티안 노스럽(Christiane Northrup) 박사는 "과학은 스스로 얼마나 모르고 있는지, 신비로움과 기적, 자연의 지혜가 개입할 여지가 얼마나 많은지에 대해 충분히 인식해야 한다."[1] 고 말한다.

대체보완치료는 현대의학과 어떻게 다른가

대체보완치료와 현대의학의 접근방식에서 중요한 차이점은 생기론(生氣論, vitalism), 즉 생명력에 대한 시각이다. 현재 현대의학은 질병관리에서 생활방식과 일반 복지를 더 중요하게 다루고 있다는 점에서 전일론을 포용하고 있는 중이다. 하지만 현대 의사들은 인간 유기체에 흐르는 생명력의 움직임인 에너지를 치료에 이용할 수 있다는 점을 수용하지 않는다.

현대의학은 인간의 몸 역학에 대한 연구다. 이러한 도식에서 몸은 구조적인 부분들, 즉 기관에서 조직으로, 조직에서 세포로, 세포에서 분자로 쪼개질 뿐이다. 전체는 그 속성과 비율, 각 성분의 기능을 식별하기 위한 부분들로 나뉜다. 이는 곧 현대 의사들은 질병체를 뭔가 잘못된 성분으로 파악하고 그것을 전체 유기체에서 분리하고자 한다는 것을 의미한다. 그렇게 되면 질병체는 말 그대로 제거되거나 다른 기관과 조직 부분에서 분리되어 취급된다. 이는 마치 자동차와도 같다. 자동차가 고장 나면 검사를 받고 필요한 새 부속품을 산다. 그것은 따로 분리된 증상이거나 문제의 핵심이 되는 일련의 증상들일 뿐이다.

특정 질병을 치료하려는 노력 때문에 전체 유기체가 소진되거나 환부 때문에 전체 유기체의 생명이 심각하게 위협받을 경우 때로는 어쩔 수 없이 환부를 제거해야 한다. 또한 수술이 최선의 치료방법인 경우도 있다. 하지만 애석하게도 대체보완 건강관리체계를 통해 수술을 대신할 방법이 상당히 많은데도 이들은 대개 알려지지 않거나 심지어 시도하거나 이용하지 않고 있다.

〈부록 1〉에서는 현대적 건강관리방식과 전일적인 건강관리방식 간의 몇 가지 중요한 차이점들에 대해 기술해 놓았다.

대체보완치료를 해야 하는 이유는 무엇인가

일반적으로 중국 전통의학에서 유래한 침술이나 동종요법, 의료 약초학, 아유르베딕 약물 등과 같은 대체치료는 그 자체로 완전한 의료체계를 갖추고 있다(이 모든 치료법에 대한 간략한 소개는 〈부록 2〉를 참조). 한편 보완치료들은 현대 치료를 쉽게 보완할 뿐만 아니라 현대 의학철학과 직접적인 마찰을 빚지 않는다. 그렇다고 곧 침술, 동종요법, 약초학 등을 현대의학과 나란히 적용할 수 있다는 말은 아니다. 이 모든 분야에 대한 논쟁은 현재까지 진행 중이다.

이를 좀 더 쉽게 이해하기 위해서는 의료를 연속체로 이해하는 것이 도움이 된다. 많은 사람은 더욱 '공격적인' 의료치료를 받기 전에 먼저 대체치료나 보완치료를 시도한다. 혹은 현대 치료가 도움이 되지 않은 경우에 이러한 대체치료를 시도하기도 한다. 하지만 필요할 때 사람들이 정통 현대 치료를 받아들인다는 점은 지극히 중요하다. 두 영역 모두에 실패와 성공의 가능성이 있다. 또한 의료기술이 급속하게 발전되고 있으며, 국민건강보험은 사람에게 적용할 수 있는 이 모든 기술을 지원할 수 없다. 따라서 다른 대안과 질병예방 그리고 건강유지가 그 어느 때보다 필요하다.

현대의학에 대한 신뢰와 약물 과다복용

매년 영국에서는 1억 1,700만 명의 사람들이 잘못된 의료 절차 때문에 입원하는데,[2] 그 수는 버밍엄 인구 규모에 해당한다. 즉, 병원 입원 환자 6명 중 한 사람은 현대의학이 제대로 작용하지 않았거나 잘못되었기 때문에 입원한다. 이와 같은 경우를 의학적으로 유발된 질병이라고 하여 '의원성(iatrogenesis)' 이라고 한다.

놀랄 만한 구명 절차가 병원에서 이루어지는 것이 사실이지만 현대의학에 대한 믿음 때문에 때로 그 위험성이 무시되기도 한다. 현대과학에 대한 우리의 신뢰는 일상에 너무나 깊이 스며들어 있다. 테드 캡척(Ted Kaptchuk)은 "현대 서구과학과 의학은 진실을 알려 주는 유일한 도구다. 그 외의 모든 것은 미신적이다.' [3]라고 말했다.

많은 사람이 자신들에게 처방된 약물의 유용성에 대해 의문을 제기하고 있다. 항생제의 남용을 막는 것은 현재 공론화된 문제로, 언젠가는 대중 면역의 새로운 시각에 대한 공개토론이 열려야 할 것이다.

때때로 의사들은 약물을 복용하지 않을 때의 위험성을 과장하여 약물복용으로 말미암은 위험을 극도로 축소하기도 한다. 그러나 부작용은 단순한 '간접적인' 효과가 아닌 직접적인 작용을 한다. 적당한 약물을 적당량 복용한다면 분명히 긍정적으로 작용할 것이다. 하지만 약물복용으로 말미암은 증상이 약물로 치료하고자 한 원래 질병으로 생기는 증상보다 더욱 심한 경우도 종종 있다. 이때 부작용을 감수하더라도 약물을 복용하는 것이 좋을 수도 있고, 아니면 복용하지 않는 것이 좋을 수도 있다. 경우에 따라서는 정말 선택의 여지없이 부작용이 있는 약물이 최선책일 경우도 있다.

만약 당신이 의사가 처방해 준 약물을 복용하지 않았다면 이 사실을 알게 된 의사는 자신의 전문성에 대해 환자가 거부하는 것으로 받아들일 수도 있다. 따라서 당연하게도 의사는 때로 '그렇게 살 수밖에 없어요.'라고 말해야 하는 한계를 느끼게 된다. 이는 다른 가능성에 대한 의사의 지식이 제한적이거나 아예 없기 때문이다. 하지만 다행스럽게도 상황은 변하고 있다. 이러한 변화는 의료계 안팎에서 동시에 진행되고 있다. 즉, 자신들의 약물처방량에 대해 만족하지 않는 주치의들과 대체보완 의료과정을 다녀온 간호사, 물리치료사 그리고 의사들이 변화를 시작하고 있다.

의료약물이 가진 가장 큰 문제 중 하나는 제약회사의 권력이다. 대부분의 의료 연구들은 특정한 결과를 원하는 회사에서 연구자금을 지원받는다. 이런 회사들은 연구자들에게 임금을 지급할 뿐 아니라 종종 그 연구 결과를 공개할 것인지 아닌지를 결정하게 된다. 어떤 의미에서 이러한 산업은 질병을 통해 이득을 얻는다는 점을 상기할 필요가 있다.

지금까지는 의사를 아주 권위 있는 인물로 생각하고 의료과학을 전능한 것으로 보는 경향이 지배적이었다. 이 때문에 의사들은 엄청난 책임감을 가져야 했으며, 감당할 수 없을 정도의 스트레스를 겪는다는 것은 의심할 여지가 없었다.

보완치료가 점점 더 대중화되면서 문제가 되는 것은 의료계가 이를 계속 통제하려 할 것이라는 점이다. 보완치료사들과 대체치료사들은 제도권 내로 포섭될 것이고, 이들은 결국 의사들이 계속해서 의사결정과 자원을 장악하는 의료구조 내에서 길을 잃게 될 것이다. 일부 의사들은 이미 최면이나 침술과 같은 치료 분야에서 교육을 받으려고 시도하고 있다. 하지만 의사들이 완전하게 재교육을 받지 않는다면 그 분야에 있는 실제 치료사들보다 훨씬 짧은 훈련을 받게 될 것은 자명하다. 물론 일부 의사들은 완전한 재교육을 선택하기도 한다. 그런데 일반인들은 훈련과 경험이 적은데도 단순히 의사라는 이유만으로 더 신뢰감을 갖고 의사에게서 대체치료를 받으려고 한다. 이는 사회가 의사의 역할에 맡기는 권력을 분명하게 보여 준다. 결국 대체보완치료사들은 계속적으로 전문성을 개발하여 의사와 동등한 정도의 권위를 가질 필요가 있다. 이러한 희망은 대체의료가 제공하는 이점에 대한 믿을 만한 연구들이 계속 이루어지고, 대체치료와 보완치료계 내에서 더 강력한 사회적 · 정치적 토대가 발전됨으로써 현실화될 것이라고 믿는다.

"보완의학은 1970년대 이래 영국(그리고 실제 다른 유럽 국가들)에서 급속하게 증가하였고, 개업 수 역시 소비자들의 증가에 따라 증가하였다. 전체 건강관리체계에서 이들은 더 이상 소수가 아니다."[4)]

통합의학

이 책에 기술된 대부분의 치료들은 현대의학을 보완하는 것들이다. 그러므로 언제나 먼저 의학적 도움을 구하는 것이 좋다. 설령 의학적 처치를 받아들이지 않는다 하더라도 의학적 진단은 지극히 중요하며, 이때 현대 치료가 절대적으로 필요할 수도, 적절할 수도 있다.

정통 현대의학과 대체의학의 틈새에 빠질 가능성도 있으며, 이는 두려운 일이다. 현대 치료가 제대로 효과를 내지 않을 수도 있고 심지어 상태를 악화시킬 수도 있다. 그래서 당신이 정통 의학체계 외부에서 뭔가를 찾고자 할 때 의사가 이를 허용하지 않는다면, 의사와 관계가 나빠질 수도 있다. 이를 무시하고 혼자서 다른 방법을 이용하였다가 만약 대체의학조차 도움이 되지 않는다면 어떻게 할 것인가?

이제 막 양자 간의 통합이 일어나고 있으며, 바라건대 현대의학과 대체의학적 접근 모두가 건강관리체계 내에서 새로운 동력이 되기를 기대한다. 이를 통해 환자는 더 많은 선택권을 가질 수 있고, 현대 의사든 대체치료사나 보완치료사든 간에 서로 권력을 행사하지 않게 될 것이다. 통합의학의 대안으로 '평행적인' 의학도 가능하다. 인도에서는 아유르베딕(Ayurvedic)과 동종요법, 현대의학을 수용하여 대중이 이를 따로 이용할 수 있는 의료체계가 존재한다.

사라 캔트(Sarah Cant)와 어슐라 샤르마(Ursula Sharma)는 대체의학과 보완의학을 사회 · 정치적으로 수용하게 만드는 것은 지식체계가 아니라 국가의 인정과 의료계의 지지라고 꼬집어 말한다.[5] 고도의 기술과 정보는 일반 대중과 의료계 그리고 행정계에 상대적으로 덜 알려졌을 뿐 아니라 현재의 건강관리 구조 안에서는 광범위하게 이용되기도 힘들다.

〈부록 1〉에 서술한 것은 일반화에 기초한 것임을 반드시 기억해야 한다. 상당량의 전일론이 정통 의학에 포함되고 있으며, 모든 보완치료사들이 전일론을 수용하고 있는 것은 아니다.

일부 치료사들은 전일론이라는 말이 너무 느슨하게 사용되고 있다고 말한다. 그들은 자신들의 특정한 치료가 최상이거나 올바른 방법이라고 간주할지도 모른다. 하지만 최상의 전문가는 자신들의 특정한 치료에 대해 설명이야 하겠지만, 당신에게 그것을 시술받으라고 강요하지도 시술의 결과를 과장하지도 않는다('4. 내게 필요한 바디워크 치료사 찾기' 참조). 그들은 솔직하고 현실적이다. 우리 모두는 현대적 의료모델을 믿게끔 훈련받았다. 따라서 자신과 대체기술, 치료, 이론 등을 신뢰하는 데는 믿으려는 신념이 필요하다. 또한 현대의학과 대체 혹은 보완의학 모두에 대한 정보를 수집하고 선택하기 위해서는 헌신이 필요하다. 당신의 상태가 좋지 않다면 실제로 이러한 과정을 실천하는 것은 쉽지 않은 일이다.

어떻게 이런 일이 생겼는가: 정신과 물질, 철학과 건강의 문제

의학철학은 현실이란 측정되고 수량화되고 분석될 수 있는 복잡한 물질구조 위에 존재한다는 전제를 기반으로 한다. 이는 실제로 아리스토텔레스의 '경험적 물질주의'에서 시작되어 르네상스 시대(14~16세기)에 이르러 재발견되었다. 즉, 물질은 고정되어 변하지 않는 것으로 이해되었으므로 '실재'가 된다. 17세기 중엽 데카르트는 분석적이고 환원적인 논법을 도입하여 새로운 과학철학의 기초를 마련하였는데, 이는 나중에 "모든 과학은 확실하고 분명한 지식이다. 우리는 단순히 가능성만이 있을 뿐인 모든 지식을 거부하며, 완전하게 알려져 있고 의심할 수 없는 것들만을 믿을 수 있어야 한다."[6]는 현대 의학철학이 되었다.

따라서 데카르트는 "몸에는 정신에 속하는 어떤 것도 없으며,

정신에는 몸에 속하는 어떤 것도 없다."[7]라고 하여 정신과 물질을 확실하게 분리하였다. 그리고 데카르트의 뒤를 이어 아이작 뉴턴은 이 기계론적 관점을 더욱 발전시켜 물질세계를 설명하는 원인과 결과의 방법론을 강조하였다. 그에 의하면 우주는 원자라고 부르는 견고한 물질로 구성되어 있으며, '운동의 법칙'에 따라 움직이는 거대한 기계체계다. "모든 것은 객관적으로 설명할 수 있다. 모든 물질작용은 물리적 원인을 가지는 것으로 보이며, 당구대 위에서 충돌하는 공들과 같다."[8] 이것이 과학적 방법론의 기초로 오늘날까지도 실제로 동일하게 유지되고 있다.

서구과학적 방법론의 작용방식은 실험적 증명과 수학적 증명 간에 일치점을 발견하는 것이다. 만약 이런 일치가 발견되지 않았다면 물리학자는 증거가 발견될 때까지 또 다른 이론을 찾을 것이다. 과학적 방법은 의학에서 전기장치와 원자 내에서 생기는 현상을 활용하는 X선과 레이저기술 등 위대한 발명을 이끌어 냈다. 기존 이론으로 설명할 수 없는 새로운 현상들이 나타나면 새로운 증거가 발견될 때까지 실험을 계속한다.

그러나 19세기 초 전자기학 현상은 뉴턴의 물리학으로 설명할 수 없었다. 1905년 알버트 아인슈타인의 특수상대성이론은 공간이 3차원적이지 않고 시간은 분리된 실체가 아님을 밝혔다. 즉, "공간과 시간은 모두 밀접하게 관련되어 있고 '시공간(space-time)'이라는 4차원적 연속체를 구성한다."[9]는 것이다. 우리가 경험하는 텔레파시와 동시성, 시간이 빨라지거나 느려지는 것, 심리적 영감 등은 바로 이 4차원에서 발생한다. 우리는 뉴턴의 관점에 시각을 맞추려 함으로써 이러한 현상들을 무용지물로 만드는 경향이 있다.

원자론적 물리학은 빛 역설이나 이중 속성을 가진 전자기적 방사를 보여 준다. 이 방사는 파장과 움직이는 소립자의 두 가지로 구성된다.

원자를 구성하는 원자 내 미립자는 물체나 사물로 형상화될 수 없다. 양자역학은 이 원자 내 미립자를 '존재하려는 경향성' 혹은 '발생하려는 경향성'으로 간주한다. 이러한 경향성이 얼마나 강한지는 확률로 표현된다. 원자 내 수준에서 물질과 에너지는 상호 교환될 수 있다. 우리는 원자로 구성되어 있기 때문에 우리의 사고와 느낌, 물질덩어리는 총체적으로 상호 관련되어 있다고 말할 수 있다. 즉, "전체 우주는 분리될 수 없는 에너지 형태의 역동적인 그물로 나타난다. 우주는 분리될 수 없는 역동적인 전체로써 언제나 필연적으로 관찰자 자신을 포함한다."[10] 따라서 우리 자신은 서로 엮인 빛의 형태, 춤추는 에너지의 일부다.

그러나 현대 의료행위는 이상과 같은 양자물리학에 따른 우주에 대한 이해를 반영하지 않고 여전히 뉴턴의 관점과 우주관에 기초해 있다. 즉, 우리가 생각하고 지각하는 의식은 여전히 이와 같은 후자의 견해에 뿌리를 두고 있다.

> 우리가 배운 중요한 교훈 중 하나는 우리가 예외적이라고 생각하는 것이 다른 곳에서는 평범하다는 것을 이해하지도 경험하지도 못했다는 사실이다(테드 캡척은 『중국의학: 직공 없는 편물(Chinese Medicine: The Web That Has No Weaver)』에서 자신의 동방 여행을 이와 같이 표현하였다).

물론 과학의 의식 밖에는 정서와 느낌, 정치적인 가치 등 또 다른 세계가 있다. 즉, 지식이 존재하는 곳에는 언제나 사회역사적 맥락과 개인적이고 집단적인 무의식 세계가 있는 것이다. 전일적 접근은 동양철학과 밀접하게 관련되어 있다. 동양철학에서는 감각에 의해 인식되는 모든 사물과 사건들은 상호 관련되고, 연결되며, 궁극적으로는 같은 현실의 다른 측면이 드러난다. 불교철학에 따르면 '인식된 세상을 개별적으로 떨어진 사물로 떼어내고 분리하며, 우리 자신을 이 세상에서 고립된 자아(ego)로 경험하는 성향은 계산하고 범주화하는 심리구조에서 나오는 환상이다.'[11]

물질적인 육체는 생명을 유지하면서 정서적이고 심리적인 구조를 지탱하는 육체기관들이 거주하는, 물질장치의 신비로운 조각으로 간주된다. 예를 들어 중국 의사는 질병에 대해 환자가 반응하는 생리적이고 심리적인 대응을 평가한다('7. 신체구역, 경락, 압점치료' 참조). 하지만 주의해야 할 것은 더 오래되고 영적이고 전일적이라는 이유만으로 반드시 서구의학보다 더 '진실한' 것은 아니라는 점이다. 중요한 것은 다른 사고방식들을 하나로 모으는 통합이다.

모든 차원의 신체치료와 건강

이 책에서 나는 신체적 차원, 심리 · 정서적 차원 그리고 영적 차원의 세 가지로 의료 수준을 나누었다. 신체치료는 모든 수준에서 효과를 내며, 요청되는 도움의 종류와 치료사가 무엇을 중시하는가에 따라 그 내용이 달라진다. 이 책에 기술된 모든 치료는 대부분의 조건에서도 도움이 되는 것들이다. 따라서 자신에게 적합한 치료를 찾기 위해 다양하게 시도해 보려는 태도가 중요하다.

이 책을 위해 광범위한 부류의 여성들이 기여하였다. 독자들은 이 책에 소개된 다양한 치료법을 하나씩, 때로는 동시에 활용할 수 있다. 여기에서 병용하는 것이 매우 중요하다. 예를 들어 치유와 마사지, 동종요법 등은 정말 잘 어울린다. 하지만 침술이나 동종요법과 같이 일부 대체체계를 동시에 사용해서는 안 된다. 간단히 말하면 이것들은 전혀 다른 접근법이기 때문이다. 단지 기술뿐 아니라 치료사가 얼마나 적합한지도 중요하다. 또한 치유사에게 편안함을 느낄 수 있어야 한다. 일생 동안 대체보완의학을 이용해 온 베틴 골드버그의 이야기가 그 중요성을 잘 말해 준다.

나는 여든다섯 살의 영국인으로 '영혼세계(spirit world)' 에 한 아들을 두고 있어요. 내 남편은 25년 전에 사망했고, 현재 혼자 살고 있습니다. 나는 평생 운동을 해 왔고 지금도 런던의 서펜틴 호수에서 매일 수영을 해요. 또한 20대부터 일주일에 한 번씩 스웨덴 마사지를 받고 있어요. 이것은 내가 건강을 유지하는 방법이죠. 나는 작은 문제들에 미리 신경을 씀으로써 심각한 질병을 막을 수 있다는 것을 압니다. 지난 2년 동안 스웨덴 마사지를 2주에 한 번으로 줄이고, 격주로 전체 마사지와 아로마치료를 받고 있어요.

전쟁 동안 정골요법을 소개받아서 엄청난 도움을 받기도 했어요. 다른 키 큰 사람들처럼 나도 허리 부분에 문제가 있었는데, 치료를 받고 바로 나았습니다. 그 후로도 다른 작은 부상들을 겪었죠. 내 정골요법사는 두개정골요법에 뛰어났으며, 그의 전 부인은 침술가로 내가 가진 다양한 작은 문제들을 치료해 주었어요. 나는 홍콩에서 처음 침술을 접했는데, 중국인 의사가 방치해 둔 굳은 어깨를 치료해 주었어요. 어깨가 풀어지면서 그 의사는 매일 침을 놓아 신경을 부드럽게 해 주었죠.

나는 가능한 한 현대의학을 사용하지 않습니다. 또 매우 똑똑한 동종요법사를 알고 있는데, 그에게 아주 만족해요. 그는 나이에 비해 젊어 보이고 활동적이며 삶을 풍부하게 살고 있습니다.

신체적 차원 많은 신체 증상은 이미 고통이나 불편함을 느끼기 몇 주나 몇 달, 심지어 몇 년이 지난 후의 결과다. 통증에 시달릴 때는 오직 통증을 멈출 수 있는 방법만을 찾고 싶어 한다. 많은 사람은 통증에 시달리고 의사가 별 도움을 주지 못할 때 바디워크 치료사들을 찾아간다. 이들 중 일부는 진통제를 영구적으로 복용하고 있거나 더 자연적인 방법으로 통증을 완화할 방법을 찾으려는 사람들이다. 통증 완화는 대부분의 치료법에서 핵심 요소이므로 통증을 감소시키거나 완전히 사라지게 하는 좋은 기회는 항상 있게 마련이다.

그러나 현실적으로 판단하고, 일부 치료사들의 주장에 현혹되지 않아야 한다. 이들은 종종 한두 사람의 고객이 특정 치료를 아주 잘 받았던 것을 근거로 그 치료의 우월성을 주장한다. 또한 치료사들은 종종 자신에게 놀랄 만한 효과가 있었던 치료법을 훈련받는다. 따라서 이들은 모든 사람이 자신과 마찬가지로 뛰어난 효과를 얻게 될 것이라고 기대한다. 하지만 치료에 대한 반응은 사람마다 다르며 시간에 따라서도 달라질 수 있다.

나는 최소 한 달 정도 마시지치료를 받지 않으면 요통이 다시 재발하기 쉽다는 것을 알고 있다. 이러한 치료들은 통증을 예방할 뿐 아니라 계속해서 스스로를 몸과 접하게 해 주고 몸을 올바르게 사용할 수 있게 해 준다. 치료사에게 정기적으로 치료를 받을 때 나 자신을 계속 과도하게 혹사하기는 더 어렵다. 따라서 많은 신체적 질병은 멈추거나 쉬거나 운동을 하라는, 혹은 좋은 음식을 섭취하라는 몸의 신호를 무시하는 자기학대에서 비롯된다.

여성들이 도움을 요청하는 일종의 신체적인 문제는 종종 월경, 임신, 출산, 폐경과 노화 등 주로 생식계와 관련되어 있다. 여성들은 아구창, 방광염, 질염, 유섬유종, 난소종양, 유방혹, 자궁내막증과 기타 다소 덜 알려진 증상들을 경험한다.

좀 더 일반적으로는 요통, 편두통을 겪고, 힘이 빠지며, 면역체계가 약화됨으로써 감기나 독감을 비롯하여 ME*)나 MS,**) 에이즈, 심장질환 및 암과 같은 더욱 심각한 상태를 초래할 수도 있다. 의학적 치료의 효과가 없거나 우리를 지지해 줄 다른 도움이 필요할 때 바디워크 치료사들을 찾아갈 수 있다. 또한 만성질환을 예방하면서 건강상태를 유지하기 위해서도 바디워크를 이용할 수 있다. 너무 심하게 아파서 죽어 가는 순간에 이러한 치료들을 이용하기도 한다.

보완치료를 받을 때에는 증상이 좋아지기 전에 더 나빠지는 경험을 할 수 있다는 점을 명심해야 한다. 이러한 현상이 일어나는

*) ME(근통증 뇌척수염, Myalgic Encephalomyelitis)는 후바이러스 증상이라고 부른다. 이 병은 여러 가지 증상과 신호가 있는데 가장 흔히는 최소한의 운동만으로도 피로가 심해져서 휴식을 취해도 회복되지 않고 두통, 통증, 우울 및 기온 변화에 적응하는 데 생기는 여러 문제들이 수반된다-역자주.

**) MS(다발성 경화증, Multiple Sclerosis)는 팔다리에 힘이 빠지고 감각이상이 오는 국소적 이상이 특징인 질병으로 잦은 재발과 완화를 반복하는 양상을 보인다-역자주.

이유는 우리의 몸이 때로 더 깊은 통증을 표면화하여 치유함으로써 다시 평형을 찾는 과정을 필요로 하기 때문이다. 그러나 불편함이 계속되면 그런 과정 때문인지, 아니면 단순히 치료가 잘못되었기 때문인지는 구별하기 어렵다. 일반적으로 우리는 '치료된다.' 고 느끼지 않는데도 뭔가 다른 일이 일어나고 몸속에서 '뭔가 움직이고 있다.' 는 것을 본능적으로 느낀다. 처음 치료를 받는 경우라면 증상이 나빠질 때 불안을 느끼기 쉽다. 안전한 현대의학에 익숙해 있다가 몸이 자신을 스스로 치유하도록 재구성하는, 알 수 없는 방식으로 변화를 주는 일은 편치 않다.

포기하지 않고 얼마나 오랫동안 치료를 계속 받느냐는 사람에 따라 다르다. 이 경우 때가 되면 효과가 있을 것이라는 믿음이 실제로 도움이 된다. 나의 경우에는 허리 부상을 치료하기 위해 정골요법을 사용했을 때 이런 믿음이 필요했다. 치료를 받은 지 1년이 지나도록 여전히 통증이 있었지만 지난 시간을 되돌아보면서 나의 치유 여정이 어디까지 왔는가를 아는 것이 중요했다.

심리 · 정서적 차원 몸과의 연결을 잃어버림으로써 우리는 실제로 현실과의 연결을 잃어버리게 된다. 마사지를 받으면서 나는 다시 내 자신과 접촉하고 있음을 느끼는데, 이것은 마치 내가 육체를 지닌 존재며, 피부라는 형태로 신체적 한계를 가진다는 사실을 상기할 필요가 있을 듯하다. 다시 말해 "개인의 정체성은 몸의 느낌이라는 현실에 기초해서만 그 실체와 구조를 갖는다."[12)]

알렉산더 로웬(Alexander Lowen)은 정신분열증 환자의 임상 연구를 다룬 『신체의 폭로(The Betrayal of the Body)』라는 책에서 사람은 몸과 연결되었다는 느낌에서 정체성을 느낄 수 있다고 밝히고 있다. 정신분열증의 경우에는 몸과 연결되어 있다는 것을 완전히 잃어버리기 때문에 환자는 자신이 누구인지를 모른다. 환자는 자신이 몸을 가지고 있고 시간과 공간에 적응하고 있음을 쉽게 알 수 있지만, 자기 자신이나 자아(ego)에 대한 실질적인 감각은 몸과 동일시되지 않는다. 따라서 환자는 "그것을 살아 있는 방식으로 인식하지 못하고 자신이 세상과 사람들과 연결되지 않은 것으로 느낀다. 이와 유사하게 정체성에 대한 의식 역시 자신에 대해 느끼는 방식과 연결되지 않는다."[13] 정서적으로 건강할 때 우리의 자아는 우리가 느끼고 보는 방식과 일치한다.

만약 우리가 육체성, 접촉, 신체적인 감각을 통해 느낄 수 없다면 정서를 느끼기는 어려울 것이다. 우리는 다른 사람들에게서 물러나거나 분리되기 쉬우며, 역할을 수행하면서 인생을 겪고 있다고 느끼기 쉽다. 즉, 우리 존재 전체가 아닌 말을 통해서만 다른 사람들과 접촉할 수 있을 뿐이다.

자신의 몸과 더욱 밀착되어 있다고 느낄 때 고통이나 그냥 흘려보낼 수 없는 부정적인 정서들을 느끼게 된다. 그리고 물질적인 몸을 통해 그 대가를 치르게 된다. 이런 정서들은 슬픔, 압도당하는 느낌, 불안, 공포, 쓰라림, 분노 등을 포함한다. 하지만 우리는 이와 동시에 즐거움, 흥분, 사랑 등과 같은 유쾌한 느낌도 느끼기 시작한다.

영적 차원 인간의 몸 위에 손을 얹으면 우리는 천국과 만난다[노발리스(Novalis), 필명 프리드리히 폰 하르덴베르크, 1772].[14]

당신의 영이나 혼을 돕는 방법을 이해하기 위해서는 실제로 일정한 형태의 바디워크를 경험할 필요가 있다. 이는 말로 표현하기 매우 어려운 존재의 측면이다. 사람들은 종종 치료받을 때의 기분을 머무는 느낌, 자신의 몸으로 돌아오고 있는 느낌 등으로 묘사한다. 이들은 깊은 평화와 이완을 경험한다. 때때로 이러한 이완 때문에 문제에 대한 해답이 바로 떠오르거나 통찰을 얻기도 한다. 누워서 치료를 받는 동안 사람들은 종종 반쯤 꿈꾸는 듯한 상태로 들어가고 몸이 뜬다고 느낀다. 어떤 사람은 한 번도 경험해 보지 못했던 밝음을 느끼고, 어떤 사람은 머릿속에서 아름다운 색깔이나 영상을 본다. 스트레스 상태에 있거나 실제 물질세계의 삶을 유지하는 데 사로잡혀 있을 때 이는 특히 기운을 북돋아 준다.

몸은 무의식적 마음의 장치로 간주할 수 있으므로 치료적 접촉을 받는 것은 우리 내면의 정서적이고 심리적인 과정을 더욱 깊이 이해하는 통로가 된다. 사람들은 몸 안에서 자연적인 전류와 같이 에너지가 변하는 것을 경험하게 되는데, 이것은 속박에서 풀려난 자유로운 존재의 느낌을 준다. 그렇게 되면 사람들은 보통 모든 수준에서 더욱 조화로운 느낌을 갖게 된다. 하지만 이미 언급했듯이 때로 치료 때문에 일시적으로 상태가 더 악화될 수도 있다. 이는 이러한 경험이 당신을 저지했거나 실제로 불편함이나 피곤함을 느끼게 하거나 몸속의 독소가 빠지고 있기 때문이다. 치료 때문에 어떤 불편함을 느낀다면 치료사나 의사에게 말하는 것이 중요하다. 그들은 현재 작업하고 있는 수준을 평가하고 적절한 충고를 줄 수 있기 때문이다.

다음의 프란시스 타일러 라이즈 사례는 건강을 되찾고 유지하기 위해 영성이 얼마나 중요한지 잘 보여 준다.

나는 서른세 살의 영국 백인 여성 노동자입니다. 나에게는 세 아이가 있고, 이제 곧 함께 살던 사람과 헤어지려 해요. 나는 학생이고, 자원봉사로 위기상담 전화의 조정자 일을 하고 있으며, 시간제로 광고를 선전합니다.

나는 육체와 정신적 건강을 위해 보완의학을 찾게 되었습니다. 성기적으로 보완의학을 따르면 매우 도움이 되고 효과적임을 알게 되었죠! 나는 만성적인 천식과 호르몬장애로 고생해 왔습니다. 장애인으로도 등록되어 있으나 다행스럽게 이런 건강문제가 내 생활방식을 크게 지배하지는 않아요. 물론 최근에 일어난 변화이긴 하지만 말이에요.

생활방식을 바꾸려고 마음을 열었지만 일상과 조화시키기가 어렵다는 사실을 알아요. 유제품과 글루텐이 함유되지 않은 식단, 필수지방산 섭취, 마사지와 동종요법, 약초 사용 등과 같은 것들은 사회가 별로 지원해 주지 않기 때문이죠.

바디워크의 경험은 매우 좋았지만 나는 신체 영역에 머물지 않았어요. 아로마치료가 전일적인 방법이 닿지 않는 다른 부분까지 영향을 미친다는 것을 알았어요. 그리고 영성치유와 광석치유, 태극권 등을 통해 일부 사람들이 '우주'라고 부르는, 살아서 진동하는 전체의 한 부분에 속하는 느낌을 갖게 된다는 사실을 알았죠.

만약 인류가 바디워크를 포용할 수 있다면, 사람들은 자신과 다른 사람을 덜 미워하게 될 것입니다. 특히 호흡문제를 가진 사람들에게 나는 아로마치료와 태극권, 요가를 적극 권하고 싶어요. 정골요법도 마찬가지로 놀랄 만큼 효과가 있는데, 개인적으로는 구타에서 만성적인 신체 손상까지 과거 동거인에게 폭력을 당한 사람들에게 이를 추천하고 싶어요.

덧붙여 여성으로서가 아닌 개인으로서도 누군가 나의 얘기를 들어주고 치료해 준다는 것이 엄청난 힘이 된다는 것을 말하고 싶습니다.

2. 바디워크치료에서 질병의 의미

우리는 어떻게 경험에 의미를 부여하는가

우리가 자신의 경험에 부여하는 의미가 종종 삶의 질뿐 아니라 질병의 결과에도 직접적인 영향을 미친다는 사실은 참으로 놀랍다.

켄 윌버(Ken Wilber)는 그의 책 『우아함과 용기(Grace and Grit)』에서 질병에 대한 현대적인 접근과 뉴에이지적인 접근 모두에 대해 의문을 제기한다. 이 책은 그의 아내 트레야가 5년 동안 겪었던 암과 그 치료과정 그리고 죽음에 이르기까지의 감동적이고 흥미로운 이야기를 다루고 있다. 윌버는 트레야의 투병일기와 함께 영성과 종교 간의 차이, 심리치료와 여성의 영성, 건강과 질병에 대한 접근 등을 탐색한다. 그는 우리가 질병을 이해하기 위해 의미를 부여하는 방식에 대해 비판한다.

사람들은 의미화하고 가치와 판단을 만들어 낸다. 내가 병에 걸렸다는 사실을 아는 것만으로는 충분치 않다. 왜 내가 병에 걸렸는지를 알 필요가 있다. 하필이면 왜 나인가? 무엇 때문에? 내가 뭘 잘못했다는 말인가? 어떻게 이런 일이 일어났단 말인가?' [1)]

이러한 질문은 종종 질병을 부정적으로 보게 만든다. 즉, 우리가 아픈 것은 우리가 나쁘기 때문이라고 생각하게 한다.

또한 특정한 질병에 부여되는 가치와 의미는 문화적으로 정의된다고 하면서, 흔히 우리가 시도하는 몇 가지 문화적 혹은 하위문화적인 방식들을 설명하고 있다. 이들 모두는 이미 내가 알고 있는 것들로 몇 가지 소개하면 다음과 같다.

먼저 근본주의적인 기독교 관점에서는 질병을 죄에 대한 벌로 생각한다. 따라서 질병은 어떻게 보면 하나의 교훈이 된다. 어떤 단계에서 영적으로 진화하기 위해 우리가 선택하는 건강치 못한 경험이라고도 하는데, 이는 바로 뉴에이지적인 관점이다. 예를 들어 내가 나의 허리 부상에 의미를 부여하는 방식은 다음과 같다.

나는 삶에서 올바른 방향을 찾기 위해 나의 '뿌리(천골)'로 돌아갈 필요가 있다고 믿는 것이다. 한편으로 질병은 병균이나 충격, 부정적인 신체반응을 유발하는 유전적 기질이나 환경적 요인 등으로 말미암아 순전히 생물리학적 장애로 인식될 수 있다. 이것이 곧 의학적 관점이다. 캐롤라인 미스(Caroline Myss)는 『영혼의 해부학(Anatomy of the Spirit)』에서 "현대 의학철학은 환자를 결백하고 실제로 무력하며, 예기치 않은 공격을 당한 순진한 희생자로 인식한다."고 기술하고 있다.[2)] 많은 사람이 이러한 관점을 취하고 있다.

또한 질병이 '부정적인 업보'의 결과라는 관점이 있다. '업(karma)'이란 원인과 결과의 정신적인 법칙이다. 업을 믿는다는 것은 곧 윤회와 개인적인 점진적 진화를 믿는다는 것을 의미한다. 즉, 우리는 현생의 고통을 통해 종종 전생에 저질렀던 '나쁜' 행동을 속죄한다는 것이다. 이는 듣기보다 긍정적일 수 있다. 이러한 믿음은 곧 당신이 자신의 영적인 기록을 제대로 정리하고 일련의 과정을 통해 마음의 평화를 찾을 수 있다는 것과 통한다. 타고난 재능이나 지혜는 업으로 얻은 긍정적인 자질에 속한다.

켄 윌버가 기술한 또 다른 관점은 심리학적인 관점으로 억압된 정서가 질병을 유발한다는 것이다. 이러한 생각은 전일적 접근과 몸-마음 개념 전체에 통합된다. 즉, 우리가 자신의 정서적인 고통을 해소하지 않으면 우리 몸은 이를 '편치 않은(dis-ease)' 형태로 드러낸다. 나는 이러한 관점을 강력하게 지지한다. 그 이유는 정서가 곧 신체적인 느낌과 완전히 연결되어 있다는 것을 경험을 통해 잘 알고 있기 때문이다. 분명한 예로 긴장 때문에 생기는 두통을 들 수 있다. 내가 억압된 정서를 풀고, 내 몸속에서 느끼고 움직이는 방식을 변화시킬 수도 있지만 '과도하게 심리화한' 신체적 증상은 위험하다. 이는 죄책감과 더 심한 스트레스를 유발하기도 한다. 왜냐하면 사람은 오직 자신의 생각이나 정서를 찾을 수 있을 때에만 신체적 증상이 자동적으로 사라진다고 스스로에게 말할 수 있기 때문이다. 경우에 따라서는 신체 증상이 사라지지 않을 수도 있다. 이렇게 되면 남아 있는 병으로 말미암아 나쁜 느낌은 아주 심각해진다.

다음으로 영지주의적인 관점이 있는데, 여기에서 질병은 환상으로 간주되며, 우리는 오로지 우리가 살고 있는 물질세계가 꿈이며 환상이라는 사실을 깨닫게 됨으로써 자유로워질 수 있다. 정신이 유일한 현실이며, 정신만이 질병에서 자유롭다. 이것은 존재론적 관점과 밀접하게 관련된다. 존재론적 관점에서 질병은 아무런 의미도 없는, 단지 우리가 부여하기로 선택한 것일 뿐이다. 또한 질병을 징벌로 보는 마술적 관점이 있다. 당신이 고통을 받는 것은 누군가에 대한 나쁜 생각을 품었기 때문이며, 너무나 행복하면 뭔가 나쁜 일이 일어날 것이므로 행복에 겨워서는 안 된다는 것이다. 나는 종종 사람들이 질병으로 벌을 받는다고 말하는 것을 듣는데, 이 말은 근본주의적인 기독교 관점과 아주 밀접하게 관련되어 있다.

한편 불교적 관점에 따르면 현세에서는 질병에서 자유로울 수 없고, 이는 삶의 일부가 된다. 우리가 깨어 있고 이러한 물질세계를 초월할 때에만 오직 질병에서 자유로울 수 있다. 고통과 불편함은 우리가 인간이며 틀릴 수 있는 존재라는 사실을 상기시키는 경험이다.

마지막으로 과학적 관점이 있다. 과학적 관점에서 질병은 특정한 원인이나 요인을 가진 것으로 파악된다. 이런 원인 중 일부는 측정할 수 있지만 일부는 단순히 운에 따른 것으로 완전히 임의적이다. 따라서 질병은 어떤 깊은 의미가 없는 단순한 운이나 필연일 뿐이다. 이러한 관점은 의학적 관점과 유사하다.

내 입장에서 볼 때 모든 범주는 각각 어느 정도 그럴 듯하다. 사실상 전일적이라는 용어는 켄 윌버가 설명한 뉴에이지나 심리학적, 존재론적, 불교적 관점 등의 몇 가지 범주들을 합친 것이다. 나에게 중요한 것은 질병, 치료 그리고 그 결과는 우리가 믿는 것과 분리할 수 없다는 사실이다.

여성들이 공유하는 것

여성으로서 우리는 건강과 복지에 엄청난 투자를 한다. 우리가 남성보다 건강에 더 열중하는 이유는 월경주기와 변화 요구에 대한 끊임없는 반응 때문일 것이다. 잠재적으로 이것은 우리를 자연과 자연의 순환에 접촉하게 한다. 이를 통해 같은 것을 공유하므로 서로에게 더 가까워지는 방법을 알게 된다. 또한 여성들은 정기적으로 신체적인 불편함을 겪는 것이 어떤 것인지를 알고 삶과 조화를 이루며, 일 때문이든 가족 외부의 요구를 수행하고 있다. 내가 발견한 놀라운 사실은 여성들이 작은 집단을 이루며 함께 살 때 동시에 월경을 시작한다는 것이다. 또 기막히게도 우리의 월경주기는 달과 관련되어 있다. 지구는 어머니로, 달은 여성으로 묘사된다. 인간의 경험, 즉 '인간으로 존재함'의 심연에 이르는 우리의 여성됨에는 풍부한 유산이 있다. 여성으로서 우리는 서로를 지지할 기회를 가지며 우리 몸에 대해 상당한 정도의 사적 경험을 공유한다.

『여성을 병들게 하는 것(What Makes Women Sick)』이라는 책에서 저자인 레슬리 도얄(Lesley Doyal)은 다음과 같이 말하고 있다.

> 여성 개개인은 의심할 여지없이 서로 다른데도 중요한 공통점을 가지고 있다. ……비록 여성들은 각자가 부여하는 의미는 엄청나게 다를지라도 전반적으로 유사한 신체적 경험을 공유한다. ……몸은

엄청난 잠재성을 부여할 뿐 아니라 여성의 삶에 매우 실질적인 제한을 가한다. 이는 다양한 문화권에서 신체적인 자기결정을 위한 싸움이 페미니스트 정치학의 중요한 문제로 대두되었다는 사실에 의해서도 증명된다.[3]

여성은 자신의 몸을 어떻게 보도록 교육받는가

앞서 언급한 『여성을 병들게 하는 것』에서 레슬리 도얄은 여성이 자신의 몸을 통제해야 할 필요성뿐만 아니라 많은 여성이 겪는 건강문제의 사회적 기원에 대해서도 초점을 두고 있다. 그녀는 건강과 질병에 대한 사회적인 구조를 기술하고, 인종과 계급적 배경에 따라 여성 건강의 질과 현대 의료보호에 대한 접근이 분명히 다름을 지적하였다. 이러한 차이는 바디워크를 이용함에 있어서도 명백하게 드러나는데, 이는 여전히 사적인 부분으로 제한되어 있기 때문이다.

의료계 자체는 구조와 위계가 있는 가부장적 계통을 따라 운영된다. 이러한 구조는 개인의 필요를 무시하기 쉽다. 예를 들어 장시간의 의무와 이로 인한 수면부족은 신참 의사들이 학대에 가까운 혹독한 과정으로 여길 수 있다. 크리스티안 노스럽(Christiane Northrup)은 바쁜 의사로서 자신의 경험을 기술하였다.

> 가부장제의 착한 딸로서 나는 효율성과 생산성의 제단에 경배했다. 휴식을 취할 때 나는 왜 그렇게 죄책감을 느꼈던가?[4]

노스럽은 계속해서 다음과 같이 진술하였다.

우리 문화는 소녀들이 자신의 몸과 삶 그리고 자신이 여성이라는 사실을 유감스럽게 생각하도록 만드는 메시지를 준다. 여성들이 얼마나 자주 사과하는지 주목해 본 적이 있는가? ……우리가 태어난 날부터 자신의 존재 자체에 대해 사과해야 한다면, 이 사회의 의료체계가 우리의 '이등급(second-class)' 몸이 가진 지혜를 부인할 것이라는 사실에는 의심할 여지가 없다. 핵심적으로 말해서, 가부장제는 여성의 몸은 열등하고 통제되어야 한다는 전언을 부르짖는다.[5)]

우리는 우리 몸이 근본적으로 잘못되었다고 내면화해야 할까? 우리는 본질적으로 더럽다고 보는 자연적인 냄새를 통제해야 한다고 느낀다. 자연적 과정을 두려워하거나 그런 과정 때문에 역겨움이나 곤란함을 겪을 수도 있다. 우리 몸은 이미 태어나기 전에 '의료화되었다' 고 말할 수 있으며, 자연스러운 생물학적 조건조차 종종 의학적 질병상태로 간주된다. 의술 자체는 병리학에 초점을 두고 있으며 잘못될 수 있다고 걱정하는 데서 나오는데, 이는 때때로 자기만족적일 수도 있다. 의료과학은 대부분 건강보다는 질병에 대해 연구한다. 그러나 기술이 우리를 구할 수 있으며 모든 것을 통제하고 수량화할 수 있다는 믿음은 잘못된 것이다. 결국 개인으로서 우리는 자기 내면의 인도체계와 치유능력을 무시하거나 신뢰하지 않게 되는 것이다.

치유와 치료의 차이

캐롤라인 미스는 다음과 같이 말한다.

치유(healing)와 치료(cure)는 다른 것이다. '치료' 는 누군가가 질병의 신체적인 진전을 성공적으로 통제하고 완화시킬 때 일어난다. 하지만 신체적 질병을 치료한다고 해서 질병의 한 부분인 정서적이고 심리적인 스트레스까지 반드시 해소되지는 않는다. 이 경우 질병이 재발할 가능성이 크다.[6)]

런던 메릴본 통합건강진료소의 전일론 의사인 수 모리슨(Sue Morrison) 박사는 의사로서 "우리는 질병보다 증상을 치료하는 경향이 있다."고 문제를 제기한다.

치유는 적극적인 내면과정이며 우리 자신의 힘을 사용하는 것이다. 반면에 치료는 수동적이며 의사나 대체치료사들에게 위임하고 외부적인 처치를 기대하는 것이다. 그리고 증상을 제거하거나 감추기 위해 수술이나 약물을 사용한다. 불행하게도 이런 외부적 처치는 맨처음 증상을 유발한 것이 무엇인지를 반드시 다루지는 않는다. 린 맥타가트(Lynne McTaggart)는 "치유는 단순히 올바른 약물이나 수술을 발견하는 문제가 아니라 자신의 삶에 대한 책임을 받아들이는 복잡한 과정"이라고 하였다.[7)]

다음 크리스틴 스티어의 이야기는 이 둘의 차이와 더불어 우리 존재의 모든 수준에서 자신을 치유하는 것이 얼마나 중요한지를 잘 묘사하고 있다(또한 성적 혹은 신체적인 학대를 받았던 사람들을 다룰 때 얼마나 숙련되고 인내심 있는 치료사가 필요한지를 보여준다).

나는 쉰두 살의 장애 여성으로 결혼 후 두 명의 자녀를 두고 있어요. 언제나 척추와 손발에 통증을 느끼는데, 때로는 아주 심각해요. 또 손발이 저리고 힘이 없어요. 집 밖으로 나갈 때는 휠체어를 이용해야 합니다. 나의 장애는 어렸을 때 겪었던 심한 신체적 학대로 말미암은 뇌간* 손상 때문이죠. 또한 약간의 지주막염**도 있어요.

지난 30년간 나는 물리요법, 동종요법, 반사요법, 침술, 영성치유, 아로마치료, 마사지치유와 두개정골요법을 포함한 정골요법 등 수많은 바디워크를 경험했습니다. 최근 8년 동안 심리치료를 받았고, 주로 정신통합(psychosynthesis)과 게슈탈트에 초점을 두었어요. 몸에 초점을 두면서 내 몸을 싫어하거나 학대하지 않고 좋아하며 따르는 심리치료에 엄청난 시간을 투자했어요.

최근까지도 나는 '치료받는 것' 에 필사적으로 매달렸는데, 치료되리라는 희망으로 바디워크 치료사를 바꾸었어요. 하지만 이제 나는 장애를 받아들이고 영원히 치료되지 않을 수도 있다는 사실을 수용하는 데까지 이르렀습니다.

그러나 천골 전문기술을 가진 정골요법사에게 매달 치료를 받으면서 통증은 상당히 줄어들었어요. 이 정골요법사를 만난 이래로 통증이 점차적으로 감소되어, 대부분의 시간 동안 견딜 만한 수준에 이르렀고 낮에는 진통제 없이도 지낼 수 있게 되었어요. 물론 밤에는 여전히 아주 강력한 진통제를 복용해야 합니다.

치료에서 중요한 또 다른 부분은 마사지입니다. 나는 6년 동안 격주로 마사지를 받다가 그 이후로는 한 달에 한 번씩 받고 있어요. 처음에 나는 옷을 벗으려고도 하지 않았고 접촉이 두려웠어요. 하지만 믿음을 갖기 시작하면서 점차적으로 겉옷을 벗고 마사지에 응하게 되었어요. 물론 처음에는 극히 제한된 시간으로 시작했어요. 마사

*) 뇌 바닥에 있는 뇌간은 척주가 시작되는 곳이다.
**) 지주막염은 뇌를 둘러싼 외피에 일어나는 염증이다.

지를 받는 동안 나는 어렸을 때 경험했던 신체적이고 성적인 학대를 기억하게 되었는데, 이러한 기억들이 내 몸에 저장되어 있었던 것이죠. 또한 마사지는 갇혀 있던 많은 정서를 풀어내는 데 도움이 되었어요. 그런 다음 심리치료사와 함께 이러한 기억과 정서들을 다룰 수 있게 되었고, 더 이상 떠오르는 기억이 없었지요. 마사지는 이제 완전히 즐거운 경험으로 몸속의 많은 긴장을 풀어 주며 통증을 완화시켜 줍니다. 내 몸에 대해 좋은 느낌을 갖게 해 줘요.

나는 영적인 치유가 정서적인 수준에서 매우 깊은 변화를 일으키며, 매우 오래된 깊숙하고 고통스러운 상처를 치유할 수 있다는 것을 알고 있어요.

나의 경우 두개정골요법과 아로마치료, 마사지 그리고 영성치유조차도 각기 따로 작용하지 않았다고 믿습니다. 이 모든 치료는 함께 잘 작용하였는데, 이는 내가 심리치료와 접합해서 경험을 했기 때문이에요. 이것은 내가 몸과 마음, 정서와 혼의 네 측면 모두에서 함께 작업을 해 왔으며, 각기 별개의 실체로 취급하지 않았다는 것을 의미합니다.

죽음은 반드시 의학적인 실패가 아니다

나는 우리가 죽음과 임종을 다른 사고방식, 즉 전일적으로 생각할 필요가 있다고 믿는다. 임종은 우리 삶의 일부다. 즉, 죽음은 실패가 아니며, 우리는 죽음을 버텨 낼 수 있다. 만약 우리에게 충분한 시간이 있다면 죽음을 앞둔 몇 주나 몇 달 동안은 엄청난 치유의 시간이 될 수 있으며, 특히 다른 사람과의 관계에 영향을 미칠 수도 있다. 우리는 기술로 생명을 연장해 주는 의료진이 아닌 '죽음 산파(death midwife)'를 필요로 하는 때가 있다. 이는 의사와 간호사들이 수행하는 훌륭한 생명 구조과정을 평가절하하려는 것이 아니라 단지 우리에게 다른 각성이 필요하다고 말하는 것이다.

호스피스운동은 생명과 죽음을 연결하는 훌륭한 다리가 되는데, 죽음을 받아들이는 순간 임종 전에 삶의 질은 극대화된다. 바디워크는 편안함과 접촉을 줄 수 있기 때문에 더욱 광범위하게 이용되고 있다. 여기에서 의료적이고 대체보완적인 치료가 함께 일어난다. 치유와 죽음은 상호 배타적이지 않으며, 우리는 좀 더 충분히 현실화된 방식으로 죽음에 직면할 수 있다. 죽음을 항상 의식적으로 직면한다는 것은 삶을 훨씬 더 깊고 충만하게 산다는 것을 의미한다.

시인이자 명상 교사인 스티븐 레빈(Steven Levine)은 그의 저서 『삶과 죽음의 치유(Healing into Life and Death)』에서 죽음에 대한 자신의 작업에 대해 다음과 같이 말하고 있다.

> 죽음을 지켜볼 때 우리가 함께하는 사람들의 죽음은 존재의 전체성을 표현한다. 그들의 마음은 활짝 열리고 혼은 충분히 이완되어, 죽어 가는 몇 주 혹은 몇 달 동안 상태가 좋다는 것이 분명했다. 얼마나 많은 치유가 일어났는지! 그들은 더 많이 치유되었고, 그들 삶의 어떤 순간보다도 죽음의 순간에 더욱 온전해진다. 그들은 치유되면서 죽어 갔고, 그들의 과업은 마무리되었으며 미래는 활짝 열렸다.[8)]

내 몸, 내 자신을 책임지기

캐롤라인 미스에 따르면 "치유는 행동을 필요로 하며 수동적으로 일어나지 않는다. 또한 만약 수동적으로 머물기를 원한다면 의료적인 치료가 가장 적합한 치료 형태다."[9] 회복은 사람들의 삶을 확실히 변화시키는 놀라운 여행이 될 수 있다.

비극적인 사건과 질병은 종종 우리의 의식적인 통제 밖에서 일어난다. 이럴 때 우리는 정말로 희생자가 된다. 많은 치유자들은 나쁘거나 어려운 일이 일어날 때 우리는 무의식적으로 혹은 영적·혼적인 수준에서 어떻게든 교훈을 주거나 성장에 도움을 줄 수 있는 경험을 선택한다고 믿는다. 나는 실제로 경험을 한 후 일정 시간을 두고 이를 회고할 때 이런 생각을 수용하기가 더 쉽다는 사실을 알게 되었다. 그 당시에 이런 이야기는 결코 듣고 싶지 않은 이야기이기 때문이다. 아울러 유감스럽게도 우리가 겪는 고통의 가치를 종종 독선적인 방식으로 지적하려는 사람들은 이를 재고할 필요가 있다고 생각한다. 하지만 무슨 일이 일어나든 간에 우리는 언제나 뭔가를 배울 수 있다. 한자어에서 위기와 기회를 나타내는 상징은 같다. 일부러 나쁜 상황을 선택하지는 않겠지만 내가 그와 같은 상황에 반응하는 방식과 그 상황을 통해 배우는 것들은 개체로서 자라고 변화하는 데 영향을 미칠 것이다. 그렇다고 심하게 아프기 시작할 때 일어나는 공포나 두려움, 분노를 부인하려고 애써야 한다는 것은 아니다. 오히려 이러한 고통스러운 시간과 함께 존재하는 방식을 발견하고 이를 헤쳐 나가야 한다는 의미다.

사고의 힘과 창조적 시각화

자신에 대해 어떻게 생각하고 있는지, 마음속에 어떤 그림을 그리고 있는지 등은 우리의 건강에 중대한 영향을 미친다. 긍정적이거나 부정적인 사고는 우리 몸에 직접적인 화학적 영향을 미친다. 우리 몸의 모든 조직과 기관은 내분비선의 보호를 받으면서 혈관에서 순환하는 호르몬의 복잡한 상호작용에 의해 통제된다. 뇌 바로 아래 머리의 중앙에 위치하는 뇌하수체가 이런 역할을 한다. 그리고 뇌하수체 호르몬의 생산은 시상하부에서 전달되는 화학적 분비와 신경자극에 의해 통제된다. 어떻게 뇌의 화학물들이 정서나 사고와 관련되는지에 대한 연구가 현재 진행 중이다.[10] 이에 대해 버니 시갈(Bernie Segal) 박사는 다음과 같이 말한다.

> 우리는 느낌을 바꿈으로써 몸을 변화시킬 수 있다. 만약 절망감을 무시하면 몸은 '죽는다' 는 신호를 받게 된다. 반대로 우리가 고통에 대응하고 치료를 요청한다면 그 신호는 '산다는 것은 어렵지만 가치있다.' 는 것으로 바뀌어 살아 있도록 면역체계가 작동한다.[11]

'정신이 물질을 지배한다.' 는 말은 종종 그대로 해석되지만 때로는 비난조로 받아들이기도 한다. 이보다 더 나은 말은 아마도 '정신과 물질' 이 될 것이다. 보완치료에서 정신적 힘을 사용하는 것은 그 철학의 기저에 내재되어 있다. 이는 종종 '유도된 심상(guided imagery)' 이나 '창조적 시각화(creative visualisation)' 라는 용어로 사용되기도 한다. 창조되거나 성취된 적이 있는 모든 것은 먼저 사고의 형태로 상상되고 만들어졌다. 시각화는 생각이나 정신적인 그림을 마음속에 만들어 낼 수 있는 능력이다. 당신의 영상은 자기만족적인 예언일 수 있으며, 이러한 사고를 통해 원하는 자신의 모습을 시각화할 수 있다.

사고는 창조적인 것이고, 이 이론에 따르면 사고가 창조한 것과는 다른 궁극적 실재는 없다. 창조적인 에너지는 경직되거나 제한되지 않으며, 형상으로 된 물질적인 세상은 형상 이상의 어떤 것에서 비롯된다. 따라서 스스로를 정렬하거나 연결하고 자신의 의지를 사용함으로써 이런 힘을 불러낼 수 있다. "어떤 것을 파동의 세계에서 소립자 세계로 가져오는 힘과 당신의 사고와 정신적 그림을 형상화하는 능력은 전혀 다르지 않다."[12] 그리고 "……드러남이란 단순히 가능성의 파동을 현실의 소립자로 전환하는 것일 뿐이라고 생각하라."[13]

어릴 때 우리는 주위 어른들이 하는 방식대로 자신과 인생에 대해서 어떻게 느낄지를 배웠다. 두렵고 부정적인 사고를 가진 부모와 함께 산다면 자신과 세상에 대해 부정적인 것들을 많이 배운다. 그리고 이는 당신의 전체 현실에 영향을 미치며, 세상이 안전하지 않고 기댈 만한 곳이 못된다고 예상한다. 그렇다고 그런 부모를 비난하자는 것은 아니다. 그들은 스스로도 알지 못했던 것을 자녀에게 가르칠 수 없었을 뿐이다.

전체적으로 이런 현상은 당신의 생각이 당신을 둘러싸고 있는 공간이라고 여기는 우주로 퍼져 나간다는 사고에 기초하고 있다. 하지만 이것은 단순히 당신만을 둘러싸고 있는 공간이 아니라 소리나 빛의 파장을 포함하는 활동과 수많은 사람들의 생각으로 가득 찬 방대한 자기적 에너지장이다. 이러한 생각들이 항시 활동하는 것은 아니다. 대부분의 생각은 단순히 불꽃처럼 사라져 간다. 하지만 더욱 강력하고 반복적이며 정서가 실린 생각들은 실제로 훨씬 더 긴 생명력을 가지며 강력한 진동이 된다. 그런 다음 그것들은 유사한 파장으로 진동하는 다른 생각과 하나로 뭉친다. 마음이 맞는 사람과 이야기할 때 방 안의 대기와 에너지가 긍정적으로 충전되는 것을 떠올려 보라. 이는 곧 '마음이 맞는 친구들'과 정신적인 만남이 이루어지기 때문이다.

생각에너지 자체는 중립적이다. 무슨 생각을 하느냐가 부정적이거나 긍정적인 것을 좌우한다. 디팩 초프라(Deepak Chopra)는 무의식에 내재된 두 가지 자질인 관심과 의도에 대해 밝혔다.

> 관심은 에너지를 주입하고 의도는 에너지를 변형한다. 살면서 당신이 관심을 기울이는 모든 것은 더 강하게 자랄 것이다. 하지만 무엇이라도 관심을 기울이지 않게 되면 곧 시들고 분해되어 사라질 것이다.[14]

어떤 사건을 일어나기 전에 미리 상상하면 실제로 근신경계 과정이 작동한다. 즉, 하나의 긍정적인 영상을 그리는 것이 수많은 단어를 떠올리는 것보다 더 강력한데, 이는 뇌가 그림으로 생각하기 때문이다. 우리는 가장 많이 생각하고 아주 강하게 믿으며, 가장 깊은 수준에서 기대하고 생생하게 상상하는 것들을 끌어당기기 쉽다. 불안하고 부정적이면서 두려워하면 일어나는 일들의 부정적인 특성에만 주의를 기울이고 초점을 맞추게 된다. 또한 피하고 싶어 하는 바로 그 경험이나 사람, 상황을 끌어당기기 쉽다. 반대로 긍정적으로 생각하면 그와 같은 긍정적인 기대를 확고하게 해 주는 것들을 끌어당기게 된다. 유인의 힘은 지구의 자기적이고 전기적인 성질에 내재한다. 지구를 움직이는 에너지 역시 우리를 움직인다.

창조적 시각화 과정에서는 치료가 창조적인 여행을 지도한다. 치료자는 고객의 눈을 감게 한 다음 내면에 초점을 두고 치료자의 이야기나 제안에 응하도록 한다('9. 신체심리치료와 재탄생 및 최면요법' 참조). 무엇보다도 알파 뇌파장 단계라고 부르는 명상상태로 가기 위해 뇌를 깊이 이완하는 것이 중요하다. 창조적 시각화는 우뇌를 사용하여 영상과 느낌을 만들어 내는 것이다. 그런 다음 좌뇌 쪽으로 전언을 전달하여 바라는 변화를 만들어 낸다.*)

치료사와 치유사들은 창조적 시각화를 치료도구로 사용한다. 이러한 시각화가 경청이나 상호작용 혹은 손을 대거나 떼는 치유를 대신하는 것은 아니지만 자기명령의 방편으로 사용할 수 있다. 영상과 확신을 사용하여 원하던 결과를 그리거나 목표를 설정할 수 있으며, 묶여 있는 사고와 정서를 풀고 자기존중감을 고양하며, 목표를 성취하고 획득하며, 질문과 의문을 명확히 하고 관계와 신체치유를 고무한다. 정말로 한계는 없다. 다음 이야기는 바로 나 자신의 이야기다.

나는 통증을 다루기 위한 방법으로 명상하면서 내가 느낀 통증을 시각화하기 시작했다. 명상을 하는 동안 요통을 가진 세상 모든 사람과 연결되는 것을 느꼈으며, 그 순간 우리의 통증이 마치 하나의 집단 에너지로 느껴졌다. 나는 눈물을 흘렸고 위안을

*) 뇌를 좌뇌와 우뇌라고 언급할 때 이는 뇌기능 형태를 가장 단순하게 구별하는 것이다. 신체 오른쪽을 통제하는 좌뇌는 논리와 원인 및 효과, 직선적 사고와 관련된다. 신체 왼쪽을 통제하는 우뇌는 창조적이고 직관적이며 '전일론적' 사고와 관련된다. 종종 남성적 자질은 좌뇌와 관련되고, 여성적 자질은 우뇌와 연결된다.

받았다. 당시 나는 시각화가 치료적인 도구라는 사실에 대해서 전혀 알지 못했다. 통증을 마음속에 그린 다음 통증과 나 자신에게 말을 걸었으며, 내가 누구이고 이러한 경험과 어떻게 관련되며 내가 무엇을 느끼고 생각하는지 등이 모두 치유과정과 밀접하게 연결되어 있다는 사실을 선명하게 떠올리기 시작했다. 또한 나는 스스로 이상식욕증진으로부터 회복될 수 있도록 시각화를 이용하였다. 한 번은 토해 낸 구토물이 가득한 돌계단 아래로 미끄러지는 그림을 그린 적도 있었다. 그때 돌연 여러 개의 팔과 손들이 나를 구토물에서 끌어 내려고 다가오는 것을 보았다. 그것은 친구들의 팔이었다. 그 순간부터 내게 선택권이 있음을 깨달았으며, 다른 사람들이 나를 보살피고 있고 나 역시 스스로를 더 잘 보살필 수 있다는 사실을 알았다. 등 부상의 결과 어쩔 수 없이 취해야 했던 휴식이 나에게 내면으로 들어갈 수 있는 시간을 갖고 길고 힘든 관찰을 할 수 있게 도와주었다.

이 책에 기술된 많은 치료들은 시각화 기술을 이용하고 있다. 예를 들어 침술보다 먼저 나온 기공에 관한 상은 치유를 위해 기관과 기통로를 시각화한다. 바로 기공에서 힘과 건강을 도모하는 태극권과 적의 균형을 깨뜨리기 위해 시각화를 사용하는 군무가 각각 발생하였다. 펠덴크라이스(Feldenkrais, '10. 에너지운동체계' 참조)와 운동역학(kinesiology, '7. 신체구역, 경락, 압점치료' 참조)은 매우 미묘한 동작들을 사용하는데, 여기에는 몸의 능력과 대응을 격렬하게 변화시키는 시각화가 포함된다.

인본주의 심리치료 안에서 게슈탈트는 내면의 신체감각을 작동시키기 위해 시각화를 사용한다. 이 시각화를 통해 새로운 정서 선택에 형태를 부여하고 대안을 얻는다. 한편 최면술은 상상력을 사용하는 것으로, 시기적으로 볼 때 인본주의 심리치료와 자아초월 심리치료에 훨씬 앞서 있다.

1770년대에 프란츠 안톤 메스머(Franz Anton Mesmer)는 자석치유 기술과 함께 최면술을 사용했다. 20세기에 지그문트 프로이트는 무의식적 마음에 이름을 붙이고 상상력이란 개념에 훨씬 많은 과학적 지위를 부여했다. 프로이트의 제자였던 칼 융은 무의식적 마음에 착안하여 '집단무의식'이라는 용어를 만들어 냈다. 이로써 융은 프로이트의 의학적인 모델을 열어 영적이고 원형적인 사고 영역으로 통하게 하였는데, 이는 마치 무의식적 정신으로 가는 출입구와 같다. 이제 상상력은 영적인 안내와 자기 발견을 위한 하나의 현대적인 방법이 되었다.

또한 신경언어 프로그래밍(NLP)과 같은 심리교육 치료가 있다. NLP는 청각적이고 운동감각적일 뿐 아니라 시각적으로 구성되고, 기억된 영상을 통해 과거에 충격을 주었을 만한 경험을 '재구성' 한다(〈부록 2〉 참조).

한편 영적인 치유사는 종종 시각화와 손을 통한 에너지 작업을 결합하여 치유한다. 이것은 고객에게 순간적으로 떠오르는 영상을 머릿속에서 다루도록 고무하거나 그가 자신의 머릿속에서 경험하거나 내·외적인 원인으로 생긴 심리적 상상을 사용하기도 한다(이는 치유자의 믿음체계에 따라 다르다). 원격치유에서는 치유사가 먼 거리에서 치유를 확장하고 보내기 위해 의도적으로 만든 영상이나 그림 형태의 심리적 정보를 사용한다.

일부 명상은 마음을 안정시키기 위해 이미지에 초점을 맞춘다. 대부분의 명상은 영상과 사고를 가지고 작업하기보다는 그것들에서 떨어져 나와 마음을 비우는 데 더욱 중점을 두기 때문에 행위로서 창조적 시각화와는 매우 다르다.

에밀 쿠에(Emille Coué)는 그의 저서 『의식적인 자기암시를 통한 자기지배(Self Mastery through Conscious Suggestion)』(1992)와 『암시와 자기암시 연습법(How to Practice Suggestion and Auto Suggestion)』(1993)에서 시각화 연습에 포함시키거나 그 자체로 사용할 수 있는 기술로 긍정적 선언을 소개하고 있다. 긍정적 선언은 이전에 우리가 만들었던 부정적인 결정이나 자신과 주고받기를 계속하는 부정적인 암시들과 반대로 작용한다. 이는 긍정적인 사고형태로 상상이 부여될 때 훨씬 더 강력해진다. 쿠에의 유명한 선언은 "매일 모든 면에서 나는 점점 더 좋아지고 있다."는 것이다.

스스로 해보기

긍정적 선언

먼저 당신은 긍정적 선언을 만들 필요가 있다. 이는 짧고 명확한 현재시제 문장으로 '나는' 으로 시작해서 자기 이름을 포함시켜야 한다. 자꾸 써봄으로써 더 간결하고 괜찮은 문장을 만들 수 있다. 예를 들어, '나 델시아는 눈부시도록 건강하다.' 와 같은 것이다. 선언은 성취하려는 목표와 관련된다. 목표는 더 많은 재산이나 꿈에 그리던 휴가처럼 물질적인 것일 수도 있고, 좀 더 자신을 수용하는 상태처럼 자신이 원하는 자질에 대한 것일 수도 있으며, 관계에 대한 것이거나 아이를 갖는 것일 수도 있다. 가능성은 무궁무진하다. 하지만 자신에게 정확하게 맞는 문구를 찾아야 한다. 비록 실제 그것을 가지고 있지 않고, 그것을 소유하게 될지 의구심을 갖고 있더라도 현재시제를 사용함으로써 실제로 그것들을 가졌을 때와 같은 느낌을 경험하게 된다.

다음으로 종이를 두 칸으로 나누어 왼쪽 칸 꼭대기에 자기선언을 채워 보라. 이렇게 하고 난 직후에 바로 부정적인 생각이 떠오르기 쉽다. 그리고 의심은 머릿속에서 점점 더 커지게 될 것이다. 이러한 생각을 바로 오른쪽 칸에 옮겨 써라. 그런 다음 왼쪽 칸으로 다시 돌아와서 긍정적인 문장을 기록하라. 이전과 똑같거나 또 다른 부정적인 생각이 떠오를 것이다. 이러한 과정을 최소한 12회 정도 계속해서 반복하라. 그러면 점차 부정적인 반응이 줄어드는 것을 발견하게 된다. 만약 그렇지 않고 계속 부정적인 반응이 강하다면 멈출 수밖에 없는데, 이는 설정한 긍정적 선언이 지나치게 크기 때문이다. 따라서 조금 더 가능성이 있는 형태로 고쳐 쓸 필요가 있다. 아니면 현재의 긍정적 선언으로 작업하기 전에 먼저 다루어야 할 의심이나 부정적인 믿음이 있을 수도 있다. 하지만 부정적인 사고가 감소하면 긍정적 선언을 믿게 된다. 따라서 그와 같은 목표를 성취했을 때 어떨지를 느끼기 시작한다. 내 경우 눈부시도록 건강한 자신을 그렸다. 에너지로 충만하고 밝은 눈과 투명한 피부를 가졌으며, 행복하고 늠름하게 걸으며 수영하고 춤추는 모습을 그렸다.

이상에 소개한 내용은 긍정적 선언을 연습하는 한 가지 방법일 뿐이다. 종이 위에 자신의 선언을 쓰고 거울이나 냉장고 문 등 자주 보는 곳에 붙여 두는 것과 같은 여러 가지 다른 방법이 있다. 또한 카세트테이프에 녹음해서 정기적으로 들을 수도 있으며, 음을 붙여 노래하거나 다른 사람이 당신에게 말해 주도록 요청할 수도 있다.

에밀 쿠에와 더불어 긍정적 선언과 창조적 시각화의 모든 영역에 중요한 영향을 미친 뉴에이지 작가와 치료사들로는 샥티 거웨인(Shakti Gawain), 디나 글로버만(Dina Glauberman), 버니 시겔(Bernie Siegel), 길 에드워즈(Gill Edwards) 등이 있다. 이 외에도 상상력과 정신력을 사용하는 개인과 체계들이 아주 많다(예를 들어 〈부록 2〉에서 언급한 '실바정신요법' 참조). 만들어진 모든 것이 영상이나 생각, 목소리에서 출발한다는 사실을 기억하는 것이 중요하다. DNA를 발견했던 과학자는 나선형의 계단을 보았다. 과학자들은 예감, 꿈, 환상을 갖는다. 그런 다음 그들은 애초의 영상을 물질세계로 가져오기 위해 이론과 증거를 개발하려고 열심히 작업하였다.

주의사항 행동 변화가 뒤따르지 않는 상상은 순전히 환상으로 남을 뿐이다. 신체적인 증상이나 정서적인 고통을 감소시키기 위해 시각화를 사용하려면 마음속에서 배운 것들을 기꺼이 좇아 행동해야만 한다.

스스로 해보기

창조적 시각화

상상력은 우리가 언제나 이용할 수 있는 것이므로 시각화는 혼자서 활용하기 쉬운 바디워크 분야다. 물론 치료사의 도움을 받게 되면 잠재력을 북돋는 데 매우 도움이 된다. 혼자 작업할 경우 미리 녹음한 테이프를 사용하거나 마음속으로 혼자 여행을 떠날 수 있는데, 떠오르는 이미지를 보고 거기에 의미를 주거나 해석할 수 있는 시간을 갖는다. 다음은 스스로 해보기를 위한 실용적인 지도안이다.

시각화 방식은 사람마다 다르다. 편안하게 앉거나 누워서 눈을 감는다. 다음에 해당하는 한 가지 혹은 여러 가지 현상을 함께 경험하기도 한다.

- 선명하고 특정한 영상들
- 상징적인 형태
- 말소리
- 소리
- 뭔가에 대한 불특정한 감각이나 직관적인 앎

어떤 일이 일어나는지 판단하지 말고 당신의 감각을 통해 이를 특정한 신호로 받아들인다. 그리고 이것들을 탐험하여 그림을 그리고 큰소리로 설명할 수 있으며, 스스로 자신의 생각에 따르도록 내버려 두면서 그 과정이 전개되면서 떠오르는 영상이나 단어에 주의를 기울여라.

이를 위해서는 반드시 환경을 통제해야 한다. 신체적인 편안함과 더불어 희미한 조명이 있으면 좋고, 무엇에도 방해받지 않도록 소음을 제한하고 음악이나 녹음기를 이용하라(나중에 다시 이용할 수 있다). 충분한 시간을 갖고 서두르지 않아야 한다. 스스로 통제하고 있다고 느낄 필요가 있으므로 통증 완화처럼 특정한 필요를 분명히 하면 도움이 된다.

목표에 이르기 위해 성취할 수 있는 것을 선택하라. 그리고 자신을 그 그림 속에 넣어라.

훈련을 끝까지 마치도록 하라. 원하는 것을 이미 가진 것처럼 영상을 떠올린다. 예를 들어, 원하는 것이 통증 완화인 경우에는 아픈 부분이 건강하고 통증이 없다고 상상한다—긍정적인 선언을 훈련하면서 나는 에너지로 충만하여 펄펄 뛰는 모습을 그렸다—그리고 그 영상에 강한 감정을 불어넣고 당신의 감각을 강조하라. 다른 생각이 떠오르더라도 자신을 판단하지 말고 다시 주제로 돌아가라. 하루 종일 계속 시각화를 반복하라. 여기에는 때로 삶에 대한 가장 깊고 기본적인 태도를 탐험하고, 발견하고, 변화시키려는 헌신이 포함된다. 정신의 창조력은 조율될 필요가 있으며, 이를 위해서는 기계를 작동시키는 것과 같이 연습할 필요가 있다. 자신에게 너그럽게 하여 이러한 과정이 일어날 수 있게 허용하라.

3. 바디워크치료와 접촉

> ……접촉에 대한 반응은 어렸을 때 겪었던 접촉 경험에서 비롯되며 우리 존재의 모든 차원과 관련이 있다. 접촉에 대한 태도는 필연적으로 각자 개체로서 원초적이고 근본적인 측면과 밀접하게 관련된다〔번드 에이든(Bernd Eiden)〕.[1]

대부분의 치료는 하나 혹은 그 이상의 접촉방식과 관련되어 있다. 이 중 예외적인 경우는 바늘을 사용하는 침술과 심리치료, 그리고 에너지 운동체계다. 하지만 이러한 치료들도 접촉을 포함한다고 할 수 있다. 예를 들어 침술사는 진맥을 할 때 고객과 접촉하며, 심리치료사나 운동치료사는 일정한 시점에서 고객을 만지고 고객이 슬픔이나 고통 등을 표현할 때 껴안을 수도 있다. 그 외 나머지 모든 치료에서도 대부분의 시간 동안 고객들은 옷을 벗거나 입은 채 앉거나 누워서 치료사의 접촉을 받아들여야 한다.

식이장애, 알코올이나 약물로 인한 중독에서 회복되는 중이라면 접촉을 통한 신체 작업이 도움이 되며, 이때 특히 전일적 마사지와 같은 양육치료가 좋다. 그 이유는 수용되고 배려받고 존중받는다는 느낌을 주는 접촉을 경험할 수 있기 때문이다. 중독은 언제나 자신에 대한 나쁜 감정들을 감추거나 그런 불편에서 도망가는 하나의 방편이다. 몸을 쓰다듬고, 껴안고, 부드럽게 다룬다면 자신을 존경할 수 없는 상태에 존경의 경험을 줄 수 있다.

접촉과 언어 사용

우리는 몸과 정신의 연결을 증명해 주는 '등을 곧추세우다' 와 같은 은유를 일상적으로 사용한다. 특히 접촉과 관련하여 다음과 같은 말들이 있다.

우리는 종종 '신경을 긁는다' 거나 문제를 '잡는다' 고 하고, '거친 혹은 가시돋힌 성격' 이라고 표현한다. 또한 '사적인 접촉', '접촉하다', '마법의 손' 혹은 '나긋나긋하다' 고 말한다. 어떤 사람들은 낯이 두껍거나 얇고, 성격이 부드럽거나 거칠다. 또 누군가의 애간장을 태울 수도 있다. 우리는 접촉을 피하기도 하고, 어떤 문제는 우리의 손에서 벗어나기도 한다. 아늑하게 느끼거나 서로에게 매달릴 수도 있다. 무정하다는 것을 표현할 때 딱딱한 피부를 의미하는 라틴어 칼루스(callus)에서 유래된 '무감각한(callous)' 이란 말을 사용한다. 우리는 사람이나 사물을 붙잡거나 움켜쥐거나 요점을 잡는다고 말한다. 또한 좋은 영화나 이야기는 마음을 사로잡는다. 뭔가의 실체를 확실하게 파악하기 위해서 우리는 그 위에 손가락을 댄다.

언어의 사용은 일반적으로 우리 자신을 분리되지 않은 몸과 마음을 가진 존재로 파악하는 견해를 뒷받침한다. 다시 말하면 생각과 정서를 자신의 신체와 연결해 주는 것이다. 싫은 사람을 일컬어 '눈에 가시'라고 하고, 줏대가 없는 사람을 '자기 목소리가 없다.'고 한다. 또 본능이나 직관을 의미할 때 가슴이 말한다고 표현한다. 정신을 차리라는 뜻으로 '등을 곧추세우라.'는 말을 쓰기도 한다. 가슴이 찢어지기도 하고, 마음의 짐을 덜며, 누군가를 마음속에서 밀어내고 펄펄 뛰며 화를 낼 수도 있다. 이상의 모든 은유는 심신을 언급하고 있다. 심신적이라고 하면 '정신에만 있음'을 의미하지 않는다. 모든 것은 심신적이다. '심'이란 마음이고 '신'은 몸이다. 고민거리가 많고 스트레스가 있을 때 사고가 일어나기 쉽고, 반대로 앞 장에서 언급한 것처럼 이러한 힘을 긍정적으로 사용할 수도 있다.

접촉 자체가 모든 종류의 문제를 야기할 수 있는데, 특히 강간당한 여성들의 경우에 그렇다. 또한 접촉이 결핍되어도 문제가 생긴다. 산후우울증을 겪는 산모나 4시간에 한 번씩 수유하는 것을 규칙으로 삼아 아이가 울어도 안아 주면 안 된다고 배운 어머니라면 그런 문제가 생긴다. 어떤 문제라도 신뢰가 핵심적인 요인이다.

당신의 피부

마사지사인 케이트 윌리엄스(Kate Williams)의 말을 빌면, "피부를 통한 세상 경험은 자기 삶에 어떤 일이 일어나고 있는지 그리고 우리가 그에 어떻게 대응하여 우리 자신을 내면적으로 조직하고 있는지를 알 수 있게 해 주는 중요한 과정"이다.[2] 피부는 고도로 민감한 촉각기관이며, 우리 신체의 가장 큰 부분을 차지한다. 외부에서 들어오는 신호는 피부를 통해 접수되어 뇌로 보내지고 그곳에서 해독하게 된다. 이것은 양방향의 과정이다. 피부의 또 다른 기능은 내면의 신호를 끄집어내는 것이다. 우리가 알고 있는 한 그것은 모든 살아 있는 생명체에 기능하는 가장 용이한 감각체계라고 할 수 있다. 피부는 우리가 첫 번째로 소통하는 감각이며, 신경계의 중요한 부분이다. 또 피부는 우리의 정서를 비추는 거울이다. 흥분하면 욱신거리고, 충격을 받으면 마비되며, 부끄러우면 붉어지고, 겁에 질리면 창백해진다. 피부색, 건조함과 촉촉함, 살결 등을 통해 신체의 건강도 평가할 수 있다.

피부는 많은 신체기능을 가지고 있다. 예를 들어 피부는 외부의 독성 물질이나 생물, 세균 등으로부터 우리를 보호한다. 피부 표면에는 수백만 개의 감각수용기들이 있어 접촉은 물론 열과 추위, 압력, 통증 등의 자극을 받아들인다. 또한 피부는 숨을 쉬고 신진대사를 하며, 지방을 저장하고 손톱과 머리카락의 기초가 되는 단백질인 케라틴을 생산한다. 뿐만 아니라, 체온을 조절하고 물과 먼지를 막아 준다. 어떤 형태로든 접촉이 일어나면 자극을 받아들이는 피부 위의 신경세포는 약한 전류 발생기를 작동시킨다. 우리의 피부는 신경체계의 외피와 같으며, 접촉 시 많은 전기활동이 일어난다.

접촉의 정서적 · 신체적 중요성

어릴 때의 실질적인 접촉 결핍은 분리불안, 즉 접촉과 연결 및 소속감 결핍으로 경험된다. 이는 사랑하는 사람이 우리를 떠나는 경우와 같다. 우리 몸은 말 그대로 신체적인 접촉 상실로 말미암아 통증을 느끼기도 한다. 혼자 사는 사람들, 특히 나이든 사람들은 일주일이나 그 이상의 기간 동안 아무런 접촉 없이 지내는 경우가 있다. 그 이유가 무엇이든 간에 그렇게 되면 몸, 더 나아가서는 그 사람 전체가 외로움을 겪는다.

인생 초기에 어떤 접촉을 경험했는가 하는 것은 성장과 발달에 큰 영향을 미친다. 애쉴리 몬테규(Ashley Montague)는 다음과 같이 썼다.

> 접촉이 시작되는 곳에서 사랑과 인간애가 시작되는데, 그 시점이 바로 출생 직후다. ……만약 우리 모두가 가지고 있는 촉각적인 경험 욕구에 더욱 신경을 쓴다면 인간성 회복에 큰 도움이 될 것이다.

심지어 더욱 놀라운 것은 아기 시절에 보살핌과 어루만짐, 포옹과 업히기 등을 통한 접촉이 부족할 경우에는 그리스어로 쇠약해진다는 뜻에서 파생된 소모증이라는 병으로 죽을 수도 있다. "빛이나 소리와 같은 측면에서 심각한 감각 박탈이 있더라도 피부에서 경험되는 감각이 존재하는 한 살아남을 수 있다."[3] 그 정도로 접촉에 신경 쓰는 것은 매우 중요하다. 현재 어린이 마사지에 대한 책과 코스들이 증가하는 것은 고무적인 발전이라 할 수 있다('5. 마시지치료' 참조). 실제로 접촉이 자라나는 유아에게 필수적이라는 것이 증명되었다. 따라서 틀림없이 접촉은 전 생애에 걸쳐 중요하다고 할 수 있다.

유아마사지에 대한 요구는 접촉에 대해 많은 서구인들이 가지고 있는 억압을 반영하며, 광범위한 결과를 낳는다. 예를 들면, 메리 에인스워스(Mary Ainsworth) 박사의 양육에 관한 연구에 의하면 동아프리카 우간다에서는 대부분의 어머니들이 아이를 등에 업고 다니며, 아이들은 깨어 있는 동안 거의 누군가에게 안겨 있다고 한다. 어머니들은 계속 아이들을 부드럽게 두들기거나 어루만지는데, 그 결과 대부분의 아이는 감각운동 발달률이 훨씬 빨라진다. 이들은 서구 사회의 보통 아이들보다 훨씬 빨리 앉고, 서며, 기고, 걷는다.[4]

우간다 여성들은 아이들을 등에 업은 채 아이들이 소변이나 대변을 보았는지, 배가 고픈지 등을 알아차린다. 1967년 리처드 제임스 드 보어(James de Boer)는 북서 영토의 캐나다 북극에 위치한 부시아 반도에 사는 에스키모 넷실리크족을 심층연구하였다. 이곳의 어머니들은 아기의 요구를 촉각적으로 예감한다고 한다. 즉, 그들은 서로의 피부를 통해 의사소통을 하는데, 아기는 엄마의 등에 있는 털외투 속에서 띠에 묶여 편안하고 안전하게 자리잡고 있다. '아기는 순록 가죽풍의 작은 기저귀를 차고 있지만 알몸으로 엄마의 피부에 착 달라붙어 있다.' 다시 말하면, 아기의 앞면은 엄마와 직접적으로 접촉하고 등쪽은 털 속에 완전히 파묻혀 북극 기후에서 보호되는 것이다.[5] 넷실리크족을 연구한 또 다른 연구자인 오토 쉐퍼(Otto Schaeffer) 박사는 아기가 소변보기를 원할 때를 어떻게 아는지 엄마에게 물어보았는데, 엄마들이 그 질문 자체에 매우 놀랐다고 한다. 엄마라면 누구라도 아이 발동작만으로 알아차릴 수 있다는 것이다. 이 특별한 문화는 상호 이타적인 관계에 기반하는 것으로 나타났다. 부모자식 관계에서는 지배-복종 관계가 존재하지 않았으며, 넷실리크족 개인과 그가 속한 사회 사이에는 조화로운 균형이 있었다.[6] 같은 종류의 접촉이 아라페시 사회와 뉴기니에서도 발견된다. 성인과 어린이 사이에 촉각적인 경험이 많고 민감하며 서로가 이를 즐기는 경우, 성인과 아이들에게 나타나는 공격성이 일반적으로 낮은 것으로 나타났다.[7]

분명히 접촉은 문화의 영향을 많이 받는다. 그러나 이는 가족마다 다르고 사람마다 언제 어떻게 접촉받기를 원하는지, 얼마나 많은 신체적 거리를 필요로 하는지의 정도가 다르다. 나는 이러한 필요들이 존중되어야 하며, 성인의 경우에도 다른 사람에게 알리는 것이 중요하다고 믿는다.

일반적으로 영국에서는 여성들이 남성보다 접촉하려는 시도가 빈번하고 더 많이 접촉하는 경향이 있다고 한다. 이와 같은 특성은 어린 시절부터 소녀들은 어머니나 양육자로, 소년들은 물질의 제공자로 내면화되기 때문이라고 할 수 있다. 양성 간의 접촉은 흔히 성적인 접촉이기 쉬우므로 제한이 있다. 이런 접촉은 위험한 것이 될 수도 있기 때문에 일반적인 친밀성과 성관계 사이에서 혼란이 생길 수 있다.

접촉과 치료

접촉에 대한 우리의 경험과 접촉 정도는 비언어적인 것들을 포함하며 어린 시절 경험에 강하게 영향을 받는다. 아울러 바디워크 치료사가 우리를 만지는 방식에 따라 때로 아주 강렬한 경험이 될 수도 있다. 이와 같은 접촉은 깊은 정서를 해방시킬 수 있으므로 고객을 돕기 위한 수단으로 적절하고 조심스럽게 사용할 필요가 있다. 이를 잘 활용하기 위해서는 치료자 자신이 지원과 지도감독을 받을 필요가 있다.

불행하게도 서구문화에서 접촉은 성적 만족과 지나치게 연결되어 있다. 따라서 치료사들은 아주 진지한 모습을 보여야 하며, 결코 자신의 접촉 욕구나 성적 만족을 고객을 통해 충족하려고 해서는 안 된다. 다시 말해 결코 어떤 성적 접촉도 시도해서는 안 된다.

접촉과 신체적 · 성적 학대

신체적으로나 성적으로 학대받은 경험이 있다면 당신의 접촉에 대한 경험은 분명 손상되었다고 할 수 있다. 이와 같은 학대는 공격적이고 고통스러우며 대부분 경멸스럽다. 당신이 받은 접촉은 상대의 욕구에 의한 것일 뿐, 당신의 욕구는 무시되거나 받아들이지 못했다. 이런 종류의 접촉 침해는 그 이후에 접촉과 친밀감을 편안히 느끼지 못하도록 방해한다. 핵심적인 문제는 신뢰다.

바디워크 과정에서는 학대받은 상황에 대한 시각적 영상이나 느낌이 되살아나서 그 순간 일어나고 있는 느낌을 방해할 수도 있다. 치유과정에서 치료사인 내 손을 학대자의 손으로 느끼는 피해자들도 있었다. 물론 이들은 접촉자가 나이고, 안전한 접촉이라는 사실도 알고 있다. 그런데도 어떤 고객은 "당신인 줄 알아요. 당신의 손인 줄 안다고요. 그런데 꼭 우리 아버지 손처럼 느껴져요."라고 말하기도 했다. 이런 기억에 사로잡혀 있을 때 고객은 치료사에게 이를 말하기가 어렵거나 불가능할 수 있다. 왜냐하면 이전에 학대받았을 때와 마찬가지로 스스로 무기력해지는 느낌을 경험하기 때문이다. 따라서 올바른 치료사와 작업하는 것이 필수적이다. 이에 대해서는 다음 장에서 좀 더 구체적으로 논의해 보았다.

제럴딘은 이제 첫 손자를 얻게 될 50대 여성이다. 그녀는 신체적 · 성적인 학대에서 살아남은 피해자다.

> 한 번은 마사지사가 정말로 아프게 한 경험이 있어요. 그녀는 내 몸을 너무나 강하게 누르면서도 아프지 않은지, 내가 뭘 원하는지 한 번도 물어보지 않았어요. 그런데 현재 내 담당 마사지사는 마사지 중간에도 몇 번씩 어떤 접촉이 좋은지 내게 항상 물어본답니다.

치료사는 접촉 시기와 방법에서 모든 고객에게 큰 책임을 지고 있으며, 예민하고 매우 차별화된 접촉감각에 접근할 필요가 있다. 서구문화에서는 이런 능력을 가진 사람이 아주 드물긴 하지만, 다른 바디워크 훈련 치료사들은 훈련과 경험을 통해 이와 같은 능력을 배우고 개발한다. 숙련된 치료사를 통해 적절한 치료적인 접촉 경험을 하는 것은 누구라도 가질 수 있는 가장 중요한 경험이라고 생각한다. 이런 방식으로 당신이라는 전체적인 존재가 인식되고 존중될 수 있는 것이다.

4. 내게 필요한 바디워크 치료사 찾기

'도대체 어떻게 내가 가장 적합한 치료나 치료사를 찾을 수 있을까?' 라고 누구나 자연스럽게 묻게 된다. 이것이야말로 정말 큰 문제로 딱히 쉬운 답이 없다. 대부분의 치료는 온갖 종류의 조건에서 효과를 내며, 사람들은 종종 하나 이상의 치료를 동시에 받기도 한다. 하지만 사실 너무 많은 치료를 한꺼번에 받지 않는 것이 좋다. 오히려 한 사람의 치료사와 함께 꾸준히 작업하면서 무엇이 적합한 치료인지를 파악하는 것이 훨씬 낫다. 그런 다음 원한다면 다른 것을 시도해 볼 수 있다. 나는 사람들에게 여러 가지 치료를 시도하게 만드는 대체건강이나 정신, 몸, 에너지 박람회와 같은 행사들을 경계한다. 이런 행사들은 그다지 바람직하지 않기 때문이다. 비록, 대부분의 치료가 매우 부드럽고 자극적이지 않다고는 해도 일정한 힘을 가지고 있다. 물론 한꺼번에 두 가지 이상의 치료를 해 본다고 아주 큰 위험이 생긴다고 할 수는 없지만, 내 경험상 몸에 무리를 주어 혼란스럽게 되거나 분별을 잃게 만들 수 있다. 그런데도 사람들은 때때로 둘 이상의 치료를 받기도 하는데, 이런 경우 동종요법이나 약초치료와 같은 대체의학과 바디워크치료를 함께 한다면 효과가 아주 좋을 수 있다. 예를 들어 내 경우 두개정골요법과 마사지, 정묘에너지 치유, 동종요법 등이 잘 맞았다. 나는 적어도 한 달에 한 번은 직접 손을 대는 치료를 받고, 필요하다면 동종요법을 병행한다.

일반적으로 정보를 수집하고 식별력을 키우는 것은 건강에 더 많은 책임을 지면서 얻게 되는 배움의 일부분이다. 이것은 다른 신념과 접근에 대해 마음을 열고 수용하여, 거기에서 얻은 안전한 정보를 통해 의사결정을 하도록 요구하기도 한다. 이는 지금까지 해 보지 못했던 것을 해 보는 위험을 감수하는 일일 수도 있다.

어떤 새로운 것을 시도할 때 생기는 공포는 상당한 정도로 타인들의 걱정과 회의 혹은 단순히 그들의 무지 때문에 발생한다. 앞서 말한 것처럼 나는 허리에 부상을 입은 후 아홉 달 동안 정골요법 치료를 받았는데도 계속해서 상당한 통증을 느꼈다. 그러자 한 친척분이 그 치료가 내게 도움이 되지 않으니 그만두어야 한다고 매우 자상하게 말했다. 하지만 내 안 깊은 곳에서는 그것이 도움이 되고 있다는 걸 알고 있었다. 그저 시간이 걸릴 뿐이었다. 나는 단순히 나의 직감을 신뢰하였고 최선을 다할 수 있길 바랐다. 그리고 나는 내가 그렇게 했다는 것이 기쁘다.

식별에는 또한 당신이 무엇을 추구하는지 분명히 아는 것과 당신이 끌리는 사람이나 사물의 질을 어떻게 판단할지 배우는 것도 포함된다. 경험이 없는 사람들이 이 책에 있는 치료를 다룰 때 발생하는 안전성의 정도는 치료에 따라 차이가 있다. 예를 들어 부적절한 정골요법은 심각한 해를 입힐 수 있다. 또 잘못된 침술은 상태를 더 악화시킬 수도 있다. 비록, 이러한 치료 대부분이 부드럽지만 항상 그렇지만은 않다. 때로는 강력한 효과를 발휘할 수도 있기 때문에 항상 치료사가 적용하는 치료방법에 대해 제대로 훈련된 사람인지를 먼저 확인해야 한다. 어떤 치료는 단기간에 습득될 수 있는데, 특히 초물리적 치료일수록 더욱 그렇다. 치료사들은 종종 이와 같은 치유능력을 천성적으로 타고나며 자라면서 더욱 개발한다. 따라서 당신의 치료사가 숙련되었는지, 성숙한 태도를 지녔는지, 당신과 잘 맞는지 등에 주의를 기울일 필요가 있다.

물리치료사이자 심리치료사이면서 치유사인 엔지는 내게 주는 계산서에 다음과 같이 써 보냈다.

> 매력적인 새로운 치료들이 많은 사람의 관심을 끌고 있어요. 하지만 애석하게도 이것은 '단번에 끝내거나 시류에 편승하는 것' 입니다. 내 생각에 진정한 치료사는 많은 인생 경험을 통해 만들어지는 것 같아요. 기회로 이용하기만 한다면 스스로를 움직이고 내면과 외면의 갈등을 해소하며, 우리를 더욱 풍요롭게 해 줄 그런 경험 말이에요. 2주간의 주말 코스만으로는 인격과 경험을 갖춘 치료사가 될 수 없을 거예요. 하지만 바로 그와 같은 인격과 경험이야말로 고객에게 자신을 더 잘 알 수 있게 하고, 변화하고 혼란스러울 때 고객을 '잡아 줄 수' 있게 만드는 필수적인 요소라고 생각합니다.

전문적 지원과 지도감독

나는 좋은 치료를 위해서는 적절한 지원이 필수적이라고 믿는다. 또한 심리치료와 상담작업에서는 전문적인 지도감독이 필수적이다. 하지만 이들보다 더 일반적인 바디워크치료에서는 전문적 지도감독의 가치가 잘 알려져 있거나 제대로 평가되고 있지 않다. 지도감독이란 단순히 누군가 당신을 검사한다는 것이 아니라 고객을 다룰 때 필수적으로 일어날 수 있는 문제를 이해하도록 누군가 당신을 도와준다는 것을 의미한다. 사람들은 모두 자기 자신을 잘 보지 못하는 경향이 있다. 우리는 결코 전부를 볼 수 없으며, 주어진 상황 안에서 보는 것이다. 개인적으로 나는 지도감독이 단지 훈련받을 때뿐 아니라 자격 습득 후 치료할 때도 필수적이라고 생각한다. 지도감독은 신뢰할 만한 토론을 통해 지원을 제공하며, 고객을 다룰 때 발생하는 문제들을 더욱 명확하게 해 준다. 고객과 치료사 간의 관계를 다룰 뿐 아니라 치료윤리와 규약, 개인 사례 운영 등이 치료사가 지도를 받을 때 제기되는 문제들이다. 치료사들이 자신의 욕구를 진지하게 다룰 때 고객에게 제공하는 치료의 효과를 유지할 수 있다.

치료사들이 치료사로서 어떤 지원을 받게 되는지를 알려 주고, 엄격한 비밀유지를 확인시키는 것 역시 중요하다.

정보 찾기

이 책의 제2부에서는 가장 널리 알려진 바디워크치료들과 그 구체적인 도움 내용에 대해 소개할 것이다. 접할 수 있는 치료사의 종류는 거주지에 따라 매우 다양하다. 대도시에 살고 있다면 지역적으로 선택의 폭이 넓다. 반면에 시골에 살고 있다면 선택의 폭은 좁겠지만 그래도 뭔가 있을 가능성이 높다. 하지만 과연 무엇이 자신에게 가장 적합한 치료인지를 선택해야 하는 문제가 남는다.

입소문이 종종 가장 좋은 선택방법이 될 수 있다. 좋은 처치는 그 자체에 장점이 있다. 신뢰할 만한 사람의 판단은 광고나 책보다 더욱 믿음이 가기도 한다. 또한 특정한 증상에 대해 다른 여성들과 마음을 열고 이야기를 나누는 동안 수많은 사람이 비슷한 문제로 고통을 겪고 있으며, 서로 많은 지지와 정보를 공유하고 있음을 발견하고 놀라는 경험을 할 수도 있다.

그러나 당신이 특별한 치료를 경험해 본 사람을 개인적으로 알지 못한다거나, 어떤 보완치료나 대체치료도 알지 못한다 해도 다른 통로를 통해 정보를 얻을 수 있다. 도서관에서 책을 빌려 보거나 구입해 볼 수 있으며, 자신의 문제에 이용할 수 있는 대안들에 대해 공부할 수도 있다. 이미 의료진단을 받은 경우라면 자기 증상에 대한 해부학이나 병리학적 특성을 공부할 수 있다. 전문서점을 방문할 수도 있고, 전일적 건강과 치료에 관한 소식지나 대형 출판사 소식지의 회원으로 등록하여 정보를 얻을 수도 있다.

관심 있는 치료를 대표하는 전국 조직과 접촉하는 것도 좋은 방법이다. 이러한 전문기관들은 자격이 있는 인증된 구성원 목록을 가지고 있게 마련이다. 만약 특정한 치료 조직에 접근하는 것조차 어렵다면 이용 가능한 모든 치료에 대한 정보를 가지고 있는 좀 더 일반적인 보완대체의학기구를 찾아가도록 하라.

이 밖에도 특별한 문제를 가진 사람들의 자조모임이나 조직에 참여하거나 이를 통해 정보를 얻을 수도 있다. 이런 조직들은 현대의학적 관점에서 시작하는 경향이 있다. 그럴 경우 접근 가능한 대안들에 대해 제한된 정보만을 얻게 되는데, 그래도 시도해 볼 만한 가치가 있다.

건강음식점이나 자연건강센터, 도서관과 자연식품 식당 등에서 지역 치료사들이 쓴 광고지를 읽어 보는 것 역시 한 방법이다.

일반적으로 박람회는 관련된 내용을 공부하고 마음에 드는 치료를 해 볼 수 있는 좋은 장소다. 하지만 한 번에 한 가지 치료만 해 보는 것이 바람직하다. 종종 특별한 치료 제안이나 상품들을 박람회를 통해 만날 수 있다. 또 이러한 행사를 통해서 언제라도 많은 책을 빌려 보는 것이 가능하다.

지역의 자연건강센터들은 낮이나 저녁에 찾아가서 '맛보기' 치료를 받고 종종 치료사와 이야기를 나눌 수 있는 곳이다. 일부 일반의나 전문간호사, 지역간호사, 순회보건원, 심리치료사, 작업치료사들도 여기에 많은 관심을 보이고 있고 지식도 많기 때문에 당신을 지도해 줄 수 있다.

인터넷을 통해서도 원하는 정보를 많이 얻을 수 있다. 한 번은 인터넷에서 밤 공포증(night terror)에 대한 정보를 찾다가, 나와 마찬가지로 밤 공포증의 원인에 대해서 혼란을 느끼고 불확실해 하던 사람들의 이야기를 읽고 감동받아 울었던 적이 있다. 당신이 무엇인가 때문에 고통을 겪고 있다면 거의 당신과 같은 이유로 고통을 겪고 있는 다른 누군가가 틀림없이 있다. 또한 인터넷 상에 있는 수많은 여성건강조직과 접촉할 수 있다. 개인적 접근이 어렵다면 도서관과 같은 공공시설의 인터넷을 이용할 수 있다. 또 요즘에는 많은 지역에서 인터넷 카페가 운영되고 있다.

장애인의 경우

내 경험으로 볼 때 대체치료나 보완치료 훈련과정에서 장애에 대한 인식은 극히 미미한 수준이다. 장애를 가진 성인이나 어린이를 전문적으로 혹은 일상적으로 다루는 치료사들은 대부분 관련된 특별한 문제에 대해서만 배운다. 하지만 사회가 자유로워짐에 따라 장애에 대한 인식이 더욱 향상될 여지가 있다고 믿는다.

장애인에게는 당연하게 받아들이고 감수하면서 살아야 하는 제한과 불편함이 따른다. 때로는 이러한 장애를 평생 동안 지닐 수도 있다. 장애를 갖지 않은 치료사는 전혀 다른 현실에서 살고 있기 때문에 장애인들의 실제 삶이 어떤지에 대해서는 전혀 모를 수도 있다. 따라서 이런 경우 장애가 없는 고객과의 관계보다 상호 의사소통이 더욱 중요하다.

장애재단이라고 부르는 자선단체에서 흥미로운 발전이 이루어졌는데, 장애인과 그 가족들에게 현대의학과 보완의학 모두를 제공하는 전일적 접근을 하기로 한 것이다. 모든 치료사들은 어떤 면에서 스스로도 장애를 가지고 있다.

장애인의 경우 일부 치료들은 특정 상태에서 적합하지 않을 수 있으므로 반드시 관련 치료사와 논의해야 한다. 이때 치료사는 과거의 병력을 참고하여 금지사항들을 확인할 것이다. 후원자나 간병인을 동반하면 치료사와 계약을 더욱 명확히 할 수 있다. 또 치료사가 이전에 당신과 같은 상태에 있는 다른 사람들을 치료하는 데 성공하였는지도 확인해야 한다.

당신이 치료사에게 특정한 요구를 할 수 있다는 것을 깨닫는 것이 중요하다. 만약 몸의 한계를 인정하는 데 어려움을 느낀다면, 당신을 존중하고 보살펴 주는 접촉이 이루어질 때 복잡하고 괴로운 느낌을 받게 될 것이다. 이럴 경우 장애를 편안하게 느끼면서, 당신을 '고치려고' 하지 않고 당신의 느낌 그대로를 받아들이려는 치료사가 필요하다.

어떤 형태로든 이동에 문제가 있다면 치료사에게 접근하는 것이 특히 중요하게 된다. 어떤 치료사, 특히 영적인 치유사들과 마사지사들은 방문치료를 한다. 이때 다른 가정방문과 마찬가지로 비용은 더 비싸게 된다.

대부분의 치료는 장애의 종류에 따른 필요에 부응하여 응용할 수 있다. 예를 들어 고객이 치료용 침대 위에 오르지 못하는 경우라면 치료사는 유연하게 대처하여 고객이 앉거나, 바닥이나 낮은 침대에 누운 상태에서 치료를 받을 수 있도록 할 필요가 있다. 또 무엇보다 안전이 중요하므로 넘어지거나 다칠 수 있는 자세를 취하게 해서는 안 된다. 편안함도 마찬가지로 중요하다.

시각장애를 가진 경우에는 치료받는 환경을 보지 못한다. 그러므로 치료사의 얼굴 표정을 읽을 수도 없으며, 어디에 치료용 침대가 있는지, 침대가 치료에 적합한지 등을 알 수 없다. 이때는 당신의 특별한 욕구에 민감한 치료사가 필요하다. 만약 당신이 심각한 정도로 들을 수 없는데 얼굴을 아래로 향하고 치료를 받는다면 치료자의 입술이나 신호를 읽어 낼 수 없다. 이럴 경우 침대에 오르기 전에 오른팔을 들어올리면 '좋다' 는 표시, 왼팔을 들어올리면 '싫다' 거나 '중단하라' 는 표시와 같은 의사소통방식을 미리 정해 둘 필요가 있다.

뇌졸중에서 회복되고 있다거나 감각마비나 제거와 같은 상태에 있다면 치료사는 이에 대해 반드시 알아야 한다. 치료사가 우연히 상처나 해를 입힌 경우 고객은 이를 느낄 수 없어 알지 못할 수 있다. 특히 감각손실에 주의를 기울여야 한다. 반대로 이런 고객은 지나치게 예민한 반응을 보일 수도 있다.

의사소통 역시 중요하다. 신체에 접촉을 꺼리는 부분이 있다면 반드시 치료사에게 알려야 한다. 당신의 장애에 대해 가능한 한 많은 정보를 주는 것이 좋지만 어느 정도 정보를 줄 준비가 되어 있는지 역시 생각해야 한다. 예를 들어 발작이나 경련 혹은 발진과 같은 어떤 특별한 신체반응을 일으키는 장애를 가진 것은 아닌가를 생각해야 한다.

어떤 결과를 기대하는지도 중요하다. 자신이 기대하는 것을 치료사에게 솔직히 말하라. 기적적인 치료를 바라는가? 그런 함정에 빠지면 결국 쓰디쓴 실망만을 느낄 수 있다. 그러므로 어떤 조그마한 진전에도 가치를 부여하는 것이 좋다.

주치의나 자선단체를 통해 보완치료를 이용할 수 있는 경우도 있다. 치료를 위한 접촉을 받음으로써 얻게 되는 지지나 격려를 과소평가해서는 안 된다.

코럴 맥켄지는 21세가 되던 1988년에 뇌졸중을 앓아 왼쪽 팔다리가 마비되었다. 그녀는 런던 동부에 있는 장애인을 위한 센터에 나가서 정기적인 마사지치료를 받았다.

물리치료사들은 최선을 다했지만 뇌졸중으로 인한 신경체계 손상이 너무 오랫동안 지속되었기 때문에 아무런 변화도 일어나지 않는다고 말했어요. 하지만 나는 마사지를 받은 이후로 다른 접근방식을 취하게 되었기 때문에 긍정적으로 생각하지도 체념하지도 않았죠. 나는 그때 걷지 못했지만 지금은 도로를 가로지를 수도 있어요. 나의 마사지사는 열린 공간에 대한 두려움을 극복하도록 도와주었어요. 나는 숨을 쉬고 긴장을 풀면서 행동합니다. 이전에는 괴로워하며 겨우 조금 움직일 수 있었던 팔을 이제는 훨씬 더 잘 움직일 수 있어요. 팔은 아주 경직되어 있었는데, 지금은 뻣뻣함이 모두 사라졌어요.

스스로 해보기

자조훈련은 당신이 가진 장애의 성격과 정도에 따라 명백히 달라진다. 팔과 다리를 가능한 한 많이 움직여라. 아주 작고 부드러운 움직임이 큰 움직임보다 나으며, 아주 큰 도움이 된다. 할 수 없는 것에 신경을 쓰기보다는 할 수 있는 동작에 초점을 맞추는 것이 중요하다. 손과 어깨를 주물러서 스스로 마사지를 하게 되면 긴장이 풀어지고 기분도 가벼워진다.

성적 · 신체적으로 학대를 받은 경우

많은 여성이 성적인 학대나 신체적인 학대를 극복하기 위해 노력하고 있다. 이 경우 그런 문제에 대해 잘 알고 있는 치료사가 필요하다. 일정한 상담훈련을 거친 바디워크 치료사가 최상이지만 스스로 학대받은 경험을 극복한 치료사도 좋다. 어떤 경우라도 치료사가 무감각하다면 참아내기 힘들거나, 아예 견딜 수 없을 수도 있다. 당신은 절대 실수를 참지 못할 수도 있는데, 이 때문에 애석하게도 다른 치료사에게도 가지 못한다. 이 책이 이와 같은 사태를 막는 데 도움이 되길 바란다.

당신이 받은 학대에 대해 말하기를 꺼려 하거나 말할 수 없다고 생각할지도 모른다. 당신은 특정 치료사와 치료를 결심하기 전에 15분 정도 대화를 요청할 수 있다. 치료를 약속하기 전에 만나는 경우라면 당신에 대한 모든 세부사항을 굳이 알려 줄 필요는 없다. 좋은 치료사라면 학대 경험에 대해 당신이 어느 정도 말할 수 있는 준비가 되었는지를 파악하게 될 것이다. 만약 치료사가 무감각하거나 준비되지 않은 상태에서 압력을 가하려고 한다면 다른 사람을 찾아가야 한다.

성적 학대 경험이 있는 여성들을 치료하거나 스스로 학대 경험을 극복한 한 바디워크 치료사는 응용운동요법과 같은 바디워크치료들을 우선적으로 권한다. 왜냐하면 그 사람의 신체가 바로 그녀가 필요로 하는 것을 그녀 자신과 치료사에게 말해 주기 때문이다. 이는 여성 자신이 참여하는 적극적인 치료다. 이것은 수동적으로 누워서 받는 마사지 같은 치료와는 아주 다르다. 또한 이러한 바디워크는 원래의 학대상황을 지나치게 상기하게끔 만들기도 한다.

마사지를 원한다면 당신의 욕구에 순응할 수 있는 치료사를 찾을 필요가 있다. 그럴 경우 옷을 입고 작업하게 되고, 천천히 두 사람

사이에 신뢰를 형성하는 데 상당한 인내가 필요하다. 당신은 옷을 입은 상태로 앉아서 머리, 목, 어깨 등에 마사지 받는 것을 더 좋아할지도 모른다. 그러나 당신이 원하는 접촉과 어떤 때 당신이 실제로 다룰 수있는 것 사이에는 커다란 차이가 있다는 것을 발견하게 될 것이다.

마사지치료를 통해 성적 학대의 영향이 감소된다는 증거가 있다. 마이애미 의과대학의 접촉조사연구소에서 실시한 조사에 따르면 한 달 동안 일주일에 두 번씩 30분간 마사지를 받은 후 여성들의 우울과 불안이 감소했으며, 침 속의 코르티솔(Cortisol, 스트레스 호르몬) 수치도 감소하였다.[1)]

다음은 몇 년 전에 내게 마사지를 받은 수잔이 쓴 글이다.

> 처음 마사지를 배우기 시작하면서 나는 접촉을 통해 실질적인 회복이 이루어진다는 것을 깨달았어요. 그 고통은 결코 신체적인 것이 아니었는데도 여러 가지 방식으로 실제로 나를 아프게 했어요. 누군가가 나를 만질 때마다 어릴 적 학대가 내게 얼마나 큰 영향을 미쳤으며, 심지어 다른 여자들 앞에서 옷을 벗는 것조차 얼마나 어려운지 알게 되었어요.

다음은 또 다른 성적 학대 피해자가 쓴 글이다.

> 나는 지금껏 내 몸의 상처에 대해 공격적이며, 멸시당한다고 느낄 수 있는 치료들을 받아 왔어요. 특히 자세통합과 표준물리치료는 최

악이었어요. 그들은 나의 주관적인 경험을 전혀 고려치 않는 듯이 보였고, 몸속에 갇힌 정서적 고통인 '신체무장(body armouring)' 이나 그것을 안전하게 해소하는 방법에 대해서는 전혀 알지 못하는 것 같았어요. 그것은 마치 누군가가 상처난 내 몸에 다시 뭔가를 하고 있는 것 같았지만 그들은 '나를 위한 것' 이라고 말했어요.

몸과 더욱 연결된다는 느낌을 주는 방법을 발견했을 때 근육에 저장되어 있는 기억들을 직면하여 다루기가 쉽다. 바디워크는 이러한 기억들과 연결되도록 실제로 도울 수 있다. 어떤 사람들은 일단 몸속에 저장된 정서적인 고통을 느끼기 시작하면 그제서야 상담과 심리치료를 받게 된다. 마사지사나 치유사 등의 바디워크 치료사가 상담가나 심리치료사와 함께 일하는 곳에서는 뛰어난 치료가 이루어진다. 이 경우에는 바디워크 과정에서 올라온 것들을 한 곳에서 바로 다룰 수 있기 때문이다. 어떤 치료는 마사지와 심리치료를 결합하기도 한다('9. 신체심리치료와 재탄생 및 최면요법' 참조).

여기에서는 좋은 의사소통이 핵심이다. 치료사가 정말로 당신이 하는 말을 경청하고 있다고 느낄 필요가 있다. 몇 년 전 누구와의 접촉도 원치 않았던 고객 중 한 사람은 다음과 같이 말했다.

당신의 치료에서 얻은 가장 커다란 소득 중 하나는 누가 어떻게 내 몸을 만지도록 허락할지 통제하는 법을 배웠다는 거예요. 왜냐하면 당신이 내 말을 들었거든요. 누군가 내 말을 들어 줌으로써 모욕적인 접촉을 막을 수 있게 되었습니다. 장애든 접촉문제든 간에 몸의 문제를 가진 사람이라면 누구라도 어느 정도 바디워크치료를 받는 게 좋다고 생각할 거예요. 자신의 몸과 더 좋은 관계를 갖도록 해 주거든요.

비 용

치료받기 위해 필요한 비용 자궁내막증, 요통, 재발성 방광염이나 아구창과 같은 만성질환이 있다면 치료 비용이 얼마나 들지 걱정할 만하다. 만성질환은 치유하는 데 시간이 걸린다는 사실을 알아야 한다. 그 상태가 지속된 1년마다 치료 기간은 한 달씩 걸린다는 이론도 있다. 내 경험상으로 볼 때 이것은 아주 정확한 것 같다. 전일적 의학에서는 단순히 증상을 억누르는 것이 아니라 증상을 탄생시킨 '대지'를 변화시키려고 한다. 즉, 몸과 정신을 변화시키는 것이다.

나는 기꺼이 치료에 필요한 예산을 세운다. 이제 치료비는 전기, 집세, 차 등 내게 필요한 자원의 한 부분으로 내 생활계획 안에 자리 잡고 있다. 이는 내가 치료비를 위한 재정적 필요를 의식하고 있으므로 내가 벌어야 할 돈으로 생각한다는 것을 의미한다. 부유와 번창에 대한 뉴에이지 이론은 여성들을 부당한 경제체계의 희생자로 보는 정치적 페미니스트의 견해와 다소 다르다. 세상에 있는 부의 분배와 직접적인 소유 면에서 볼 때 여성의 억압이 커다란 경제적 성격을 가지고 있음은 두말 할 필요 없이 분명하다. 우리 사회의 많은 고용 부문에서 여성들은 여전히 남성과 평등해져야 할 필요가 있다.

하지만 나는 '풍요의식(prosperity consciousness)'의 개념과 자기선언 및 시각화를 통해 소득의 성별 영향에서 어느 정도 벗어날 수 있게 되었다. '풍요의식'은 당신이 인생에서 원하는 만큼의 부를 누릴 자격이 있고 창조할 수 있다고 믿는 곳에서 왔다는 것을 의미한다. 여기에서 부는 단순히 돈이나 재산 총액을 말하는 것이 아니라 건강과 행복을 포함한 전반적인 복지의 부를 의미한다. 번영한다는 것은 번영하고, 성공하고, 성장한다는 것이다. 또한 번영은 만약 우리가 마음을 열고 사랑을 담아서 주고받는다면 모두가 잘 살 수 있고, 모두에게 충분할 만큼 있다는 믿음에 기반한다. 바꿔 말하면 사회에서 우리는 승자나 패자일 수밖에 없고, 모두에게 돌아갈 만큼 충분한 자원이 없다는 결핍에 대한 믿음에 기반을 두지 않는다. 이러한 믿음을 '빈곤의식'이라고 한다.

의료비 지불을 둘러싸고 논란이 분분하다. 자신의 치료비를 지불할 때 무료로 치료를 받을 때보다 개인의 책임 수준이 더 높다는 견해가 있다. 또한 복지와 의존에 기초하지 않게 되면 보다 평등한 직업적인 관계를 형성하게 된다. 다른 한편 수천 명의 여성들, 특히 독신모와 노인 여성들은 바디워크치료를 받음으로써 실제 효과를 볼 수 있지만 치료를 받을 만한 경제적 여유가 없다. 이 책의 구성에 기여한 한 여성은 카이로프랙틱이 상당히 성공적이었지만 비용 때문에 일찍 끝낼 수밖에 없었다고 말하고 있다.

또 다른 문제는 영국의 국민의료보험이 매우 지나치게 팽창해 있다는 것이다. 현대기술과 수술이 성공하면서 대중의 기대가 증가되어 왔다. 사람들은 더 나은 건강상태로 더 오래 살기를 기대한다. 예를 들어 현재 골반복구는 심장수술과 마찬가지로 보편화되었다. 이런 수술은 비용이 아주 많이 들어 어떻게 비용을 지불할 것인지가 큰 문제가 된다. 하지만 나는 더 많은 사람이 증상의 초기단계에서 대체보완의학에 접근한다면 많은 경우 수술을 피할 수 있을 것이라고 믿는다. 또 대체보완의학은 성격상 예방적인 의학이기 때문이다.

또 다른 여성들의 의견은 다음과 같다.

> 일반적으로 비용 때문에 모든 여성이 대안치료를 받지 못한다고 생각해요. 내가 해 보고 싶은 몇몇 치료들은 너무 비싸요. 비록 우리가 보통 지불해야 하는 몇몇 분야에서도 행해지고는 있지만 일반 진료에서 그런 치료들이 제공되기를 무척이나 바라고 있습니다.

캐서린은 지난 20년 동안 광범위한 대체치료와 보완치료들을 이용한 50대 초반의 여성으로 다음과 같이 말하고 있다.

> 나는 다른 치료를 이용하는 데 특히 비용 때문에 걱정입니다. 그렇다고 보완치료를 대중요법과 같은 방식으로 이용하는 것만이 해결책이라고는 믿지 않기 때문에 이것은 어려운 문제라고 생각해요. …… 치료사와 고객 간의 관계는 치료에서 지극히 중요하고, 소요되는 시간이 중요하다고 느낍니다. 따라서 나는 이러한 관계가 현재 일반의와 갖는 몇 분 동안의 상담으로 축소되기를 바라지 않아요. 나는 많은 치료가 전일적 접근을 유지하는 것이 필수적이라고 생각해요. 하

지만 나 역시 국민의료보험을 통해 더 다양한 치료를 선택할 수 있기를 바랍니다.

다음은 치료를 받을 만한 경제적 여력이 없을 경우 시도할 수 있는 몇 가지 방법이다.

- 졸업반을 위해 지도감독 클리닉을 운영하는 훈련학교에 가라. 치료사들은 아직 감독 아래 있는 학생들이기 때문에 저렴한 비용으로 치료를 받을 수 있으며, 경험을 통한 지식을 얻을 수 있다.
- 훈련의 마지막 단계에 있는 학생을 찾아가라. 보완치료 학생들은 모두 개별 사례학습을 해야만 하므로 이를 위해 실습 대상이 필요하다. 그들을 살펴보고 기술과 접근법이 마음에 든다면 무료 치료를 받을 수 있다.
- 의료보험에 가입해 있다면 제한된 기간 동안 보완치료가 적용되는 경우를 살펴보라.
- 많은 영적인 치유사들은 기부금을 받아 일한다. 이러한 치유사들은 일반적으로 생계를 위해 치료하지 않고, 비용을 받는 경우에도 따로 무료봉사를 병행한다. 이러한 '치유클리닉'은 일주일에 4시간씩 그 지역 소유 건물이나 교회를 빌려서 작업하는 치유집단에 의해 운영된다. 이런 상황에서는 비밀을 보장받기 어렵지만 일단은 치유 혜택을 받을 수 있다.
- 내가 아는 대부분의 치료사들은 할인요금을 적용한다. 따라서 비용이 다소 유동적이고 저렴하게 제공되는 경우도 있으며 협상도 가능하다.

- 거주하고 있는 지역에서 이용할 수 있다면 지역교환거래제도(Local Exchange Trading System: LETS)*) 기구를 이용하거나 혹은 새로운 기구를 만들 수 있다.
- 주치의와 상의해서 마사지사나 아로마 치료사, 치유가, 상담자 등 보완치료에 접근할 수 있는 어떤 방법이 있는지 물어보라. 일부 주치의 진료에서는 진료소와 환자가 비용을 나누어 지불한다.
- 병원에서 적용되는 의료보험에 가입해 있거나 순회보건원이나 지역간호사 혹은 다른 의료직 종사자를 알고 있다면 그들이 일부 보완치료에 대해 지급을 요청할 수 있는지 물어보라.
- 성인교육연구소나 개인수업 등을 통해 많은 종류의 치료들을 경험하고 스스로를 강화할 수 있다.
- 자조모임을 만들어 정보와 경험을 공유하고 함께 문제를 풀어 갈 수 있다. 자질 있는 치료사를 초대해서 대화를 나누고 함께 비용을 분담할 수도 있다.

치료사의 재정적 필요

일반 사람들은 보완치료사로서 사무실을 개업하고 유지하는 방법과 비용에 대한 정보를 거의 가지고 있지 않다. 이제 이에

*) LETS(지역교환거래제도, Local Exchange Trading System)는 일정 지역 내에서 회원들 간의 상품이나 서비스 거래에 대하여 국가 화폐(national currency)가 아니라 LETS 화폐라고 하는 독자적인 지역화폐(local currency)를 사용하여 결제하는 제도다. LETS 화폐는 관념적 개념으로서 주화나 지폐가 아니며 수표(cheque)를 이용한 회원들 간 거래 기록으로만 존재한다.-역자주

대해서 언급할 것이며, 이를 통해 당신이 더욱 현실적인 견해를 가질 수 있기를 바란다.

애석하지만 훈련과정에 지급되는 공적 자금은 현재까지 아예 없거나 거의 없다. 나는 강한 직업적 소명감을 가진 많은 치료사들을 계속해서 만나왔는데, 그들 중 많은 수가 여성이다. 이와 동시에 자금 부족이 그들에게 제약을 가한다. 양심적인 치료사는 계속적인 훈련과 전문적인 지도감독을 받을 필요가 있고, 사람들을 치료하는 동시에 자신의 개인적 개발이나 치료를 위한 작업에 참여한다. 이러한 치료들은 일반적으로 공적 서비스의 일부가 아니기 때문에 치료사들은 모든 비용을 스스로 부담해야 하며, 자기 사무실에 대한 홍보와 판매 역시 함께 해야 한다.

사업을 운영하기 위해서는 치료행위와는 별도의 기술이 필요하다. 이 치료들은 주류에 속하지 않으므로 치료사가 사업에 전적으로 돌입하기 전에 자기존중 문제를 극복해야만 한다는 의미다. 나는 수년 내에 대체보완의학 치료사들이 일차적인 건강관리를 위해 고용됨으로써 공공부분에 접근할 수 있는 기회가 더 많이 올 것이며, 따라서 단독으로 경영을 하지 않아도 될 것이라고 생각한다. 하지만 선구자적인 측면 때문에 우리는 대중과 의료계 및 대중매체가 이를 진지하게 받아들이도록 스스로를 판매할 필요가 있다. 이것은 커다란 도전으로, 특히 자신들을 분명히 밝히고 존중하는 데 어려움을 느끼는 여성들에게는 더욱 힘든 일이다. 결과적으로 여성 치료사들은 종종 남성 동료들보다 요금을 적게 받는데, 그렇다고 해서 반드시 그들의 기술이 부족하다는 것은 아니다.

미래의 치료사에게 물어야 하는 질문

입소문이야말로 어떤 사람이 적합한지를 알게 해 주는 가장 좋은 방법일 수 있으므로 그 치료사의 평판을 철저히 조사해야 한다.

치료사와의 대화는 보통 전화로 시작한다. 그러므로 그가 말하는 내용과 방법에 대한 당신의 느낌을 살펴라. 그의 어감이 마음에 드는가? 당신의 질문에 대해서 열린 마음으로 쉽게 응답하는가? 그와 말할 때 편안한가? 그가 작업하는 방식, 예를 들어 전체 과정의 길이나 요금, 해약시기, 비밀보장 등과 관련하여 분명한 경계가 있는 것처럼 보이는가?

이러한 것들에 대해서 말하고 공유할 수 있는 치료사를 찾아라. 당신에게 최선이 무엇인지 다 알고 있는 것처럼 보이는 사람이나 통제권을 가지려고 하는 사람은 피하라. 과잉 친절 역시 경계하라. 모든 직업적 업무와 마찬가지로 이 작업에서는 치료사의 경계뿐 아니라 당신 자신의 경계도 중요하다. 고객으로서 당신이 치료사에게 가는 이유는 그들이 당신의 일상적 관계밖에 있기 때문이다. 그것은 당신이 신뢰할 만한 공간이다. 치료사의 욕구에 따르는 것은 적합하지 않다. 당신은 전문적인 노동에 대한 대가를 지불한다. 이는 일 대 일 작업뿐 아니라 치료사와 집단으로 작업할 때도 마찬가지다. 전문적인 시술 규칙과 윤리는 고객에 대한 성실과 비착취의 중요성을 강조한다. 이는 성적인 측면과 금전적인 측면 모두에 해당된다. 성적인 것이든 금전적인 것이든 간에 시술사의 행동에 뭔가 석연치 않은 것이 있다면 이를 진지하게 고려하고 충고를 구하라. 애석하게도 다른 모든 직업과 마찬가지로 이러한 직업에서도 성적 학대가 발생한다.

치료자에게 물어볼 만한 질문들로는 다음과 같은 것들이 있다.

- 얼마나 오랫동안 사람들을 치료해 왔으며 어떤 종류의 도움을 주었는가? 특정 질병에 대한 경험이 있는지를 점검해 볼 수 있다.
- 무슨 자격을 가지고 있고 어디에서 훈련을 받았는가? 또한 누구와 함께 훈련을 받았는지도 물어볼 수 있다. 만약 그들이 어떤 공식적인 자격을 갖지 않은 천부적인 치유사라면 그들의 경험에 대해서 물어보라.
- 어디에서 어떻게 전문적 지도감독이나 지원을 받고 있는가? 어떻게 자신들의 기술을 향상시키는지 물어볼 수 있다. 이 책에 묘사된 것처럼 치료와 관련된 지식의 양은 급속하게 팽창하고 있다. 그러므로 당신은 치료사가 정보 파악에 가치를 두고, 이를 위해 필요한 단계를 거치는지에 대해서 알고 싶을 것이다.
- 작업과정 중간중간에 치료사에게서 지원을 보장받을 수 있는지 알고 싶을 수 있는데, 특히 치료 효과가 당신에게 강력하며 정서적으로 다소 불안정하거나 더 나쁘게는 신체적으로 약할 때 그러하다. 일부 치료사들은 저녁이나 주말에 전화를 걸어도 좋은 시간과 전화를 걸지 말아야 할 시간을 정하기도 한다. 그러므로 그들에게 접근 가능한 정도를 분명히 알고 있어야 한다. 분명히 그들도 꾸려야 할 생활이 있고 일에서 경계를 설정할 필요가 있을 것이다. 모든 치료사들은 자동응답기를 가지고 있거나 응답서비스를 이용하므로

48시간 안에 응답을 기대할 수 있다. 만약 자동응답기를 갖고 있지 않다면 그들의 전문적인 업무에 대한 진지함을 의심하지 않을 수 없다.

- 좋은 치료사들은 자신들의 작업에 대해 분명하게 밝힌다. 어떤 치료사들은 각 작업별 시간, 예상되는 전체 작업 횟수, 지불방법, 검토작업(얼마나 진전되고 있는지를 파악하는 것), 해약 가능 시기와 요금 등 그들이 희망하는 계약 조건의 세부사항이 적힌 안내문을 줄 것이다. 만약 이러한 세부사항이 적힌 안내장을 가지고 있지 않다면 물어볼 수 있다.
- 그들이 어디에서 치료하는지를 파악하라. 교통이나 주차시설을 알아보고, 저녁시간에 치료 약속이 있는 경우 얼마나 안전한지, 집에 돌아갈 때 어두워질 것인지 등에 대해 점검할 수 있다.

언제 적합한 치료사를 찾을 것인지에 대해서도 분명히 생각할 것이 많이 있다. 만나러 가는 사람의 전문적인 자격 외에도 실질적인 문제들이 있다. 당신은 처음 만난 사람이 마음에 들 수도 있다. 그렇지 않다면 당신에게 적합한 사람을 계속해서 찾아볼 필요가 있다고 생각한다. 나중에 당신의 필요가 변화됨에 따라 한 치료사와의 작업이 종종 다른 사람으로 바뀌기도 한다. 이는 당신이 어느 정도 수준으로 건강해지고 개인으로 성장하고 싶은지에 따라 달라진다. 단순히 통증이나 걱정을 주는 증상을 치료하기를 원할 수도 있고, 개인적 각성의 여정을 시작하고 싶어 할 수도 있다. 무엇을 선택하든지 모쪼록 긍정적인 경험을 할 수 있기를 바란다.

Bodywork Therapies

제2부

바디워크치료의 여러 가지 기법

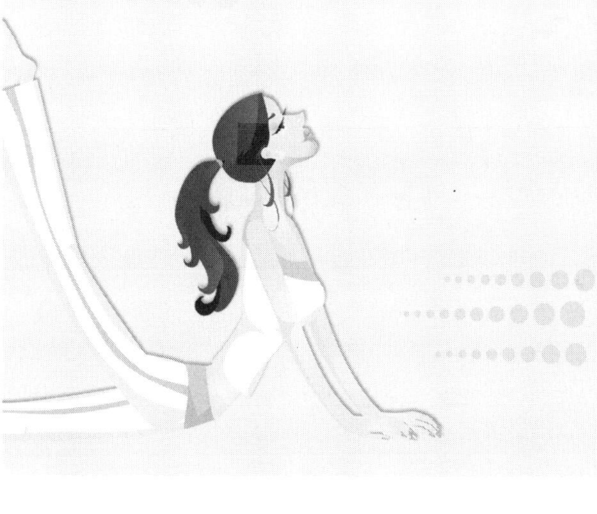

5. 마사지치료

마사지는 접촉하고 접촉되는 것에 대한 근원적인 필요가 확대된 것이다. '3. 바디워크치료와 접촉'에서 말한 것처럼 접촉이 이루어지지 않는다면 유아는 죽을 수도 있다. 마사지는 심신을 이완시켜 주고, 고통과 통증을 줄이거나 풀어 준다. 또한 고통을 막아 주고 행복감과 만족감을 느끼게 해 주는, 뇌에서 만들어지는 천연진통제 엔도르핀을 방출하며, 정서적이고 영적인 자아를 느낄 수 있게 도와준다.

1990년대까지 영국의 마사지는 거의 전적으로 섹스산업과 관련되어 있었다. 이것은 마사지가 중요하게 대두된 1980년대부터 주로 남성 대상 마사지의 기여를 통해서였다. 1983년 내가 처음으로 마시지사가 되었을 때 나는 직장에서 끊임없이 '가까이, 좀 더 가까이' '윙크, 윙크'와 같은 말을 들어야만 했다. 초기의 전문마사지협회가 했던 작업은 마사지에 대한 일반 대중의 태도를 변화시키는 것이었다. 이러한 작업을 통해 우리는 우리 자신을 진지하게 정의하고, 우리 자신의 성 정체성과 관련된 문제들을 다룰 필요가 있음을 절감하였다. 그 결과 우리 작업의 경계와 작업방식에 관해 고객 및 일반 국민과 어떻게 의사소통할 것인가를 분명하게 할 수 있었다. 우리는 많은 시간을 윤리적 실천강령들을 만드는 작업에 투자했다. 이는 대체보완의학이 국가산업이 되었던 것과 동시에 일어났다. 우리 대부분은 지역기관이나 공공의료시설을 배경으로 하고 있었으므로 이 새로운 분야의 기능과 경험을 도입할 수 있었다.

치료로서 마사지는 매우 오랜 역사를 가지고 있다. 중국에서 '네칭(Nei Ching)' 으로 알려진, 후낵티(Hunag-Ti) 황제의 인정을 받은 의학논문에서 마사지에 관해 최초로 언급하고 있는데, 이는 예수 탄생(B.C. 3,000년) 전의 일이었다. B.C. 1800년경 인도의 아유르베다(Ayur Veda)는 그 자체가 몸의 치료를 가능하게 하는 것으로 문지르기(rubbing)와 목욕 후 마사지(shampooing)를 언급하고 있다.

고대 그리스에서는 운동선수들이 훈련과 경기 전후에 사용하였다. 오디세이에서 호머는 오일을 이용하여 지친 전쟁영웅들을 회복시키는 마사지법을 묘사하였다. 이집트, 페르시아, 일본의 옛 의학문헌에도 마시지의 효과에 대해 자주 언급하고 있다. 로마인들도 마사지를 자주 사용하였다. 히포크라테스, 소크라테스, 플라톤 등은 모두 마시지를 칭송한 것으로 알려져 있다. 갈렌(Galen)은 "나는 가능하면 모든 근육조직들을 어떤 방향에서든 문지를 수 있도록 다양한 종류의 가볍게 두드리기(stroke)와 손동작을 하도록 지시한다."라고 말했다. 줄리어스 시저는 신경통을 완화하기 위해 매일 마시지를 받거나 '꼬집혔다(pinched)' 고 한다.

그러나 불행하게도 신체에 대한 경멸이 지배적이었던 중세(10~14세기) 서구에서 마시지는 그 인기를 잃어버리게 되었다. 신체적 행복감은 금욕과 예속이라는 기독교 신앙에 맞지 않았기 때문이다. 마사지에 관한 중세 이전의 지식은 르네상스(14~16세기)를 통해 다시 살아났다. 그 당시 실제로 많은 의사가 자신들의 의학실습에 마사지를 통합시켰다. 마사지의 일대 도약은 페르 헨리크 링(Per Henrik Ling)이라는 스웨덴의 생리학자에 의해 이뤄졌다. 18세기 후반과 19세기 초에 중국을 여행하고 스웨덴으로 돌아온 그는 자신이 배운 마사지의 기본 기술들을 최초로 서구인들의 필요에 맞게 효과적인 방식으로 만들면서 자신만의 동작과 결합시켰다.

요즘의 스웨덴식 마사지, 전일마사지 그리고 일본식 시아추(shiatu)는 아마도 현재 유럽과 북미에서 가장 대중적인 방법일 것이다.

미국 마이애미 의과대학에 있는 접촉연구소(Touch Research Institute)에서는 마사시가 실세로 우울증을 감소시킬 수 있다는 것을 발견하였다. 30분 정도의 목과 등 마시지는 식욕부진이나 폭식증 소녀, 성폭행당한 어린이, 미혼모에서 정신질환 환자와 심각한 외상으로 고통받는 환자에 이르기까지 광범위한 환자들에게 뚜렷한 효과를 보였다. 이 효과는 무시할 수 없는 것이었다. 스트레스 관련 호르몬인 코르티솔과 노르에피네프린 수치가 내려갔고, 환자들은 더 기민하게 움직이면서도 덜 불안해하고 잠도 잘 잤다.[1)]

마사지의 효과는 다음과 같다.

- 만성적 긴장의 해소, 엉켜 있는 조직의 완화
- 유착을 완화시키고, 부상 후의 힘과 기동성의 회복
- 혈액순환 개선
- 더 나은 혈액 공급으로 근육의 기능 개선
- 임파계를 자극하여 노폐물을 제거
- 위와 장의 마사지는 연동운동을 높이고, 내용물의 순환을 촉진하고 신경을 이완시킴. 노폐물의 제거로 쓰림과 쑤심이 완화됨
- 근육의 긴장도와 체액을 유지하는 데 도움을 주고 침대나 휠체어에서 오랫동안 지내는 사람들에게 좋음
- 운동이 불가능한 사람에게 수동적인 스트레칭을 통해 도움을 제공
- 관절의 순환을 증진시켜 염증과 관절염의 고통을 경감시키는 데 도움을 줌
- 고통 통제를 도움
- 코의 충혈과 부비강 문제를 해소하는 데 도움
- 두통 완화
- 요통 완화
- 온전하다는 느낌을 줄 수 있음
- 자각을 고양하고 '진정한' 자아와 접촉하도록 함
- 신뢰감, 공감, 존경심을 북돋아 줌
- 신체적, 정신적 안녕감으로 이끄는 깊은 이완을 제공
- 새로운 에너지 제공

• 마음을 정화시킴
• 자기존중감 증진
• 일반적으로 아주 좋다는 느낌

마사지는 종종 정골요법 혹은 카이로프랙틱과 관련하여 신체 교정이나 교정 자세를 유지하도록 돕는 경우에도 사용한다.

마사지에는 스웨덴식, 직관식(intuitive), 유아마사지, 머리와 얼굴 마사지, 노인을 위한 마사지, 치료와 스포츠마사지 등을 포함하여 여러 종류가 있다. 요크셔에서는 지금 말마사지(equine massage)를 훈련하고 있다. 확실히 말들은 마사지에 긍정적으로 반응하는데, 이렇게 애완동물에게도 마사지를 하는 것이 가능하다(또한 '8. 초물리적 치료'의 설명처럼 동물에게 손을 대는 치유를 할 수 있다). 이런 마사지들은 스웨덴, 티베트, 타이, 러시아, 일본, 인도, 에살렌 등을 포함한 세계 여러 곳에서 창안된 것들이 있다.

마사지는 또한 심장병이나 암, 정신질환자들을 위한 숙소나 병원에서도 점점 더 많이 이용하고 있다. 아로마치료(aromatherapy)의 사용과 함께 치료사들은 전통적인 건강보호 영역을 잠식해 들어가고 있는 것이다.[2)]

주의 대부분의 마사지에는 일반적인 금기사항들이 있다. 즉, 마사지를 해서는 안 되는 경우가 있다. 심한 피부염이나 관절염, 옴이나 백선, 무좀 등과 같이 전염성 있는 피부를 가진 경우에는 마사지를 피해야 한다. 임신 중에는 강한 압력이나 충격을 주는 동작을 해서는 안 되고, 정맥류의 정맥(varicose veins)이나 새로운 상처 혹은 수술로 인한 상처가 있을 때는 아주 가볍게 두드리는 동작만 해야 한다.

주된 마사지 방법들을 설명하면 다음과 같다.

스웨덴식 마사지

스웨덴식 마사지의 목적은 관절과 근육을 특별하고 조심스럽게 만져서 건강을 유지하거나 회복하는 데 있다. 주요 동작은 다음과 같은 네 가지 동작이다.

- 오래 두드리기(effleurage): 손바닥을 이용하여 오랫동안 두드리는 것으로, 평안과 이완을 줄 수 있다. 마사지를 시작할 때와 끝낼 때, 조직과 관절을 더 깊고 특수하게 작업하는 동안에 사용한다. 오일이나 크림이 퍼지는 데 도움을 주고, 고객과 시술사 사이의 신뢰를 쌓는 데 도움을 준다. 오래 두드리기를 하는 동안 시술사는 긴장이 있는 특별한 부분이 어디인지 알 수 있어 근육 표면을 이완시키고, 근육이 더 강하고 깊게 움직일 수 있도록 한다(이때 고객이 접촉을 거부하는 부분은 제외한다). 단순히 전체적으로 이 마사지를 받는 것만으로도 좋은 느낌을 가질 수 있다.
- 주무르기(petrissage): 빵을 반죽하듯이 큰 근육을 손에 잡고 주무르는 것으로 조직을 굴리듯이 부드럽게 쥐어짠다.
- 마찰(friction): 심각하게 뼈에 눌린 조직들에 사용하는 작은 순환 동작이다. 시술사는 관절 주변의 압력을 건, 인대, 근막, 막낭과 같은 연결조직을 잇기 위해 사용한다. 이 마사지법은 특별한 부위의 긴장과 막힘을 푸는 데 목적이 있다.

• 가볍게 두드리기(tapotement): 근육의 긴장도를 유지하고 강화하기 위해 고안된 자극적인 움직임이다. 손으로 컵 모양을 만들어 마구 두드리는 것(cupping and hacking)으로 '타진(percussion)' 이라고도 한다.

전일마사지

전일마사지(Holistic Massage)사는 일반적으로 스웨덴 마사지법을 익힌 사람이 인간의 몸과 마음에 대한 폭넓은 관점을 통합한 훈련을 받게 된다. 이들은 신체만큼이나 심리·정신적 효과에도 관심을 가진다. 또한 정묘에너지체(subtle energy body)를 소개받고 근육, 조직, 뼈뿐만 아니라 신체에 손을 대거나 떼는 행위를 통해서 감지할 수 있는 에너지 흐름으로 작업한다.

비록 깊은 접촉을 통해 만족감을 느끼도록 해야 하지만, 다른 마사지법보다 훨씬 더 부드러운 경향이 있다. 이는 고객이 '좋은 고통(good hurts)' 이라고 부르는 고통점을 느끼는 것이 중요하다. 정확한 압박은 모든 종류의 통증 지점들을 해소한다.

전일마사지사들은 작업하는 동안 이완음악을 틀기도 하는데, 이때 고객이 그 음악을 좋아하는지 미리 물어보는 것이 바람직하다. 또 촛불을 켜 놓을 수도 있고, 아주 질 높은 치료환경을 위해 아로마치료 오일을 사용할 수도 있다. 이 마사지에서 강조하는 것은 사람들에게 양육받고 지원받는 느낌을 주어야 한다는 것이다. 방은 반드시 깨끗하고 사적인 공간이어야 하며 조금 어두운 조명에 따뜻한 느낌을 주어야 한다. 이런 환경은 사람들이 정서적으로 안전하다는 느낌을 갖게끔 돕는 동시에 진료소처럼 보이지 않게 하는 데 목적이 있다.

해리엇은 백인 영국인으로 독신 출판 편집자인데 여기 그녀의 기사를 소개한다.

> 내 최초의 증상은 등의 통증이었지만 나는 곧 스트레스를 줄이기 위해 정기적으로 마사지를 받아야 한다는 것을 깨달았어요. 내가 신체적으로 너무 많이 긴장하고 있다고 생각한 거죠. 나는 엄청난 감정적 스트레스를 겪게 했던 오래된 관계에서 막 빠져 나왔어요.
>
> 내가 받은 첫 마사지는 아주 큰 카타르시스를 주었어요. 등의 작은 부위에서 격렬한 열감과 이완을 경험했는데, 정점에 달했을 때 눈물이 나왔죠. 지적 수준에서는 내적 혼란을 감지하지 못했지만 그 눈물이 구체적인 우울한 생각 때문이 아니라 이완체계 때문에 일어난 것이라고 느꼈어요.
>
> 마사지를 받는 초기 매 세션 동안 어마어마한 효과가 있었어요. 굉장히 기운이 났고 깊게 이완되었다고 느꼈어요. 간절히 필요로 한 세션에서 확실히 최상의 것을 얻었어요. 약 3년이 지난 지금 나는 여전히 마사지를 통해 신체적으로 스스로 접지하고(grounding) 이완하는 데 커다란 도움을 받고 있다는 것을 알지만, 솔직히 마사지대 위에서 경험이 그 전처럼 강하지는 않네요.

마사지에 대한 내 경험은 마사지가 어떻게 이상식욕항진에서 나를 회복시켜 내 자신을 위해 더 많은 심리치료를 받게끔 했는지를 보여 준다.

1982년 가까운 친구와 나는 스웨덴식 마사지 과정을 다녔다. 그녀는 발에 문제가 있었는데, 발은 미처 제대로 자라지 못한 상태로 커다란 염증이 있었으며, 발가락은 삼각형 모양으로 찌그러져 있었다. 그녀는 때때로 발의 통증을 호소하였고 의사는 발가락을 잘라 다시 맞추는 수술을 권했다. 그때 우리는 서로 마사지를 해 주기로 결정했다. 그녀는 수술을 하지 않기로 결정했고, 당시 내가 가진 이상식욕항진과 나의 배 모양에서 내가 느낀 혐오감 때문에 나를 돕기로 하였다. 그녀가 나를 마사지했던 몇 번의 세션 후, 나는 거의 통제불능 상태로 트림을 하기 시작했다. 그녀는 자연스럽게 내 등을 두드렸다. 나는 웅크리고 싶었고, 그녀는 그렇게 하도록 내버려 두었다. 이어서 그녀는 아기 배를 어루만지는 어머니처럼 행동하였다. 나는 나 자신의 깊은 초기 장소로 되돌아가는 듯하였는데, 초기 유아 시절을 회상하는 것처럼 느껴졌다. 나는 마치 그 당시 내 어머니가 할 수 없었던 돌봄을 받는 느낌이 들었다.

이와 같은 여러 번의 세션 후에 우리는 우정의 깊이에서 벗어났음을 깨닫고, 신라이히(neo-Reichian) 치료사에게 2년 동안 치료를 받는 두 번째 단계로 들어갔다. 모든 것 가운데 이런 종류의 치료가 몸의 접촉을 통한 퇴행작업을 고무시켰다. 나는 내 인생의 첫 몇 주 동안 축적된 상당량의 고통과 기억에 대해 작업하였다.

스포츠와 치료마사지

엄청난 스포츠, 춤 혹은 격렬한 운동은 뼈, 관절, 근육, 건, 인대의 부상을 일으킨다. 어떤 문제에 구조적이거나 기계적인 원인이 분명히 있다면 구조적 · 기계적 형태의 마사지 역시 필요하다. 이런 의미에서 물리적 치료는 전통적인 물리요법과 유사하다. 사실 물리치료사들은 애초에 마시지사들이었다. 의학기술과 장비가 일반화됨에 따라 마사지는 그 중요성을 상실해 갔고, 많은 물리치료사들은 마사지와 바디워크의 여러 형태에 관해 더 많이 배우게 되었다.

또한 스포츠마사지는 신체적 잠재력을 신장시키려는 운동선수 훈련 프로그램의 한 부분으로 사용된다. 멜 캐쉬(Mel Cash)는 "일부 운동선수들은 훈련의 질과 양이 향상되기를 기대하면서 스테로이드 복용을 시도할 수 있다. 그러나 마시지는 운동선수들이 안전하고 합법적으로 이를 성취하게 돕는다."고 말한다.[3)]

스포츠마사지는 관절과 근육에 깊게 스며드는 '접촉기술(touch techniques)'을 갖춘 것으로 해부학에 기초하고 있다. 마사지는 흔들고 진동시키는 것과 같은, 앞서 이미 언급한 스웨덴식 마사지의 가볍게 두드리기(Swedish strokes)에 기초한다. 이 마사지의 시술사는 신체적 한계를 지나치게 확장해서 생기는 스포츠 부상에 대한 광범위한 지식을 갖고 있어야 한다. 운동경기 전에 이루어지는 마사지는 선수들의 몸과 조직이 곧 시작될 경기에 대한 스트레스에 대비하도록 도울 수 있다. 일반적으로 스포츠인들이 필요로 하는 준비운동과 마무리운동은 특별한 근육에 초점을 둔 마사지를 통해 강화될 수 있다.

접질림이나 삠과 같은 급성부상들은 운동선수들이 흔히 경험하는 것이다. 근육이나 건의 접질림은 섬유조직이 상하거나 손상되었을 때 오는 것으로 출혈과 부종을 동반한다. 그 부상이 표피 부근에서 일어난 것이라면 고통이나 기능장애는 물론 열과 붉은 기운이 나타날 수 있다. 삐는 현상은 관절을 지지하는 인대 조직의 일부 혹은 전부가 상하는 것으로 관절이 평소보다 강한 압력을 받을 때 생긴다. 이때 상당한 고통과 기능장애가 수반되며 상당량의 부종과 타박상이 생길 수 있다. 이 경우 시술사는 휴식(혈액순환을 느리게 함으로써 부종을 감소시키는 데 도움을 준다)과 얼음찜질, 단단한 패드로 부상 부위를 압박하기 그리고 가능한 그 부위를 들어올릴 것을 조언한다. 이는 부종을 감소시키는 데 도움을 준다. 시술사는 부상 부위를 직접 마사지 하지 않고 임파액의 분비를 개선하는 데 도움을 줄 수 있는 신체의 다른 부위를 마사지 한다. 그러므로 서로 다른 종류의 골절이나 건, 탈골된 관절, 근육과 인대 부상에 따른 염증 등과 같은 만성적인 손상들에 대한 지식이 필수적으로 요구된다.

현재 나의 마사지사는 치료마사지를 하고 있다. 그녀가 사용하는 기술은 근육에너지 마사지(muscle energy massage)로, 특히 관절통과 근육통이 있는 내게 유익하다. 이 기술은 고객이 시술사가 가하는 뚜렷한 힘에 대항하여 특정 방향으로 자신의 근육을 통세된 위치에서 적극적으로 사용하는 손동작이다. 나는 이 마사지를 받음으로써 고통이 즉시 사라지는 경험을 하였다. 이 기술들은 등척성(isometric)과 등장성(isotonic)*)으로 약화된 근육을 강화하고 긴장된 근육들과 근막을 펴 주며, 그 부위의 혈액순환을 개선하고 움직임이 제한된 관절들을 움직이는 데 도움을 준다.

*) 등장성운동은 역도 혹은 체육관이나 스포츠클럽에서 현재 유행하고 있는, 여러 가지 저항기구를 이용하는 것과 같은 관절과 근육의 움직임을 포함한다. 등척성운동은 움직임이 전혀 없거나 거의 없다. 근육에너지기법(muscle energy technique)처럼 반대의 힘에 대항해서 근육은 수축만 한다.

등의 근육경직이나 강한 충격에 의한 경직된 목과 같이 외상에서 발생한 근육경직을 풀어 주는 데 쓰는 다른 기술을 '접질림-역접질림(strain-counterstrain)' 이라고 부른다. 스트레칭을 하려고 하면 긴장과 통증이 심해지므로 편안하게 느낄 때까지 근육을 수축 방향으로 부드럽게 더 움직임으로써 근육은 짧아진다. 고객은 어떤 노력도 하지 않고 시술사가 적합한 신체 부위를 움직이도록 허용한다. 이 자세를 1분 남짓 유지하는데, 그동안 긴장을 조절하는 근육의 신경들은 고요해지고 경련은 멈춘다. 이때 근육을 매우 조심스럽게 천천히 또 수동적으로 이전의 제한 범위를 넘어서서 스트레칭 한다. 이 새로운 자세를 1분 동안 유지하여 조직과 신경계가 적응할 수 있게 한다. 이는 시술사가 관련된 근육들의 성질을 이해할 필요가 있기 때문에 깊은 기술과 지식을 필요로 한다.

인도식 머리 마사지

인도식 머리 마사지는 천 년 넘게 인도대륙 전역에서 대중적인 것이었고, 주로 여성들에 의해 실시되었다. 여기에는 머리 표피, 얼굴(귀를 포함), 목, 어깨, 등의 위쪽과 팔 위쪽의 마사지를 포함한다. 작업은 매우 철저하고 정밀하다. 엄지손가락과 손가락 끝, 발, 손의 뒷부분, 손 전체 등을 이용하는데, 매우 다양하고 많은 기술이 사용된다. 시술사는 근육과 뼈 위를 쓸어내고(sweeping), 잡아당기고, 밀고 압착하고, 굴리는 동작이 있는 일련의 순서에 따른다.

'다림질(ironing down)' 은 어깨와 팔에 사용되는 완만하지만 확고한 타법이다. '가볍게 두드리기(ruffling)'는 머리 전체를 매우 가볍게 '샴푸'하는 동작이다. '가볍게 마구 두드리기(tapping and hacking)'는 머리 전체에 리드미컬하게 시행한다. 부드러운 압점(gentle pressure points)은 얼굴에 실시한다. 이런 기술들은 때로는 부드럽고 때로는 매우 격렬하다. 순서의 처음은 자극적이지만 이완과 치유를 가져온다. 치유 국면은 정수리에 있는 차크라(chakras)와 (이마 중간의) 제3의 눈, 목구멍('8. 초물리적 치료' 참조)에서 이루어지는 작업을 포함한다. 때로 모근에 영양을 주기 위하여 특별한 오일을 사용하는데, 머릿결을 개선하거나 심지어 탈모를 줄이는 데 도움을 준다.

이런 형태의 마사지는 두피순환을 자극함으로써 두피를 이완하고 피하근육을 강화하여 눈의 피로와 두통을 해소하고 집중력을 강화한다. 또한 목과 어깨 조직을 늘리고 활성화하기 때문에 근육긴장 해소와 관절의 움직임을 도울 수 있다. 특히 직장에서 컴퓨터를 사용하는 사람에게 도움을 줄 수 있다. 이 처치를 받기 위해서는 옷을 벗을 필요가 없다.

인도식 머리 마사지를 받은 것은 내게 잊혀지지 않는 경험이었다. 머리, 목, 어깨의 모든 곳을 섬세하게 마사지를 받아 아주 기분이 좋았으며 정신적으로도 안정되었다. 또한 접촉의 세밀함과 철저함이 나를 감동시켰다.

이런 마사지는 인도 여인들이 수세기 동안 해 왔던 것처럼 남녀가 서로에게 해 주기 위해 배울 수 있다.

유아마사지

유아마사지는 어떤 문화에서는 오랜 전통을 가지고 있다. 비말라 슈나이더 맥루어(Vimala Schnieder McLure)라는 한 여인이 미국에서 국제유아마사지연합(International Association of Infant Massage: IAIM)을 설립하기 전까지 유아마사지는 서구에서 널리 실시되고 있지 않았다. 비말라는 1970년대에 인도에서 일했을 때 그곳에서 유아마사지를 배웠다. 그녀는 빈곤에 찌든 엄마들조차도 하루 일과의 일부로 자기 아기들을 마사지 하는 것을 관찰하였다. 고향으로 돌아와서 자신의 아이를 갖게 된 비말라는, 특히 아이들을 위한 일련의 마사지를 개발하였다. 인도에서 관찰한 가볍게 두드리기를 기본으로 스웨덴식 마사지, 반사학 및 요가의 요소를 덧붙였다.

IAIM의 영국집회는 1997년 7월에 설립되었다. 유아마사지를 촉진하고 가르침으로써 이것이 세계 부모들의 전통이 되어, 미래 세대들이 동료에 대해 더 많은 자비와 책임을 표현하도록 돕는 것이 이 집회의 비전이다.

유아마사지의 효과는 다음 네 가지로 표현할 수 있다.

- 유대감: 애착과 상호관계
- 이완: 부모와 아기 모두를 위해. 아기의 수면패턴 개선
- 자극: 아기의 호흡계, 면역계, 소화계, 순환계, 배설계를 자극
- 제거: 복통, 위장의 가스, 변비, 점액의 제거

아로마치료

대다수의 마사지 전문가들은 지속적으로 아로마치료(Aromatherapy)를 공부한다. 깊은 이완을 주는 마사지와 함께 에센스 오일을 사용하면 치료의 전반적인 효과가 향상된다. 에센스 오일을 기본 오일이나 매개 오일에 첨가하면 피부를 통해 일어나는 혈류와 조직으로 침투되는 것을 촉진한다. 코에 있는 후각신경 말단이 신경화학적 메시지를 받아들여 뇌의 변연계로 전달한다. 여기에서 이들은 우리의 정서와 기분에 빠르게 영향을 준다. 신체의 화학적 변화에는 신체의 자연적인 진통제인 엔케팔린과 엔도르핀의 분비를 포함한다.

여기에서 나는 에센스 오일을 마사지에 사용하는 것에 더 직접적인 초점을 두겠다. 그러나 이런 오일들은 목욕 시, 스팀 흡입, 오일 버너에도 사용할 수 있다. 아로마치료를 일반적으로 사용하는 것과 임상적으로, 즉 특별한 증상의 완화를 위해 사용하는 것에는 큰 차이가 있다. 상태가 심각하면 임상 아로마 치료사를 찾아갈 필요가 있다. 보통의 이완이 필요한 경우에는 일반적으로 스스로 해보는 것도 좋다. 그러기에 앞서 우선 각 오일의 서로 다른 치유의 성질을 공부할 필요가 있다.

에센스 오일을 사용하는 경우 오일을 서늘하고 어두운 장소, 어린이의 손이 닿지 않게 어두운 유리병에 안전하게 보관하는 것에 주의할 필요가 있다. 치료 효과를 보기 위해서는 양질의 오일을 사는 것이 가장 중요한데, 이는 당신이 지불한 비용에 반영될 것이다. 오일을 조심스럽게 사용하면 여성들의 광범위한 건강상태에 상당한 효과를 볼 수 있다.

아로마치료는 식물에서 추출한 오일을 사용한다. 마사지에서는 소량(한 방울 혹은 몇 방울)을 기본 오일이나 매개 오일에 첨가한다. 아몬드, 아보카도, 밀싹, 포도씨, 참깨와 같은 매개 오일은 윤기를 주는 동시에 에센스 오일을 희석시킨다. 보통 에센스 오일 3~6방울을 매개 오일 10ml(약 2~3%)에 첨가한다. 보관용으로 많이 만들 경우 종종 10%의 밀싹 오일을 자연보존제로 첨가한다.

아로마 오일 사용의 기원은 적어도 미라를 만들고 공기를 정화하기 위해 고대 이집트인들이 사용했던 시기까지 거슬러 올라간다. 그리스인들 역시 아로마치료를 사용하였다. 기원전 4세기에 히포크라테스는 "건강해지는 길은 매일 아로마 목욕을 하고 향기가 나는 마사지를 하는 것이다."라고 말하였다. 오늘날의 화학자들에 따르면 이런 오일들은 항박테리아, 항바이러스 속성을 지니고 있다. 이들은 또한 항균, 진통, 거담, 이뇨, 항우울, 항경련의 효과가 있으며, 소화와 순환을 돕는다.

현대 아로마치료는 르네 모리스 가트포세(Rene Maurice Gattefossé)라 부르는 프랑스 화학자의 연구에서 시작되었다고 전해지는데, 그는 또 아로마치료라는 말을 사용하기도 하였다. 그는 가족이 경영하는 향수공장에서 손을 데었는데, 라벤다 오일 용기에 손을 집어넣었다. 몇 시간 만에 그의 손은 상처나 감염 없이 치유되었다. 그는 계속해서 피부병학에서 에센스 오일의 사용을 개발하였다.

오늘날에는 약 300개의 에센스 오일이 사용되며 꽃, 뿌리, 열매, 씨앗, 껍질, 가지, 잎과 같은 식물의 많은 부위에서 추출된다. 오일을 추출하기 위해서는 다양한 과정이 있는데, 그중 하나가

스팀이나 증류다. 여기에서 스팀이나 끓는 물을 식물 재료에 통과시키면 오일이 생긴다. 그런 다음 이 혼합물을 서늘한 공간에 통과시켜 물과 오일을 모은다. 오일은 추출해 내고 물은 화수(花水)로 팔거나 재생한다.

캐롤은 두 아이를 가진 40대 엄마다. 여기에 아로마치료에 대한 그녀의 이야기를 적어 본다. 이는 비전통적인 치료를 받을 때 일반의의 지지를 받는 것이 얼마나 가치 있고 중요한지를 잘 나타내고 있다. 또한 적절한 의사소통기술이 보완치료사에게 얼마나 중요한지도 보여 준다.

> 나는 두 번째 나타난 심한 임상적 우울 발작으로 2년째 고생을 하고 있었어요. 이전에 항우울제를 처방받았는데, 그 약의 부작용을 견디기 어려웠죠. 그래서 이번에는 만족스럽게 매듭짓기 위해 대체방법을 열심히 찾고 있었어요.
>
> 그 당시 나의 의사는 가까이 하기 아주 쉬웠고 개방된 마음을 갖고 있었습니다. 우리는 그녀의 감독 아래 항우울제 처방 대신에 정기적인 아로마치료를 받기로 결정했어요. 우울한 상태에서는 자살하고 싶은 마음이 생기기 때문에 의사가 사태를 살펴볼 수 있도록 치료 기간 동안 일주일에 한 번씩 방문하기로 합의했고요.
>
> 의사를 찾아간다는 사실이 내 건강을 위해 쓸데없는 위험을 감수하지 않는다는 느낌을 주었어요. 이런 안전망을 치는 것은 내게 중요했죠. 의사의 지지가 없었다면 나는 아마 아로마치료를 받지 않았을 거예요.
>
> 아로마 치료사와 나는 그날 내가 어떤 기분인지에 따라 각 회기를

위한 에센스 오일을 선택했어요. 우리는 15회기에 걸쳐 전단, 유향, 그레이프푸르트, 베르가모트 향유, 로즈마리, 마록풀, 등화유의 다양한 혼합물을 사용했어요.

에센스 오일의 적절한 선정은 물론 내가 어떤 기분인지를 경청할 준비가 되어 있으며, 공감을 잘해 주는 치료사의 치료를 받는 것은 실로 극진한 보살핌을 받는 느낌이었어요. 마사지 후에 나는 말을 하고 싶었고, 경청할 수 있는 훌륭한 상담기법을 가진 치료사를 갖는 것이 바로 내게 필요한 것이었죠.

각 치료 후에 필요한 만큼 휴식을 취하는 것은 내 신체에 치유의 기회를 주었어요. 첫 치료의 기억은 내가 아주 지치고 연약했기 때문에 만져지는 것을 거의 참을 수 없었다는 것입니다. 그런데 15회기쯤 되니 매달 치료를 받을 만큼 건강해졌어요.

오일은 약국, 선물가게, 시장 좌판에서도 살 수 있지만 오일의 질은 상당히 다양하다. 어떤 것은 잘못 사용하면 매우 독성이 강할 수 있다. 나는 단지 몇 가지 오일의 성질만 선택한다. 효과적으로 사용할 수 있으려면 그 속성에 대한 상세한 목록이 필요할 것이다.[4] 만일 당신이 심각한 의료상태에 있거나 복잡한 건강문제를 안고 있다면 전문적인 아로마 치료사의 조언을 구하고 의사의 지지를 받는 것이 더 좋다.

몇몇 오일들을 다음과 같이 묶을 수 있다(기본 오일 10ml에 2~6방울 사용).

- 이완하거나 진정 효과가 있는 것으로는 라벤더, 카모마일, 전단, 마조람이 있다. 라벤더는 화상, 두통, 불면과 공황발작

에 좋다. 물에 타지 않고 사용할 수 있는 몇 가지 오일 중 하나다(1~2 방울). 불면에는 로마 카모마일을 첨가하는데, 이는 습진과 건조한 피부에도 좋다. 독일 카모마일은 염증에 탁월하다. 불면에는 마조람을 라벤더에 섞어서 사용한다. 이는 항경련 효과가 있으며, 과민성 대장증후군이나 신경질적인 기침처럼 소화기나 호흡기 경련에 사용된다. 지속적이고 과민한 기침에는 전단을 쓴다.

- 자극을 위해서는 차나무, 곱향나무, 로즈마리를 쓴다. 로즈마리는 집중을 도우며 마사지나 목욕 시에는 에너지를 주고 근육통을 완화시킨다. 차나무는 감기, 유행성 감기, 감염에 좋다. 또한 강한 항균제로 육상선수의 발을 편하게 하는 데도 사용한다. 곱향나무는 이뇨성분으로 유명하며, 방광염에도 탁월하다.
- 조절과 균형을 잡기 위해서는 제라늄, 로즈우드, 유향이 있다. 제라늄은 지나치게 건조하거나 지나치게 지성인 피부의 균형을 잡는 데 도움을 주며, PMT*)와 불규칙한 생리에도 도움이 된다. 로즈우드는 면역력이 떨어지거나 만성피로를 겪는 모든 이에게 훌륭한 선택이다. 유향은 명상적 성분을 갖고 있으며 임신선과 건조한 피부에 사용된다.

*) PMT(월경 전 긴장증세, Prementrual Tension)는 월경 전에 생기는 여러 가지 생리적 변화와 정신적 행위 등의 변화를 말한다.–역자주

임신과 분만

임신과 분만 중에 아로마치료는 엄청난 효과를 주는데, 이완을 도와주고 분만에 더 잘 대처할 수 있게 하며, 아기와 유대감을 가질 수 있도록 돕는다. 이 시기에 에센스 오일을 사용하려면 신체에서 일어나는 변화를 잘 고려해야 한다. 사용하기에 적합하지 않은 다양한 오일이 있으므로 반드시 전문적인 조언을 구해야 한다.[5)]

에센스 아로마치료 오일을 반드시 사용하지 않는 일반적인 임신 마사지는 매우 가치 있다. 이는 입덧, 피로, 요통, 경련, 불안, 체액의 정체를 완화시킬 수 있으며, 신체의 활력을 유지하고 강화할 수도 있다. 또 당신 스스로를 돌볼 수 있는 시간을 주어 분만을 준비하는 데 도움을 주며, 이완을 돕고 긍정적인 태도를 갖도록 돕는다.

스테판 펄더(Stephen Fulder)는 옥스퍼드에 있는 존 래드클리프 병원에서 6개월간 예비연구를 실시했는데, 여기에서 585명의 여성들이 분만 중에 에센스 오일을 임상적으로 사용하였다. 라벤더는 불안과 통증에, 페퍼민트는 메스꺼움과 구토에, 셀비어와 쑥은 수축을 위해 사용하였다. "프로그램은 대성공을 거두었는데, 어머니들은 높은 만족과 위안을 보고하였다."[6)]

내가 이 글을 쓰고 있을 당시 이용 가능한 모든 바디워크치료 중 반사학과 함께 아로마치료는 대중의 상상을 사로잡았으며, 1차 치료와 병원치료 모두에서 매우 존중할 만한 것으로 의료진들에게 수용되었으며, 많은 간호사는 개인적인 관심으로 이 치료를 훈련받고 있다.

주의사항 전문 아로마 치료사들은 일반 대중이 안전하지 않게 에센스 오일을 사용하는 것에 대해 심각한 우려를 표시한다. 인기 때문에 에센스 오일에 대해 상업적 관심을 기울이는 것은 모호한 성질의 오일이 시판되는 것과 직결된다. 오일들은 상점이나 시장에서 종종 서늘하고 어두운 장소에 보관되지 않고 제대로 된 상표도 없으며, 정확한 계량을 위해서 반드시 필요한 적당한 점적기병(dropper bottle)에 넣어 팔지 않을 수도 있다.

라벤더와 차나무 외에는 희석되지 않은 오일을 피부에 직접 사용하지 말아야 한다. 모든 피부감염, 최근의 상처나 염증에도 사용해서는 안 된다. 고혈압, 천식, 간질 혹은 민감성 피부로 고생하고 있다면 오일을 선택할 때 특히 주의해야 한다. 임신을 원하거나 아이들에게 오일을 사용하고 싶다면 더 많은 조언을 구하라. 예를 들어 베르가모트 향유와 같은 오일들은 광선에 민감하기 때문에 햇볕에 직접 나가기 전에 사용해서는 안 된다.

기본 혹은 매개 오일을 선택할 때는 기본적으로 견과류나 밀이 있는지를 참고하여 이 중 어떤 것에 알레르기가 있으면 사용하지 말아야 한다.

유칼립투스와 페퍼민트 같은 오일은 동종요법 치료의 효과를 상쇄시킬 수 있으므로 동종요법을 받고 있는 경우에는 피하는 것이 현명하다. 의견이 다양하기 때문에 당신의 동종요법사에게 자문을 구해야 한다.

이 밖에도 감염성 질병, 심한 정맥혈전증, 염증이 있는지 혹은 수술 직후인지에 주의해야 한다.

스스로 해보기

당신은 쉽게 마사지 할 수 있다. 다른 사람에게서 마사지를 받는 것만큼 즐겁지는 않겠지만 스스로 긴장을 푸는 데 도움이 될 수 있다. 하루를 시작하기 전에 스스로를 충전하거나 저녁에 긴장을 풀기 위해 부드러운 두드리기를 할 수 있다. 또한 손이나 발을 마사지 할 수 있다. 나는 종종 텔레비전을 볼 때 발 마사지를 한다. 당신은 편안해질 필요가 있다. 옷 위로 마사지를 할 수도 있고, 오일을 사용하면서 맨살에 직접 할 수도 있다. 피부에 바른 바디로션이 너무 빨리 흡수되어 사라져 버리기는 해도 맨살에 직접 할 경우에 바디로션을 사용하는 것도 괜찮다. 다음에 적혀 있는 것은 어깨를 마사지 하는 간단한 순서다. 이는 이완을 도울 것이며, 두통을 예방할 수 있다. 이 역시 옷 위로 또는 맨살에 직접 할 수 있다.

① 오른손으로 목 뒤의 두개골 밑부분부터 목의 옆면을 따라 왼쪽 어깨를 지나 팔과 손까지 아래로 쓸어내린다. 이를 몇 번 반복하고, 반대쪽도 같은 방법으로 한다.
② 오른손으로 왼쪽 어깨가 시작되는 가장 위쪽의 살부터 쥐고 풀고를 반복하며 주무른다. 손가락으로 근육이 긴장되어 있는 부분을 깊게 눌러 줄 수도 있다. 왼손으로 반대쪽 어깨도 반복한다.
③ 오른손으로 주먹을 쥐고 왼쪽 어깨를 두드린다. 손목은 유연하게 유지한다. 왼손으로 반대쪽도 해 준다.
④ ①번부터 반복한다.

또한 다음과 같은 방법으로 긴장성 두통을 덜 수도 있다.

① 매개 오일로 라벤더 오일을 관자놀이와 앞이마에 몇 방울 떨어뜨리고 마사지한다.

② 엄지손가락과 나머지 손가락의 둥근 부분을 사용하여 한쪽 귀에서 반대쪽 귀까지 두개골의 밑부분을 따라 눌러 준다. 양쪽의 오목한 곳을 눌러 주고 돌려 준다. 아픈 곳이 있다면 그 주변에서 시작하여 부드럽게 아픈 곳까지 마사지 한다. 아픈 곳이 풀리고 편안해질 때까지 계속 마사지 한다.

※주의 두통의 원인은 심리적인 분노, 독성, 일반적인 긴장과 스트레스뿐 아니라 혈액의 불규칙한 흐름 등 복합적일 수 있다. 만약 지속적인 두통에 시달린다면 전문가의 도움을 받는 것이 좋다.

6. 수기요법과 자세교육

수기요법(Manipulation Therapies)은 그 치료기술들이 다른 치료방법들과 중복되고 그 효과도 광범위하지만 주로 척추와 관련된 치료다. 가장 잘 확립된 치료방법들인 정골요법과 카이로프랙틱은 골격에 초점을 맞추고 있다. 바웬(Bowen)기법과 롤핑(Rolfing), 자세통합과 헬러워크(Hellerwork)는 근막구조(筋膜構造)에 초점을 둔다. 근막은 몸 전체에서 발견할 수 있는 결합조직으로 근육, 장기조직, 신경조직, 혈관, 세포 들을 덮고 있다. 근육근막은 근육과 장기의 외형을 덮고 있는 막으로 근육과 장기를 서로 받치거나 분리하기도 한다.

대부분의 사람은 등이나 목의 통증 때문에 정골요법사나 카이로프랙틱 치료사를 찾는다. 이는 다른 치료를 만나거나 생활방식에 변화를 주는 방법이 될 수 있다. 사람들은 종종 표준화된 물리치료가 충분히 도움을 줄 수 없을 때 이런 치료방법들로 바꾼다.

골격수기요법은 일반적인 접촉치료보다 더 격렬해서 실수로 말미암아 상태가 더 악화될 수 있기 때문에 치료사들에게 갈 때는 주의가 필요하다.

나는 골격치료의 뼈 중심적인 특징을 강조했지만 앞서 말한 것처럼 골격치료는 때때로 치료받는 사람들에게 심리적 · 에너지적인 방법으로 영향을 준다.

정골요법

정골요법(Osteopathy)의 창시자는 19세기 미국 중서부의 앤드류 테일러 스틸(Andrew Taylor Still) 박사다. 스틸 박사는 의학박사로 치유사면서 목사였다. 그는 세 명의 자녀들이 뇌막염으로 죽자 질병치료의 힘은 신체 자체에 있다는 히포크라테스식 생각으로 돌아섰다. 또한 그는 신체공학을 공부하였는데, 몸의 기능이 원활하게 되기 위해서는 각 부분이 좀 더 자유롭게 움직일 수 있어야 한다고 믿었다. 그는 질병의 대부분은 잘못된 방식으로 정렬된 근육과 뼈의 긴장 때문에 발생하며, 이러한 잘못된 몸의 정렬은 만성적인 나쁜 자세와 신체적 상해, 정서적인 스트레스의 결과라고 확신하였다. 결국 골격구조를 잘 조정하면 내적인 구조 역시 더 잘 기능한다는 것이다.

정골요법은 몸의 구조를 균형 있게 하는 수기요법체계로 그 기본 이론은 구조가 기능을 결정한다는 것이다. 이러한 정골요법은 뼈들이 서로 연결되어 있는 방식을 바꾼다. 즉, 관절 사이의 장애에서 자유로울 수 있도록 하고 안녕감을 향상시키는 것이다. 이처럼 정골요법은 몸 전체의 골격구조에 직접 작용한다.

효 과 정골요법은 다음과 같은 증상에 특히 좋다.

- 급성 혹은 만성적인 요통과 목의 통증
- 모든 근육과 관절의 통증
- 스포츠 상해나 다른 상해들
- 관절염과 류머티즘
- 두통
- 소화기관의 문제들
- 월경 전 증후군

정골요법사는 환자가 서고, 앉고, 눕는 움직임의 범위들을 주의 깊게 관찰하고 손을 대는 등의 다양한 치료기술들을 사용한다. 여기에는 연골조직을 당겨 주거나 관절운동, 즉 율동적이고 부드럽지만 때로는 빠른 속도로 밀어 주는 기법들(주로 '우두둑' 소리가 나거나 '딸깍' 하는 소리가 난다)이 포함된다. 이 모는 방법은 관절의 운동범위와 운동성을 향상시킨다. 만약 척추 일부를 소리가 날 정도로 누르는 것이 싫다면 두개정골요법이나 두개천골요법, 제로밸런싱(Zero balancing), 또는 맥티머니 카이로프랙틱(Mctimoney chiropractic)이 더 좋을 수도 있다.

치료는 보통 속옷만 입은 채로 하는데, 대개 30~60분 동안 이루어진다. 첫 회기 때에는 앞으로 받게 될 치료의 진행에 대한 설명으로 좀 더 시간이 걸릴 수도 있다. 통증완화나 운동력을 요구하는 모든 것이 회기에 포함되지만, 대개 6회기나 그 이상의 치료 기간이 필요하다. 다른 치료들도 그렇겠지만 만약 허리가 약하거나 관절에 문제가 있어서 한 달에 한 번 정도 정골요법사를 찾는다면, 건강한 상태를 유지하고 병을 예방하기 위해서 매우 소중한 일을 하는 것이다.

주의사항 훌륭한 정골요법사를 찾아가는 것이 중요하다. 제대로 된 치료는 통증을 기적같이 완화시키지만 잘못된 치료는 상태를 악화시킬 수 있다. 정골요법은 골다공증이나 관절에 염증이 있는 경우에는 권하지 않는다.

다음은 해리엇의 사례인데, 그녀의 경험은 앞서 전일마사지에 관한 부분에서도 인용되었다. 그녀가 이용한 정골요법의 경험은 다음과 같다.

근육보다는 뼈와 더 관련 있다고 느꼈던 문제 때문에 마사지사의 추천으로 정골요법을 받게 되었어요. 나는 치료에 대해서 매우 긍정적인 반응들을 많이 보였고, 훌륭한 치료사도 만났지요. 그녀는 때로는 부드럽게, 때로는 빠른 속도로 미는 방법들을 사용했고, 나는 항상 그녀의 치료가 유용하다고 느꼈어요. 특히 빠른 속도로 미는 것이 좋았고 어떠한 통증도 없었죠.

나는 치료방법의 하나로 정골요법을 추천하지만, 이 방법에 대해서 나쁜 경험을 가지고 있는 사람들이 있기 때문에 말하는 게 조심스럽습니다. 사실 여성인 나는 여성이 하는 치료를 더 좋아합니다(마사지도 마찬가지죠……).

규칙적인 바디워크는 내가 몸을 어떻게 움직이고 앉고 물건을 드는가에 대해서 좀 더 주의 깊게 생각할 수 있도록 가르쳐 주었어요.

또한 휴식과 좋은 식생활, 규칙적인 운동이 필요하다는 것도 인식하게 되었어요.

두개정골요법

내가 훌륭한 두개정골요법사의 치료를 받은 것은 행운이었다. 이 두개정골요법(Cranial Osteopathy)은 요통과 목의 통증, 두통, 소화기관의 문제들 그리고 임신 중에도 매우 효과적인 치료방법이라고 생각한다. 그리고 상담이나 심리치료와 결합해도 매우 유용하다고 본다.

20세기 초까지도 16개의 뼈로 이루어진 두개골은 고정되어 있어 손으로 누르거나 늘릴 수 없다고 믿었다. 그러나 정골요법사인 윌리암 가너 서더랜드(William Garner Sutherland)는 관절처럼 아주 부드럽게 다루면 균형을 다시 회복할 수 있는 두개골의 봉합선에서 아주 미세한 운동들이 일어나고 있음을 발견하였다. 또한 그는 두개골에서 탐지할 수 있는 리듬도 발견하였다.

우리의 뇌척수액(척수와 뇌의 신경세포를 감싸고 있는 액체)의 파동이 계속 울리게 하는 진동이 있다. 건강한 성인의 경우 1분에 10~14회까지 진동한다. 그런데 아프거나 어떤 문제가 있을 때는 이런 최적의 수준까지 도달하지 못한다. 이때 두개골과 천골을 아주 부드럽게 손으로 누르거나 늘리면 이 진동을 교정할 수 있다. 정골요법사는 접촉감각을 사용하여 두개골뿐 아니라 전신에 걸쳐 이런 신경세포들의 운동력과 수액 흐름의 장애를 진단하고 개선시킨다.

효 과 두개정골요법은 다음과 같은 증상에 도움이 된다.

- 목뼈 골절이나 치과 문제 때문에 생기는 두부 손상으로 말미암은 후유증이나 부비동염과 편두통을 포함한 다양한 두통
- 순환기의 문제들
- 고혈압
- 위궤양
- 균형감각의 장애들
- 호흡기의 문제들

어린이들을 위한 치료 효과 두개정골요법은 그 부드러움 때문에 어린이에게 매우 좋으며 다양한 상태를 치료할 수 있다. 몇 가지 사항만 열거해 보면 다음과 같다.

- 자세 문제
- 소리나는 무릎 관절
- 밀착된 귀(glue ear)
- 수면장애
- 머리를 흔드는 것과 같은 과도한 공격성 행동장애
- 어깨 긴장, 두통, 위통과 같이 학교의 높은 기대와 연관되어 있는 스트레스 문제
- 자폐증 어린이를 포함하여 학습장애를 갖고 있는 어린이들. 이 경우 증상 해결에서 뚜렷한 개선이 없는 것까지 치료 효과는 다양하게 나타날 수 있다.

임신 중과 출산 직후의 정골요법과 두개정골요법의 효과 특별히 두개정골요법을 훈련받은 정골요법사들은 임신 중인 여성과 아기들, 아동들을 치료하는 데 전문적이다. 임신 중인 여성들은 골반의 천장관절(sacraloiliac joint) 문제와 피로, 아침시간에 일어나는 구토 등과 같은 증상들을 해소하는 데 도움을 받을 수 있다.

태아의 위치가 좋지 않을 때도 정골요법이 효과가 있는데, 예를 들면 정골요법과 두개정골요법을 통해 엄마의 골반신경 뿌리의 압박을 덜어 주고 태아가 움직일 수 있는 공간을 더 많이 만들어 줄 수 있다. 골반의 임파선 흐름에 대한 작업은 정맥류 이상 확장이나 과다출혈과 같이 임신 중에 흔히 발생하는 문제들을 예방하는 데 도움이 된다. 또한 정골요법사는 정서적으로 산모를 도울 수 있다. 때때로 산모들은 임신에 대해 저항하기도 하는데, 치료를 통해 태아가 존재하고 있다는 경험을 산모의 마음속에 통합할 수 있도록 도움을 줄 수 있다.

특별히 출생과정에 어려움이 있었다면 산모와 신생아를 출생의 고통에서 회복시킬 수 있다. 엄마와 아기가 쇼크상태에 있을 때 두개정골요법사는 엄마와 아이를 함께 치료할 수 있다. 아이가 치료를 받는 동안 엄마에게 에너지 이동이 생기는 것처럼 엄마와 아이 사이의 유대관계 향상에도 도움이 된다. 만약 아이가 어떤 특별한 치료과정에 있다면 엄마는 아이를 잃을지 모른다는 두려움 때문에 이 유대과정을 제어할 수 있다. 엄마가 이런 두려움에서 벗어난다면 아이 역시 이완할 수 있어 엄마와 아이 간에 비로소 유대가 형성된다.

뒤틀리거나 찌그러진 머리, 결장과 같이 신생아에게 신체적

장애가 있다면 두개정골요법사가 치료할 수 있다.

나는 개인적으로 신생아들이 두개정골요법을 받는 과정을 보는 걸 좋아하는데, 이 과정이 아이들의 인생에 훌륭한 출발을 선사한다고 믿는다. 즉, 아이들의 뇌와 전반적인 기능들이 균형상태에서 시작할 수 있게 도와준다.

30대 중반의 미혼 여성인 리디아는 경영컨설턴트인데, 목과 어깨, 등 위쪽의 긴장 때문에 치료를 받으러 갔다. 다음은 그녀의 이야기다.

내가 두개정골요법사에게 처음 갔을 때 완전히 속은 기분이었어요. 치료사는 내가 얘기한 부분과는 전혀 상관없는 곳에 손가락을 댔고, 그것도 아주 오랫동안 계속했죠. 정말 내가 어리석었고 많은 돈을 주고 완전히 속았다는 생각이 들었어요. 그리고 이 수준이면 내가 직접 집에서 할 수 있겠다고 생각했어요. 치료사는 내 신체의 왼쪽 부분에 에너지가 저하되어 있다고 말했어요. '도대체 어떻게 그런 말을 할 수 있단 말이지? 나는 무려 40파운드나 낭비했어.' 이런 생각을 했죠.

끝나고 나서 치료사는 일어나서 걸어 보라고, 내게 어떤 느낌이 있는지 살펴보라고 말했어요. 나는 일어서서 걸었는데 순간 매우 놀라고 말았어요. 수년 동안 나를 괴롭혔던 왼쪽 어깨가 편안해지고 가벼워졌어요. 사람들이 몸이 가벼워졌다는 느낌을 말하곤 할 때마다 나는 결코 이해하지 못했죠. 그런데 내게 바로 그런 일이 일어난 겁니다. 치료에 대해 불신했던 나는 두개정골요법사가 말했던 '에너지'에 대해서 호기심이 생겼고, 그것에 매료되었어요.

이번엔 40대 초반의 아이를 혼자 키우는 어머니의 이야기를 소개해 보겠다. 그녀는 영국계 아일랜드인으로 가톨릭 신자며 노동자다.

나는 신체장애 때문에 주로 바디워크들을 받아왔어요. 생후 8주 만에 뇌막염에 걸렸죠. 살아나긴 했지만 왼쪽 팔다리가 약해졌어요. 세 살 때부터 열세 살 때까지 장애아동들을 위한 수영클럽에 다녔어요. 열여섯 번의 외과수술을 받았지만 나는 점점 더 엄마에게 의존해야만 했어요. 어른들은 내가 눈에 띌 정도로 나아졌다고 생각했기 때문에 나를 어린이 병원에서 내보냈어요.

스물다섯 살에 나와 유사한 장애를 가진 여성을 만났어요. 그때 예전에는 몰랐던 고통들의 원인을 알게 되었죠. 나의 왼쪽 다리는 오른쪽보다 더 짧았기에 발가락과 발목, 무릎, 골반 등은 항상 긴장되어 있고 피곤했어요. 뼈와 근육은 쇠약해지고, 신경계통의 장애는 더욱 예민해졌고, 왼쪽 다리는 부동의 상태였죠. 그 친구는 내게 두개정골요법사를 추천했어요.

나는 수년 동안 한 여성 치료사와 함께 작업을 해 왔어요. 초기에 약 18개월 이상을 정기치료를 받았고…… 그 후에는 그 상태를유지하기 위해 3~4개월마다 계속 치료를 받았고, 그 다음에는 내가 원할 때마다 했죠. 나는 아직도 가끔 치료를 받으러 갑니다. 이러한 치료들은 나에게 엄청난 도움이 되었어요.

나의 경우도 척추 부상 후에 다시 회복될 수 있었던 것은 두개정골요법을 포함한 정골요법을 통해서였다.

1979년 30대에 나는 롤러스케이트를 타다가 사고로 천골이 부서졌다. 롤러스케이트장에는 가족들, 10대들, 동료들, 디스코 댄서들로 가득했다. 회상해 보면 그곳은 매우 복잡했고, 어떤 사람은 다치기도 했다. 나는 한 바퀴만 더 돌고 나서 쉬려고 했다. 내 내면의 목소리가 나에게 말했던 것을 간과했다. '한 번만 더' 하려다 나는 뒤따라오던 어떤 사람에 의해 넘어졌고, 척추의 밑바닥에 충격이 가해졌다. 한 커플이 나를 부축하여 링 바깥으로 끌고 갔는데, 너무도 고통스러웠다.

나는 18개월 동안 만성적인 통증상태에 있었다. 가까운 친구를 통해서 운 좋게도 두개정골요법사에 대해 알게 되었는데, 켄트의 메이드스톤에 있는 유럽식 정골요법학교 4학년 학생이었다. 나에게는 소득이 없었으므로 저비용으로 치료를 받을 수 있다는 것이 중요했다. 첫 회기에서 나는 척추 손상을 위해서 물레나물(hypericum), 쇼크를 위해서는 아르니카(arnica) 동종요법도 받았다.

정형외과 의사의 접근과 비교해서 두개정골요법을 받는 것은 200년이나 앞선 것 같았다. 나는 바디워크에 무척 매혹되었다. 부드럽고도 조심스럽게 척추 모양을 변화시키는 정골요법 때문에 신체를 통한 모든 종류의 감각을 새롭게 느꼈다. 나도 모르는 사이에 나에게는 척추 측만(옆으로 뒤틀려 있는)이 있었고, 척추 밑바닥의 충격으로 인해 척추는 두드러지게 약해져 있었다. 평소에 내 자세가 그다지 좋지 않다는 것을 알고는 있었지만 지금은 심각한 통증 없이 장시간 지탱하는 것이 어렵다는 것을 알게 되었기 때문에 나의 자세에 많은 문제가 있다는 것을 알게 되었다. 치료를 받는 동안 신체가 치료에 대해서 얼마나 빨리 반응하는지 알게 되었고, 내 인생에서 처음으로 나의 감각적 민감함을 확인할 수 있었다. 그리고 나의 민감함을 부담이 아닌, 신이 주신 선물로 받아들이는 법을 배우게 되었다.

약 9개월 후에 운동력은 매우 향상되었다. 그러나 아직도 규칙적으로 일을 하면 허리에 많은 통증을 느낀다. 나의 정골요법사는 유럽 대학에 있는 자신의 교수를 소개해 주었다. 그 정골요법 교수는 내 허리에 대해서 강의를 해 주었는데, 교실에 있는 긴 치료용 소파에 나를 눕히고 치료했다. 그 교수가 하는 말이 너무도 기술적이고 인상적이어서 나는 이 치료의 효능에 대해 새롭게 믿기 시작했다. 내가 정골요법사를 신뢰하고 이미 치료를 받은 적이 있었는데도 그것은 병원이나 의사의 말과는 달리 새롭게 들렸다. 한 훈련학교를 소개받고 나는 이 치료에 관한 전문성과 과학성을 교육받았다. 첫 회기에서 그 교수는 내 어깨날 사이에서 아주 부드럽게 뭔가를 움직였다. 이틀이 지나서 내 등에서 어떤 움직임을 느꼈고, 새로운 단계의 치유가 시작됨을 느꼈다. 다음 회기에서는 손으로 목을 누르고 미는 작업을 하였다. 시간이 갈수록 내 머리를 조금씩 똑바로 돌릴 수 있게 교정되고 있음을 느끼게 되었다. 나는 점점 더 분명하게 그것을 알아차렸다. 이후 런던으로 돌아와서도 그 교수는 몇 번의 회기 동안 나의 정골요법을 지도감독해 주었다.

어떤 회기 때는 며칠 동안 전혀 통증을 느끼지 못했던 반면 나머지는 심각하게 우울한 기분을 느꼈다. 버스 안에서 엄청나게 흘러내리는 눈물을 참으려고 애쓰곤 했다. 나는 그것이 무엇 때문이었는지 전혀 알 수 없었다. 이 경험에 대해 정골요법사에게 이야기했을 때 그들은 별로 놀라지 않았다. 그 후 교수가 사고

후 처음으로 나의 천골을 만졌을 때 나에게 작은 '핑' 운동이 일어났다. 우울감이 천천히 나의 척추를 따라서 머리 바깥으로 빠져나가는 것을 느꼈다. 나는 그것을 믿을 수 없었다. 우울한 경험은 나의 척추에 갇혀 있던 에너지와 직접적으로 연결되어 있는 듯했다. 나는 다시 일할 수 있게 되었고, 그 후 15년 동안 가끔씩 정골요법을 지속적으로 받고 있다. 건강을 유지하고 만성적인 요통을 예방하기 위해서 정골요법을 이용하고 있고, 아직까지도 때때로 치료를 받고 있다.

두개천골요법

두개천골요법(Cranio-sacral Therapy)은 두개천골 리듬을 구속하면 건강문제가 생긴다는 전제하에 두개정골요법에서 발전되었다. 그러나 치료사들은 정골요법에 대한 훈련을 별로 필요로 하지 않는다. 두개천골요법을 위한 훈련이 별도로 요구되지 않고, 의도하지 않았던 문제들이 생길 수 있다는 점 때문에 정골요법 분야에서는 이에 대해 약간의 논쟁이 있다. 이 점은 평가하기가 어려운데, 특히 치료사들의 기술과 능력뿐 아니라 한 인간으로서 그들에게 의존할 수밖에 없다는 점에서 그렇다. 두개천골요법사는 일반적인 정골요법보다는 두개골 분야의 기술을 훈련받는 것을 더 선호한다.

두개천골요법에 대한 이런 정의는 두개정골요법에도 똑같이 적용된다. 큰 정신적 충격을 받은 경험은 신체의 신경세포 조직들에 고스란히 '남아 있게 된다.'는 이론은 대부분의 바디워크치료에 통용된다. 정신적 충격의 축적패턴은 신체의 기능을 방해하고 해가 지날수록 더 많은 문제를 일으킬 수 있다는 것이다. 정서적인 문제들도 있기 때문에 이러한 치료들은 좋은 보조수단이지만 심리치료 자체를 대신할 수는 없다.

두개정골요법과 마찬가지로 실제 치료는 대개 부드러우면서 어떠한 수기요법도 사용하지 않는다. 치료받는 사람은 옷을 입고 보통 치료대 위에 눕는다. 치료사는 매우 부드럽게 머리와 다른 부위들(예를 들면, 천골)을 만진다. 치료사는 신체의 아주 미세한 에너지나 체액의 운동패턴들에 귀를 기울인다. 신체는 자기 자신의 장애패턴을 인지하고 나서 이완하며 자신의 치유과정으로 계속 진행해 간다. 두개정골요법처럼 두개천골요법도 전적으로 자기 자신의 신체가 할 수 있는 속도에 의존한다. 그런 다음 쾌적함을 유지하고 조절상태를 유지하게 된다. 더 이완하면 할수록 더 많은 감각들을 인지할 수 있고, 긴장이 이완될수록 잠시 동안 과거의 증상들이 때때로 재발하기도 한다. 종종 자연발생적인 움직임이나 가벼운 경련이 있을 수도 있다.

이런 것들은 공격적이지 않으므로 모든 연령대의 사람에게 안전하고 적절하며, 어떠한 조건에 있든 실제적으로 도움을 줄 수 있다. 특별히 운동력이 나아지고, 침착해지며, 안녕감을 찾을 수 있다.

효 과 두개천골요법은 다음과 같은 다양한 증상에 좋은 반응을 보일 수 있다.

- 두통과 편두통
- 턱의 문제
- 호르몬의 불균형
- 위장장애
- 요통
- 불면증

• 이명(耳鳴)현상 • 관절 통증

당신은 아무것도 나빠진 것 없이 좋은 효과만을 느낄 수 있다. 왜냐하면 이런 종류의 깊은 이완은 당신에게 무의식적인 긴장에서 벗어나게 하여 긴장이 생기기 전의 잠재적인 문제들에서 실질적으로 해방될 수 있게 하기 때문이다.

주의사항 두개천골요법사들은 정골요법이나 두개정골요법사들과 똑같은 깊이와 시간의 의학적 훈련을 갖추지 않아도 되기 때문에 매우 심각한 증상들을 부적절하게 다룰 수 있다는 우려가 있다. 치료사들은 고객의 신체 자체가 문제들을 해결할 수 있는 지혜를 갖고 있고, 감성과 헌신, 친절과 인내가 치료사 기술의 가장 중요한 필요조건이라고 믿고 있다. 이것이 바로 이 치료방법의 정신이다. 그래서 이 치료법은 치료과정에 많은 초점을 맞추고 있다. 나는 치료는 의학적인 증상에 대한 설명을 최소화해야 한다는 의견을 갖고 있다. 많은 의학적인 증상이 실제로 도움을 받을 수 있을지라도 내담자의 관점에서 특별한 신체적인 향상만을 기대하게 하는 것은 조절할 필요가 있다. 이러한 관점은 좀 더 정묘하여 가벼운 접촉 모두에 해당된다.

내 관점에서 보면, 두개작업(두개정골요법 혹은 두개천골요법)과 손을 통한 치유작업 사이에는 분명 공통된 요소가 있다. 개인이 가지고 있는 정묘에너지의 리듬과 접촉한다는 점에서 가벼운 접촉 경험은 유사하다. 그러나 두개천골요법사나 두개정골요법사는 손을 통해 손 밑에 있는 조직과 근막에 대한 깊은 이해를 가지고 치료에 임해야 한다. 두개천골요법사가 어떻게 정밀하게 작업하는지에 대해서는 아직까지 알려져 있지 않지만, 그 치료 방법은 해부학과 생리학에 기초를 두고 있다. 개인적으로 내가 경험했던 치료 중에서 가장 깊은 이완치료 중의 하나가 두개천골요법이라고 생각한다.

카이로프랙틱

카이로프랙틱(Chiropractic)의 목적은 잘못된 관절들, 특히 척추를 수기요법을 사용하여 교정하는 것이다. 이 치료방법은 관절과 부드러운 연골조직들을 손으로 기술적으로 누르거나 만져서 정상적인 운동을 회복시켜 관절과 척추의 신경조직들의 긴장이 풀리도록 해 준다. 정상적으로 균형을 잡았을 때 신체는 가능한 한 많은 손상된 조직들을 복구하기 위해 자신의 치유 메커니즘을 사용한다. 척추가 비뚤어지면 신경장애나 '아탈구(亞脫臼)'가 일어날 가능성이 상당히 높다.*)

모든 수기요법과 마찬가지로 이 요법은 소염진통 처방과 함께 증상들을 숨기고, 고통받는 신경세포들을 더 좋아지게 하면서 장기요양을 요구하는 전통적인 의학적 접근과는 다르다. 이 말은 진통제가 필요하지 않다는 의미가 아니다. 이러한 진통제들은 통증을 극복하고 긴장을 풀어 주지만 그 영향은 '치료'로 간주하지 않는다.

카이로프랙틱은 1895년 아이오와의 다니엘 데이비드 팔머(Daniel David Palmer)에 의해 시작되었다. 그는 이집트인들이

*) 손가락이 욱신거리는 감각은 종종 경추의 아탈구로 인해 생긴다.

비뚤어진 척추를 교정하는 방법을 알고 있었다는 것과 히포크라테스가 광범위한 질병을 구제하기 위해 척추에 수기요법을 사용했다는 것, 또 이것이 '뼈 교정(bone setting)'의 예술이라는 것을 알았던 치유사였다. 이는 중국의학에서는 오랫동안 중요한 부분이었다. 팔머는 모든 질병은 비뚤어진 척추를 방치하였을 때 그것이 신경세포에 영향을 미치기 때문에 발생한다는 이론을 발전시켰다. 팔머가 척추를 원위치로 교정해 놓자 어떤 남성은 청력을 되찾았고, 또 어떤 사람의 심장장애는 기적적으로 치료되었다.

카이로프랙틱은 제1차 세계대전 전에 영국으로 건너왔다. 1991년 영국 의학연구협회(Britain Medical Research Council)는 카이로프랙틱이 만성적이고 심한 요통환자들에게 효과적인 치료라는 것을 입증하였다. 1994년에 소비자기준조언집단(Consumer Standards Advisory Group)은 일반의들이 요통으로 고통받는 사람들을 효과적으로 치료하기 위해 카이로프랙틱 치료사에게 도움을 의뢰한다는 내용을 소개하였다.

카이로프랙틱 치료사는 고통을 유발한 원인을 가려내기 위해 고통이 시작된 시점부터 현재까지의 이야기를 자세하게 듣는다. 잘 훈련된 카이로프랙틱 치료사의 독특한 기술에 속하는 면밀한 검사는 척추의 비정상적인 배열과 운동을 결정하였던 척추뼈의 위치와 관절운동을 감지한다. 그러면 치료사는 문제 있는 뼈에 작은 힘을 민첩하게 가한다. 때때로 손가락 관절을 꺾을 때 나는 것과 같이 작게 '딱딱' 소리가 나기도 한다. 이것은 관절액 안의 가스를 관절 안으로 집어넣을 때 나는 소리로 보통 통증은 없다.

마사지는 근육을 이완시켜서 통증을 쉽게 해소할 수 있으므로 종종 치료의 일부분이 되기도 한다. 또한 운동, 스트레칭, 자세, 인간공학, 식이요법 등이 요구되기도 한다. 치료 기간은 환자의 상태와 연령 그리고 직업과 같이 상태를 더욱 악화시킬 수 있는 요인들에 따라 매우 다양하다. 대개 2~3회의 기본적인 치료들은 즉각적인 증상 완화를 목적으로 한다. 그러고 나서 4회 이상의 치료들은 관절들이 정상적으로 기능하도록 '교육'하는 재활단계에 들어간다. 그 후 매달 한 번 정도나 3개월에 한 번 정도의 치료들은 척추가 안정을 유지할 수 있도록 돕는 유지단계다. 이것은 예방적인 치료이기도 하며, 오랜 기간 동안 지속되어 온 손상을 막는 데 도움을 준다.

무엇이 척추를 휘게 하는가 근육은 힘줄에 의해서 뼈에 붙어 있고, 이 근육이 몸을 움직이게 한다. 척추가 휘는 것은 지나친 근육의 긴장들이 척추뼈를 더 팽팽한 근육 쪽으로 당기기 때문에 발생할 수 있다. 한쪽 팔에 너무 무거운 가방을 멜 때처럼 불균형한 방식으로 움직일 때 척추는 휘게 된다. 또 무언가 들어올리거나 넘어질 때, 태어날 때, 운동하거나 단순히 나쁜 자세를 통해서도 이런 해를 입을 수 있다. 카이로프랙틱 치료사들은 앞으로 일어날 문제들을 피하는 방법들에 대해서도 조언해 줄 것이다.

효 과 카이로프랙틱은 다음과 같은 증상을 포함하여 정골요법과 동일한 문제들을 다룬다.

- 관절의 뻣뻣함
- 주로 등, 목, 어깨의 불편함
- 두통과 편두통
- 통증
- 운동으로 인한 부상
- 목뼈의 골절

• 좌골신경통 • 눌린 신경과 마비

정골요법과 카이로프랙틱의 차이점 카이로프랙틱과 정골요법은 유사하다. 이 두 치료 전문가들의 신비로움과 발전된 기술들은 매우 많다. 카이로프랙틱 치료사들은 뒤틀린 척추의 각 부분들을 원위치로 되돌리기 위해 수기요법이 필요하다고 믿는다. 반면에 정골요법사들은 뼈가 완전히 비뚤어지지 않은 약간의 뒤틀림만으로는 관절이 고착되거나 뻣뻣하게 되는 일이 거의 없다고 생각한다. 카이로프랙틱 치료사 리즈 앤드류스는 다음과 같이 기술하고 있다.

> 정골요법은 몸의 긴 지렛대들을 사용해서 뼈들을 제자리로 당기는 것이다. 카이로프랙틱 치료사들은 뼈들을 직접적으로 눌러 제자리로 집어넣는데, 이때 근육의 긴장을 막기 위해 속도를 이용한다.

이 두 전문영역은 서로 각각의 기술들을 빌려 왔다. 힐러리 듀이라는 정골요법사는 다음과 같이 말하고 있다.

> 카이로프랙틱 치료사들은 잘못 배열된 관절들을 진단하고 올바르게 밀어넣기 위해 X선을 신중하게 사용하는 경향이 있다. 이에 비해 정골요법사들은 어떤 심각한 질병과 구별하기 위해서 주로 X선을 이용한다. 이 두 전문영역의 의사들은 몸을 하나로 통합된 것으로 여기도록 훈련을 받는다. 카이로프랙틱 치료사들이 매우 구체적이고 국소적인 메커니즘에 강조점을 두는 반면, 정골요법사는 자세와 몸 전체의 메커니즘에 더 강조점을 둔다.[1)]

카이로프랙틱: 맥티머니 방법

맥티머니(McTimoney) 방법은 신체 전체에 영향을 주는 부드럽고 효과적인 치료방법이다. 이 치료기술들은 매우 부드러워서 아픈 환자들, 어린이들, 노인들에게도 사용할 수 있는 수기요법이다. 또한 스트레스 해소와 이완에 아주 효과적인 치료법이다.

1950년대 영국의 카이로프랙틱 치료사였던 존 맥티머니(John McTimoney)는 문제가 되는 부위만이 아닌 사람 전체를 치료해야 한다고 믿게 되었다. 그는 완벽하게 편안함을 주는 치료방법을 원했다. 그래서 실험을 통해 아주 부드러운 기술을 사용하면 더 나아지지는 않더라도 편안하게 만들 수 있다는 것을 발견하였다. 그는 팔머의 통찰과 기술들을 통해 배웠던 것에 기초하여 전신 카이로프랙틱 방법을 고안하였다. 또한 두개골과 흉부, 척추, 골반, 팔과 다리들이 모두 비뚤어질 수 있는 관절을 갖고 있다고 믿으면서 완전하고도 효과적인 방법으로 환자의 구조를 재정렬할 수 있음을 발견하였다. 주된 기술은 척추에 가하는 '돌리고 비틀고 반동을 주는(toggle-torque-recoil)' 기술이라고 불렀다. 신체 정렬은 정확하고 솜씨가 좋고 매우 빨라서 불편함을 느끼는 고객이 거의 없다. 맥티머니는 1972년부터 이것을 가르치기 시작했으며, 동물을 위한 카이로프랙틱 분석과 치료를 최초로 공식화한 카이로프랙틱 치료사였다.

맥티머니 카이로프랙틱은 근육과 골격의 정렬을 교정하고 자연 건강을 촉진하기 위해 신경계의 기능을 회복하는 데 목적을 둔다. 맥티머니 치료사들은 X선을 사용하지 않는다. 그러나 질병을 퇴치하고 싶으면 환자를 X선 의사에게 보내기도 한다. 이들은 가능한 한 어디서든 의사들과 협력한다.

롤 핑

바디워크 작업의 하나인 롤핑(Rolfing)은 구조적으로 신체 전체의 결합조직을 늘리고 원위치로 되돌림으로써 사람이 중력과 관련짓는 방식을 변화시키기 위한 것이다. 근막이라고 부르는 이 결합조직은 피부 바로 아래에서 내장과 근육 및 뼈 주변과 같은 더 깊은 수준에서 몸을 유지하고 있다.

정골요법과 마찬가지로 롤핑은 신체구조를 변화시킴으로써 신체기능을 강화한다. 그러나 롤핑은 뼈를 원위치로 되돌리는 것에서 끝나지 않는다는 점에서 정골요법과 다르다. 뼈는 근육과 인대, 힘줄 등과 같은 부드러운 조직들로 유지되고 있기 때문에 한 근육이 만성적으로 짧다면 그것은 균형을 잃을 정도로 뼈를 잡아당길 것이다. 이 이론에 의하면 영구적인 변화를 위해서는 각 개인의 근육과 주변 조직들을 늘려야 한다.

뉴욕 출신의 미국인 이다 롤프(Ida Rolf) 박사는 신체구조를 깊게 다루는 이 방법을 발전시켰다. 그녀는 엄마로서, 자유로운 사상가로서, 또 다른 사람을 돕겠다는 일념을 갖고 있었던 선구자로서 활동했다. 그녀는 콜롬비아 대학의 물리학과 외과대학에서 생화학 박사학위를 받았다.

롤프 박사는 사람의 신체가 가장 경제적인 방법으로 기능하려면 중력에 잘 통합되고 조직되기 위해 어떤 조건들이 만족되어야 하는가에 의문을 품었다. 롤프 박사는 이 시스템을 '구조통합(structure integration)' 이라 불렀는데, 이는 과정을 나타내는 말이다. 롤핑이란 말은 원래 별명으로, 처음에는 에살렌(Esalen, 캘리포니아 빅서에 있는 인간성장과 발달센터)에서 만들어졌고, 이것이 나중에 공식 이름이 되었다. 롤프연구소는 1973년 콜로라도주 볼더에 설립되었다.

롤핑은 고전적인 정골요법과 요가 그리고 롤프가 죽을 때까지 세상에서 발견했던 다른 많은 바디워크들의 총합에 기초를 두고 있다. 신체를 늘릴 필요가 있다는 점에서 요가 이론의 영향을 받았다. 이것은 요가를 통해서 신체의 반대쪽을 잡아당기거나 비틀면서 위치를 잡아나간다는 것을 의미한다. 롤프는 균형 잡힌 신체는 더 좋은 인간 존재를 만들어 준다고 믿었다. 그러나 롤프에게 요가는 충분하지 못했다. 왜냐하면 어떤 관절 표층의 수축은 요가 자세들에 반응할 수 없었기 때문이다.

머리, 어깨, 흉곽, 엉덩이, 무릎, 발 같은 신체의 주요 부위들은 벽돌더미와 같다. 즉, 그 구조가 정확하게 배열되어 있을수록 모든 것이 잘 된다. 그러나 우리의 신체는 물리적 손상, 나쁜 자세 혹은 정서적인 스트레스와 같은 인생의 여러 사건에 의해서 쉽게 불안정해진다. 문제되는 부분이 어디든 간에 그 부분을 과도하게 지탱하기 위해 결합조직들은 짧아지거나 굵어진다. 그 결과 일어나는 잘못된 정렬, 뒤틀림, 비뚤어짐은 어린아이 시절에 시작되어 보통 오랫동안 잊혀진다. 예를 들면, 당신은 겸자분만(a forceps delivery)과 같은 어떤 어려운 출생과정을 겪었을 수도 있다. 어린이들은 육체적인 버릇이나 걸음걸이 같은 것도 자신의 부모를 닮는 경향이 있다. 단순히 발목관절을 삐는 것과 같은 가벼운 손상조차도 그것이 발생했을 때 체중 배분에서 불균형이 일어나 오래 유지되면서 몸 전체에 영향을 미칠 수 있다. 캐시

웹스터 베이츠는 왼쪽 발목이 삐었던 사례를 다음과 같이 기술하고 있다.

> 점점 미세한 변화들이 일어났다. 엉덩이는 오른쪽으로 조금 기울어졌다. 왼쪽 어깨는 좀 더 올라갔다. 그리고 머리는 자동적으로 왼쪽으로 움직였다. 등 아래쪽과 목 부분에서 갑작스럽고 찌르는 듯한 통증이 있었다.[2)]

우리는 신체라는 구조를 가지고 있을 뿐 아니라 지구라는 더 큰 에너지장과 중력장 내에서 작동하는 에너지장을 가진다. 더 큰 구조적 능력을 갖고 작동할 때 우리는 에너지를 더 잘 활용하게 된다. 왜냐하면 개인의 에너지장과 지구 중력장의 공간관계는 우리를 고갈시키는 것이 아니라 고양시킬 수 있기 때문이다. 다시 말하면 신체가 적절하게 작동할 때 중력의 힘이 제대로 흐를 수 있다. 신체는 스스로 치유될 수 있는 것이다.

이다 롤프의 방법은 두 가지를 전제로 하고 있다. 하나는 신체 조직들의 급격한 적응성과 운동성이고, 다른 하나는 중력의 끌어당김에 맞게 신체구조가 제 위치를 잡도록 잘 숙달된 손을 사용함으로써 갖는 치유 효과다.

이것이 롤프의 작업을 두드러지게 만드는 중력 개념이다. 중력은 "어디에나 있는 매우 강력하고 끊임없이 이어지는, 인간들의 직립이나 직립의 부재를 결정하는 요인이다. 인간은 중력 내의 존재라는 점에서 어떤 다른 물질적 신체들과 크게 다르지 않다. 모든 것은 기계공학의 법칙에 종속된다. 물질덩어리는 안정감을 갖기 위해 균형을 잡아야 한다는 것이 이런 법칙 중 하나다."[3)]

롤핑치료는 10회 이상 실시하는데, 각 회마다 집중 부위를 바꿔 가면서 개인에게 적절한 구조적인 목표를 갖고 진행한다. 이것은 10회 후에 지속될 변화과정이다. 그 이후의 과정은 통합의 기간 후에 유용하다. 이 치료는 치료대 위에 누워서 치료를 받게 된다. 또한 자세와 척추 정렬의 변화를 볼 수 있도록 치료 전후에 사진을 찍는다.

이다 롤프는 게스탈트치료의 대부인 프리츠 펄스(Fritz Perls)와 관련되어 있다. 롤프는 펄스와 함께 일하고 있는 사람들에게 롤핑치료를 시행하였다. 구조적인 통합작업은 심리치료를 지원할 수 있고, 또 그 반대이기도 하다. 수축된 결합조직들은 해결되지 않은 정서적인 문제들 때문에 발전되어 온 만성적인 양상으로 나타난다. 롤핑 치료사가 그 부위에 특별한 압력과 에너지를 가했을 때 이런 정서들은 안전하게 해소될 수 있다.

롤프는 단순히 사람들의 통증만을 '고정' 해서 보지 않았다. 신체의 한 부분에서 통증이 사라진다는 것은 곧 며칠 후에 다른 곳에서 새로운 통증이 나타날 수도 있다는 것을 의미하기도 하기 때문이다.

효 과 롤핑은 증상들을 진단하고 고치기 위한 것이 아니다. 그보다는 스트레스를 좀 더 쉽게 극복하고 병을 예방할 수 있도록 좀 더 탄력적이고 융통성 있는 구조를 제공하기 위한 것이다. 그 결과는 매우 다양하다. 다음은 롤핑의 몇 가지 일반적인 효과들이다.

- 나쁜 자세 습관으로 야기되는 장기간의 지속적·통증과 피로

의 완화

- 운동선수, 무용가, 배우들의 공연 실행 능력의 향상
- 가벼움과 유연성을 회복하도록 도와줌
- 어린아이들의 신체가 균형과 조화로운 방법으로 성장 · 발전하도록 도움

주의사항 롤핑은 병을 치료하기 위한 것이 아니다. 깊게 압력을 가하는 치료이므로 임신 중일 때, 전염병이 있을 때, 혈전증과 대상포진, 통증이 있는 흉터 세포 혹은 정맥류 이상일 때는 롤핑치료를 피하는 것이 좋다. 쉽게 멍이 드는 사람 역시 롤핑치료를 받지 않는 것이 좋다.

자세통합

자세통합(Postural Integration)은 이다 롤프의 작업을 발전시킨 것으로, 미국 대학교수로 1970년대 초에 롤핑과 라이히요법(Reichian therapy)을 연결한 잭 페인터(Jack Painter)에 의해서 개발되었다.

자세통합은 롤핑과 마찬가지로 신체의 부드러운 조직구조들을 강조한다. 그러나 자세통합은 신체와 중력의 관계에 덧붙여, 한 사람의 자세에서 증명되듯이 육체적 · 정서적인 패턴과 사고 패턴들 간의 상호관계에 초점을 둔다.

신체는 현재의 정서, 사고, 희망과 꿈뿐 아니라 한 사람의 모든 과거 경험들을 세포 안에, 그리고 근육과 에너지 기능의 패턴 안에 쌓아 놓고 있다고 전제한다. 이 이론에서 신체는 움직임과

사고, 정서구조가 통합된 것이므로 전인적 인간은 어떠한 변화에도 참여한다는 것이다.

따라서 자세통합의 측면에서 보면, 부드러운 세포들에 대한 작업은 이 작업의 한 측면일 뿐이다. 한 번의 회기에서 일어난 사고와 정서에 집중하는 것은 이 치료에서 매우 중요하다. 더 나아가 치료사와 고객은 함께 작업하는데, 고객은 매 순간 변화과정의 속도와 정도를 결정하는 치료에 매우 능동적으로 참여한다. 이 치료법은 언어적 또는 비언어적으로 행한다. 예를 들면, 어떤 수준에서 내담자의 세포들에 변화가 일어나는지, 치료사들의 속도 있고 깊이 있는 접촉을 수용할 수 있는지, 더 천천히 할 필요를 느끼는지, 완전히 접촉을 차단할 것인지 등이 있다.

알렉산더 테크닉

> 모든 사람은 올바르길 원하지만 올바름에 대한 자신의 생각이 제대로 된 것인지에 대해 끊임없이 생각한다. 당신이 알고 있는 것을 계속 한다면 당신이 알지 못하는 것을 할 수 없게 된다(F. M. 알렉산더).[4]

알렉산더 테크닉(Alexander Technique)은 보다 높은 자각을 통해 본능적인 것을 의식하고, 어떻게 하면 신체가 가장 잘 기능하는지를 이해함으로써 재교육하고 재발견하는 과정이다.

알렉산더 교사였던 페니 잉검(Penny Ingham)은 다음과 같이 기술하였다.

> 뇌는 우리 신체에 무엇을 해야 하는지를 말하고, 신체는 뇌가 말한 대로 한다. 불행하게도 인격 형성기와 그 이후에 우리 대부분은 다소

불완전한 교육 프로그램을 익힌다. 그래서 우리의 자세와 운동습관은 엄청난 피로와 긴장을 쌓아 놓는다. 이런 잘못 배운 움직임 습관들을 성공적으로 고치는 것은 어렵거나 불가능하다. 그래서 우리는 우리의 자연스러운 균형을 회복하기 위해서 의존할 수 있는 수단을 필요로 한다. 이것이 알렉산더 테크닉의 의미다.

알렉산더는 배우였는데, 무대 위에서 결정적인 순간에 목소리를 잃어버렸다. 오랜 기간 동안 주의 깊게 관찰한 결과 그는 무의식적인 머리 동작과 목 근육의 긴장이 목소리를 손상시켰다는 것을 발견하였다. 결국 그는 자신의 병을 고쳤고 알렉산더 테크닉을 발전시켰다.

알렉산더 테크닉은 자세보다는 '평형'에 집중한다. 평형은 균형과 움직임의 자유로움, 가벼움, 유동성의 이미지를 계속 마음속에 그려 내는 것이다. 이런 이미지들은 어린아이, 동물, 고도로 훈련된 무용가와 체조선수를 연상시킨다. 동물과 어린아이에게 이런 안정상태는 자연스러운 것이다. 나이가 들수록 우리는 평형을 잃어버리는데, 자연스런 운동에 잘못된 패턴들과 우리 자신을 유지하는 방법들을 강요당하기 때문이다. 이는 대부분 권태, 공포, 긴장, 부모의 모방, 영웅 혹은 동년배들에게서 무의식적으로 습득한 것들이다.

우리가 움직이는 방법은 무의식적이고 습관적이다. 우리는 습관적으로 바른 자세라고 느끼는 것을 항상 신뢰할 수는 없다. 그러므로 우리가 자신의 몸을 사용하는 방법을 변화시키기 위해서 자기 자신과 다른 사람들에 대한 관찰력을 높일 필요가 있다. 알렉산더 테크닉은 기존의 운동습관과 자세습관을 버리는 것이다.

이는 기존의 습관들에 또 다른 것들을 첨가하는 방식이 아니다. 예컨대, 구부러지거나 경직된 목을 만들어 낸 긴장패턴들을 멈추는 방법을 사용한다. 매일매일 우리는 자신의 몸을 갖고 살아가는 방법에 대해 책임지려고 노력할 필요가 있다. 이는 치료라기보다는 교육에 가깝다. 교사는 긴장패턴들을 버리도록 돕고 신체를 움직이는 최적의 방법을 다시 배운다. 이렇게 하여 당신은 자신의 몸에 대한 노력을 줄이면서도 몸을 더 쉽게 다루게 된다.

학생과 교사의 관계는 매우 중요하다. 처음에 학생은 선생에게 의존하지만 이 관계는 곧 협력관계가 될 것이고, 배움곡선도 완만해진다. 다른 많은 치료와 비교해 볼 때 이런 접근방법이 알렉산더 테크닉의 두드러진 점이다. 초기에는 보통 주 1회 정도 하거나 조금 더 자주한다. 학생이 교사에게 덜 의존적일수록 회기 간격은 벌어진다. 보통의 회기는 최소 30~40분 정도고 매우 부드럽게 진행되며, 신발만 벗고 옷은 그대로 입은 채로 한다.

알렉산더 교사는 학생들의 개인적 요구에 맞추어서 회기를 진행하더라도 전통적인 틀 안에서 가르치며, 매일매일의 움직임에 대해 작업한다. 학생인 당신은 의자에 앉고 일어나고 눕는 것과 같은 단순한 활동을 사용해서 교사와 함께 작업한다. 교사는 자신의 손과 목소리를 사용해서 몸이 정지되었을 때와 움직일 때 몸의 움직임을 유도하고 모니터한다. 페니 잉검은 긴장한다는 것은 "너무 많이 하고 있다."라고 말할 수 있다고 한다. 실제로 그녀는 다음과 같이 진술한다.

> 우리는 해변에 누워 있는데도 너무 많이 하고 있다.

머리와 목의 관계가 몸 전체의 기능에 영향을 미친다는 점에서 알렉산더는 이를 '제1의 조절'라고 명명했다. 새롭게 발견된 균형에 대한 해결의 실마리는 머리와 목 그리고 허리의 관계에 있다(head, neck, back: HNB). 이 세 부분에서 일단 올바른 관계가 회복되면 균형과 움직임은 물 흐르듯이 수월해진다. 지도방법으로는 언어, 시범, 가벼운 접촉이 있다.

나는 알렉산더 테크닉 실습 중 하나를 기억하고 있다. 이전까지 내 몸이 뒤로 너무 제껴져 있다고 느꼈지만 실습에서 처음으로 내가 오랫동안 똑바로 서 있었다는 것을 알게 되어 매우 놀랐다. 즉, 정상적인 것이 실제로는 균형에서 벗어난 것이었다. 바로 이것이 교사가 왜 중요한지에 대한 이유다.

효 과 알렉산더 테크닉을 통해 몸을 사용하면 더 적절하고 효과적인 프로그램을 얻게 된다.

- 목과 허리의 긴장 완화
- 스트레스 완화
- 자세, 생김새, 움직임의 향상과 그 결과로 일어나는 일반적인 안정감
- 스포츠, 공연 예술 분야, 작업현장과 일상활동의 스트레스 감소와 실행능력 향상

주의사항 의료적 문제를 갖고 있다면 알렉산더 테크닉을 받기 전에 다른 치료를 받는 게 좋다. 그러나 일반적인 자격을 갖춘 알렉산더 교사들에게서 배운다면 위험성은 없다.

글렌다 조던은 마흔여섯 살의 여배우다. 그녀의 이야기를 소

개하겠다(교사들이 강의 시 강조점을 두는 내용이 매우 다양하다는 것을 주지할 필요가 있다. 글렌다의 경험은 그녀와 그녀의 교사에 한정된 것이다).

어린아이였을 때부터 나는 발가락이 안으로 굽어 있었어요. 끊임없이 발에 걸려 넘어졌기 때문에 발 보조기를 착용해야 했지요. 사춘기 때 만성적인 요통이 있었고, 나이가 들수록 점점 더 나빠졌어요. 거울을 볼 때마다 나는 척추의 한쪽 근육들이 다른 쪽 근육들보다 더 발달한 것을 볼 수 있었고, 그래서 내게 어떤 문제가 있다는 것을 알고 있었어요.

20대 초 나는 카이로프랙틱과 정골요법을 받았지만 별 도움이 안 되었어요. 20대 중반에는 알렉산더 테크닉에 대한 소문을 듣고 해 보기로 했어요.

첫 세션에서 나는 몹시 당황했던 것으로 기억해요. 카이로프랙틱이나 정골요법과 정반대로 교사는 나의 골격을 누르거나 밀지 않았어요. 교사는 내 자세와 척추를 바라보았고, 나는 교사의 안내와 모니터링을 받으며 의자에 앉고 일어나는 것으로 끝났어요. 그러나 내가 길을 걸어가고 있을 때 몹시 신기한 경험을 했어요. 내가 다른 사람들보다 발이 긴 사람처럼 느껴졌어요. 굉장한 자유로움과 안도감을 느꼈고, 의기양양해지고 정말로 최고의 기분을 느꼈어요.

나는 16회의 세션을 받았고 머릿속에서 계속 반복할 수 있는 일종의 만트라(mantra)를 받았어요. '자유로운 목, 앞으로 굴리면 똑바로 서는 머리, 길어지고 넓어진 허리.' 나중에 이것도 덧붙였죠. '팔은 가장 윗부분부터 앞뒤로 크게 교차시키고 무릎은 펴서 앞으로 멀리 내딛는다.'

내가 이해했던 대로 상체의 무게가 더 이상 척추를 압박하지 않게 머리와 목, 허리의 근육 사용법을 재교육하는 것이었어요. 내 몸에 대한 생각과 근육, 즉 허리를 곧게 펴고 앉아 있을 수 없어 실제로 균형이 깨져서 척추를 더 짧아지게 만들었던 근육의 이완을 통해 그렇게 했죠. 교사는 앉고 일어서는 동작뿐 아니라 평상시 걷고 서고 눕는 상황들에 대해서도 작업을 했어요. 나는 습관과는 반대되는 생각 그리고 (내 몸이) 늘어나고 넓어진다는 생각을 했어요. 이것이 내 몸과 마음이 결합된 좋은 예예요.

마지막 세션 때 신께 맹세하건대, 처음보다 반 인치 정도 커졌어요. 몸의 균형을 다시 잡음으로써 척추 사이의 간격이 늘어났던 거지요.

나는 알렉산더 테크닉을 하나의 치료로 보지는 않아요. 왜냐하면 골반이 똑바로 되지는 않았기 때문이죠. 그러나 내가 좀 더 세션을 가졌더라면 골반이 지금보다 좋아졌을 거예요. 내가 받은 것은 오랜 기간 동안의 성공적인 관리였어요. 실례로 무릎을 사용하기보다 허리를 구부리고 엉덩이를 구부렸다면 다시 요통이 생겼을 거예요. 실제로 나는 세션을 받고 나서 만성적인 요통이 사라졌어요. 세션을 받은 시점은 20년 전이었어요.

나는 특별히 개인교습의 경우 알렉산더 테크닉을 강력하게 추천해요. 왜냐하면 이 테크닉에서는 특정 상황을 아주 정확하게 찾아내어 빠르고 확실하게 해결하는 방향으로 작업을 하기 때문이죠.

스스로 해보기

반쯤 누운 상태에서 균형 잡힌 이완은 알렉산더 테크닉에서 혼자서도 해볼 수 있는 방법이다. 페니 잉검이 학생들과 작업할 때 기록했던 자료를 제공해 준 것에 감사한다.

알렉산더 테크닉에 참여할 때는 누운 상태로 한다. 공학적으로 볼 때, 척추를 똑바로 한 상태에서 4~5시간이 지나면 척추의 디스크들은 건강한 기능을 유지하기 위해서 차의 휘발유처럼 척수를 재흡수할 필요가 있다. 이 과정은 약 15분 정도 소요되고 척추가 평평할 때만 일어난다. 누워 있는 것은 가벼운 척추 측만을 교정하도록 도와줄 수 있다. 특히 스스로에게 방향을 설정하고 늘어남과 길어짐에 대해 생각한다면 그 과정은 더욱 효과적일 것이다.

척추를 수직으로 하고 5시간 정도 지난 후에 반쯤 누운 자세를 할 시간을 확보하면 된다. 하루에 2번 정도 실시한다. 양탄자가 깔린 따뜻한 방, 얇은 종이 표지로 된 책더미와 약 20분 정도의 시간이 필요하다(만약 단 5분밖에 없다면 그것도 괜찮다).

머리는 책 위에 놓고 등을 바닥에 대고 누우며 무릎은 위로 세워서 천장을 향한다. 머리의 아래쪽 평평한 부분에 책을 올려놓고 목을 편안하게 한다. 책 높이는 알렉산더가 이름붙였던 HNB(머리, 목, 허리)의 위치를 잘 잡을 수 있는 정도로 한다. 책이 너무 얇으면 턱이 천장을 향해서 위로 들리고, 반대로 너무 많으면 목이 아래로 당겨진다. 머리는 가슴 방향으로 가볍게 내려 뒤쪽으로 제껴지지 않으면서 목이 늘어나게끔 책으로 머리를 받쳐야 한다.

팔꿈치는 가능한 한 몸 옆선에서 멀리 마룻바닥에 놓고, 손바닥을 아래로 해서 몸 위에 둔다. 그리고 손목은 부드럽게 아래로 떨어뜨리고 손가락은 편다.

엉덩이에서 대략 발 하나 들어갈 정도의 위치에 발을 놓고 엉덩이 바깥쪽과 발 안쪽이 일직선이 되게 한다(그러면 당신은 깊고 꽤 넓게 누워서 '쪼그리고 앉은' 자세가 된다). 무릎은 천장을 향해 있지만 슬개골은 아래로 떨어뜨려 발가락 쪽으로 내린다. 이 자세는 최소한의 노력으로 균형 잡고 있을 때의 다리 자세다(만약 다리가 긴장되었다면 무릎도 함께 당겨진다). 발목에 힘을 풀어 발바닥이 지면에 닿아 있는 채로 무릎이 바깥쪽으로 벌어지게 한다. 바닥에 닿아 있는 발의 아래쪽 표면을 생각하라. 만약 다리가 실제로 균형 잡혔다면 완벽한 발자국처럼 체중이 발의 가운데 아치쪽이 아니라 바깥쪽으로 안배될 것이다.

당신이 지시하는 대로 등이 늘어나면서 넓어진다고 생각하라. 당신의 척추는 점차 자연스럽게 제자리를 잡을 것이다. 척추의 원래 곡선이 다시 회복될 것이다. 바닥에 닿은 접촉 면을 더 느끼게 될 것이고, 디스크들은 척수를 다시 흡수하여 그 규격과 모양, 탄력성을 회복하게 될 것이다.

지금 당신의 척추 전체가 안정된다. 몸이 닿아 있는 바닥을 느끼고 당신을 지지하고 있는 책들을 느껴 보라. 당신은 지금 중력과 친구가 되어 있다!

7. 신체구역, 경락, 압점치료

이들 치료법은 보통 중국, 일본, 한국과 같은 극동 아시아 지역에서 시작된 이론에 바탕을 두고 있다. 우리 몸에는 몸 내부에서 외부로 확상되어 에너지가 흐르는 선과 경로가 있는데, 이를 '경락' 이라고 부른다. 신체구역(zone)은 손끝에서 발끝까지 수직선을 따라 흐르는 10개의 구역으로 몸을 나누는 체계를 말한다. 이 신체구역은 몸의 한 점(반사점이라 불리는)을 누르면 정확하게 그것과 연관된 기관에 영향을 미친다는 개념에서 비롯되었지만 이와 비슷한 개념을 가진 경락과는 구별된다. 신체구역치료는 경락과는 다른 문화적 · 역사적 배경을 갖고 있으며, 비교적 최근이라 할 수 있는 1900년대 초 미국의 코네티컷에서 시작되었다(신체구역치료에서 발전된 '발반사요법' 부분 참조).

신체구역, 경락, 압점을 이용하는 치료는 우리 몸에 흐르는 에너지가 정체되었거나 움직일 때 나타나는 여러 증상과 관련되어 있다. 나는 여기에 침술도 포함시켰다. 왜냐하면 침술은 매우 가는 바늘을 이용하기는 하지만 몸에 직접 치료를 가하는 것이기 때문이다. 침술 이론과 고대 전통은 많은 현대 바디워크치료에 영향을 주었는데, 예를 들어 건강을 위한 접촉법이나 극성치료는 현재 서양에서 활용되고 있다.

중국의학

중국의학은 단지 하나의 체계로만 볼 수 없는 거대한 전통을 가지고 있다. 수천 년이 넘도록 수많은 의사들이 이 이론을 발전시켜 왔으며, 각 나라로 전파되어 그 나라의 전통에 맞게 적용되고 사회적 요구에 맞춰 변화되어 왔다.

그러나 기본적으로 전통적인 중국철학에서 건강은 피부 아래 존재하는 경락이라 부르는 일련의 통로를 통하여 부드럽고 균형있게 흐르면서 우리의 몸을 움직이는 기(氣)에 바탕을 두고 있다. 기는 동등하면서 반대의 성질을 가진 두 가지, 즉 음과 양으로 구성되어 있다. 이 두 가지 기운이 균형을 잃으면 병이 난다. 기의 부드러운 흐름에 문제가 생기면, 한 부분에서는 에너지가 단절되거나 뭉치고 다른 부분은 약해지거나 고이게 된다. 이것이 심각한 질병을 부르거나 '뭔가 상쾌하지 않은 것' 같은 느낌을 준다. 이렇게 기의 흐름은 영양결핍, 불안, 스트레스, 기후 조건, 유전 요소, 감염, 독소, 일반적인 신체적 · 정서적 외상을 포함한 많은 요소에 의해 흐트러질 수 있다.

음과 양은 중국철학의 두 가지 기본 개념이다. 음은 여성적 에너지를, 양은 남성적 에너지를 대표한다. 이런 에너지들은 직접적으로 성을 구분하는 것이 아니라 오히려 반대 극에 존재하는 상호 보완적인 성질을 나타낸다. 음양은 서로 반대로 바뀔 가능성이 있다. 이런 요소 사이의 조화는 적절한 건강을 보장해 주는 반면 불균형이 되면 질병을 유발한다. 음의 성질은 내향적, 하향적, 추위, 겨울, 감정적, 수동적, 어둠, 부드러움, 달을 나타내며, 양의 성질은 외향적, 상향적, 더위, 여름, 단호함, 능동적, 단단함, 언어적이고 논리적인 성질, 해를 나타낸다. 질병 역시 음양으로 나눌 수 있다. 열이 나고 과다한 행동과 힘 있는 증상들은 양의 증상으로 볼 수 있고, 약하고 느리고 몸이 차가워지고 행동이 위축되는 증상은 음의 증상이라 볼 수 있다. 어둠을 모르면서 밝음을 알 수 없듯이 음과 양은 서로 의존하고 조절하여 균형을 맞추고 있다.

최근 영국에서 대중적인 관심이 일어나면서 정통 중국의학이 소개되었는데, 복잡한 의학체계가 아닌 거기서 파생된 기법의 핵심들만 소개되었다. 따라서 중국의학의 전체적인 의학적 잠재력과 이론적 깊이는 잘 알려지지 않은 채로 남아 있다. 고대 문헌에 따르면 중국의학은 폭넓은 임상적 관찰과 저명한 학자들에 의한 실험뿐 아니라 지속적인 비판적 사고과정의 결과라고 할 수 있다. 테드 캡척(Ted Kaptchuk)은 "그것은 또한 우리에게는 완전히 낯선 철학과 논리, 감각과 문명의 습관에 뿌리를 두고 있다."[1)]고 하면서 서양의학과 중국의학의 차이를 보여 주는 훌륭한 예를 들고 있다. 즉, 서양 의사는 위장병을 앓는 환자를 대할 때 눈에 보이는 증상 너머에 있는, 즉 소화성 궤양, 감염, 종양 또는 신경성 질병과 같은 기저에 깔린 병리기제를 보아야 한다. 이에 비해 중국 의사는 환자를 진찰할 때 보이는 모든 증상을 만들어 내는 부조화의 양식을 식별해 내야 한다고 하였다. 서양의 관점에서 보면 중국 의사는 병이라는 실체에 대한 환자의 특징적이거나 일반적인 신체적 · 정신적 반응들을 평가하는 것으로 보인다.

전통 중국의학은 수세기 전에 유럽에 소개되었다. 1587년에 씌어진 약초에 관한 책이 1605년 독일 의학자의 손에 들어왔고 1800년대 중반에 미국으로 이민 온 중국인들을 통해 중국의학도 함께 들어왔다. 거의 같은 시기에 중국인들은 생명을 위협하는 특정한 상황에서 서구의 의학적 수술기법이 가장 적절하다고 인정하면서 서구 의료기술의 가치를 배우게 되었다. 기능적 장애의 경우라면 어느 체계를 선택해도 무방하다. 그러나 서양의학은 만성적인 질환에 대해서는 상당히 제한된 도움밖에 줄 수 없는 반면 중국의학은 그 이상을 제공할 수 있다. 중국에서는 이 두 체계를 모두 사용하기도 한다. 예를 들면, 암 환자는 수술과 방사선치료 또는 화학치료를 받기도 하고, 몸 자체의 면역성을 강화해 주는 전통의학을 이용하기도 한다. 환자들은 서양의학의 치료방법을 더 쉽게 받아들일 수 있다.

전통적인 중국의학은 많은 요소로 구성되어 있는데, 침술, 한약, 식이요법, 마사지, 명상, 운동과 뜸 등이 있다. 중국에서는 몸에 있는 압점을 눌러 자극하는 것을 '추나(Tui-na)' 라고 부르는데, 이는 마사지의 중요한 부분이다. 일본 마사지 기법에서는 이를 '시아추(shiatsu)' 라고 부른다. 시아추 역시 압점을 포함하여 경락을 따라 엄지손가락과 손바닥 아랫부분, 심지어 발까지 사용하여 눌러 주는 것이다. 여기에는 수기요법과 사지를 당겨 늘리는 것도 포함한다.

중국의 문화는 국가와 집단 그리고 가족과 많은 관련이 있기 때문에 중국의 심리학은 이러한 체계 속에 싸여 있다. 우리 각자는 하나의 생태체계로 하나의 전체 안에 살고 있다. 베인펠드(Beinfeld)와 콘골드(Korngold)는 다음과 같이 말했다.

> ……중국의학 이론에서 인간과정은 상호작용하는 체계 사이의 통합과 갈등의 결과로 전개되므로 정신적인 현상은 육체적 질병과 분리되거나 구별되지 않는다.

또한 이들은 계속해서 다음과 같이 기술하였다.

> 세계에 대한 우리의 지각은 그 안에서 어떻게 사는지에 영향을 미치므로 우리의 의식은 현실을 만들어 낸다. 반대로 우리의 경험이 사고를 만듦으로 우리의 현실은 의식을 만든다. 마음은 무엇이 사실인지를 창조하고, 우리의 생생한 경험은 사고를 길러 낸다. 여기에는 신념과 관찰 사이의 상호관계가 있다…….[2)]

그래서 몸에 대해 어떻게 느끼는가는 우리의 신념이 어떤가에 달려 있는 것이다.

모든 초점은 예방에 맞추어져 있는데, "문제상태를 바로잡기보다는 질서를 유지하는 것이 지혜의 궁극적인 원칙이다. 이미 병이 난 후에 병을 치료하는 것은 목이 마르다고 느끼는 순간 우물을 파기 시작하는 것과 같고, 전쟁이 시작된 후에 무기를 만드는 것과 같다."[3)] 이것은 병이 걸리지 않을 것이라거나 병에 걸려서는 안 된다고 말하는 것이 아니라, 병에 걸렸을 때 그것을 다루고 건강할 때 힘을 모을 필요가 있다는 것을 말한다. 그래서 우리의 생기를 어떻게 조절하고 휴식, 활동, 음식 등을 어떻게 균형 있게 할 것인가가 필수적인 사항이다. 이런 체계 안에서는 단일한 구제책이나 신통한 효과를 가진 알약 같은 것은 없다. 그러나 건강해지는 데 필요한 것이 무엇인지를 함께 배워 나가는 과정에 의사와 환자가 함께 할 수 있다.

인간의 몸은 하나의 정원으로 볼 수 있다. 즉, 자연스러운 계절의 순환 속에서 물(음)과 햇빛(양)을 살아 있는 식물 속으로 변형하는 역동적인 자가조절체계와 같다고 본다. 식물은 최고의 성장 조건을 필요로 하고, 이러한 조건이 갖추어져 있을 때 생명을 유지한다. 식물은 손질해 줌으로써 성장을 도와주는 것이 필요하고, 그 외의 것들은 제한시켜야 한다. 땅은 비옥하게 유지하고 가물 때는 가끔 물을 주는 보살핌이 필요하다. 인간의 몸도 이와 마찬가지로 자연의 순환과 리듬이 중요하다.

중국의학을 알아 나가는 일에는 많은 혼란이 있다. 그 예로 전통 중국의학에 대해 두 가지 용어를 사용한다는 것을 들 수 있다. 원래 중국에는 수천 년 이상 발전되어 온 서로 다른 많은 학파가 존재했다. 그러나 1960년대 문화혁명 시기에 의학을 표준화하려는 움직임이 있었다. 이 운동 후 전통 중국의학은 '8가지 원칙적 접근' 으로 불렀으며, 이는 중국 약초학에서 주로 사용하였다. 이 여덟 가지 원칙은 반대되는 네 개의 쌍으로 이루어져 있는데, 음/양, 내/외, 소/과, 냉/온이 그것이다. 자연이 온통 음/양관계로 되어 있기 때문에 이 여덟 개의 힘 중에 가장 지배적인 것이 음/양의 힘이다.

서양에서 연구된 다섯 가지 요소적 접근은 문화혁명 이전에 있었던 존재에 대한 많은 접근 중 하나였다. 이것은 우주를 다섯 개의 기본 요소의 상호관계로 보는 것에 기초해서 진단한 것으로 불, 물, 쇠, 나무 그리고 땅(화, 수, 금, 목, 토)을 말한다. 일본에서는 이 다섯 가지 요소의 체계가 매우 강한 영향력을 유지한 채 발전해 왔으며, 진단을 위해 '단전(하라)'를 만지는 것을 강조하게 되었다. 단전이라는 말은 치골에서 갈비뼈에 이르는 복부 주위로, 손가락으로 부드럽거나 깊게 압력을 가함으로써 느낄 수 있다.

침 술

침술(Acupuncture)은 중국의학의 한 부분이다. 이는 전통적인 서양의학과는 완전히 다른 방법으로 상이한 개념과 진단방법을 사용한다. 예를 들면, 맥박은 각 팔목의 여섯 가지 다른 위치에서 측정되며 속도만이 아니라 질과 강도로 검진된다.

효 과 다음과 같은 광범위한 증상을 가진 사람들이 침술을 선택한다.

- 불안한 상태
- 순환계 문제
- 우울증
- 불임증
- 편두통
- 요통
- 전식
- 모든 일반적인 통증
- 생리 관련 문제
- 피부문제 또는 종기

침술은 육체적인 병뿐 아니라 정서적이고 정신적인 질병에도 사용할 수 있다. 침술이 치료할 수 없는 것은 아무것도 없다. 임신 중에도 중요한 도움을 줄 수 있으며, 분만 중에도 고통을 완화하는 데 효과가 있음이 증명되었다. 또한 담배, 술, 음식 혹은 마약에 대한 중독을 극복하도록 도울 수도 있다. 불규칙적인 심장기능을 규칙적으로 만들거나 혈압을 바로잡고, 백혈구와 적혈구의 생성도 도와준다. 이는 특정 증상을 완화하는 것 이상의 효과가 있다. 당신은 기운이 좋아지고 식욕이 좋아지고 잠도 잘 잔다고 느낄 뿐 아니라 무엇보다 행복감이 증가되었다고 느낄 수도 있다. 또한 체질을 강화하기 위해 예방의 목적으로 침을 맞을 수도 있고, 만성적이거나 급성적인 질병 모두에 민간요법과 함께 사용할 수도 있다.

전통적인 서양 의사들은 침술의 효과를 고통을 완화하는 정도로 제한한다. 신경생리학적인 실험에서 침술은 뇌와 척수 사이의 신경충동의 전달을 조절해 준다는 것을 보여 주었다. 이는 침술이 엔도르핀의 분비를 자극하여 척수 내에 있는 고통 전달 신경섬유의 활동을 저지한다고 보는 '입구 조절(gate control)' 이론이다. 이런 엔도르핀은 우리에게 행복감을 준다. 그러나 이 가설은 침술의 다양한 효과를 모두 설명하지 못하는 것 같다.

우리 몸에는 대략 500군데의 침술점이 있고, 이 중 자주 사용되는 곳은 100여 곳 정도다. 피부의 특정 부위를 자극하면 신체 내 특정 기관의 기능에 영향을 준다. 그러나 그 부위는 문제가 있는 몸의 부위와 가깝지 않을 수도 있다. 예를 들면, 두통 때문에 고통을 받을 때 손이나 발에 침을 놓을 수 있다.

환자의 부조화는 음/양 에너지의 과다 혹은 결핍 여부로 진단되고, 경락체계는 부조화와 가장 밀접하게 연결되어 있다고 확인되었다. 침술은 기를 강화시켜 그 흐름을 도와주는데, 기의 정체가 있다면 그 흐름을 도와줄 수 있다.

침술사는 진단을 위해 보고 듣고 냄새를 맡으며, 묻고 만져 본다. 또 혀를 관찰하거나 숨소리를 듣는다. 과다인지 결핍인지, 뜨거운지 차가운지, 내부인지 외부인지 그리고 음인지 양인지를 확인하기 위해 환자의 지난 시간과 배경에 대한 많은 정보를 얻기 위해 특정한 질문들을 한다. 치료사는 단전을 만져 보고 불편하거나 부드럽거나 막혀 있는 에너지(기)를 찾는다.

촉진을 통해 기의 흐름을 느끼는 것은 고도의 기술로 몇 해에 걸쳐서 배워야 하는 미묘한 기술이다. 치료사는 긴장되어 있음, 딱딱함, 흐물거림 등을 통하여 신체의 특정 부위에서 무슨 일이 일어나고 있는지를 느낀다. 복부는 영양결핍이나 소화불량, 정서적인 피곤함에 의해 균형이 깨어지기 쉬우며, 단전 부위는 특정 경락과 연결되어 있다. 이 단전 중에는 특별히 부드러운 부분이 있는데, 침술의 몇몇 학파가 '경보지점(alarm points)' 이라고 언급한 곳으로 이 지점들은 문제 부위를 알려 주는 역할을 한다.

침술사는 맥박을 양 손목의 여섯 군데에서 짚는다. 각각의 위치는 경락과 상응하는 데, 이 경락들은 기가 많이 집중되어 있는 부분들이다. 침은 이런 경락을 따라 정해진 지점들에 꽂아 바로 뺄 수도 있고, 20~30분 동안 그대로 둘 수도 있다. 침술에 사용되는 침은 주사를 맞거나 혈액검사를 할 때 쓰는 바늘과는 다른데, 속이 비어 있지 않고 딱딱하고 가늘다. 바느질할 때의 바늘이나 핀 같은형태의 바늘도 아니다.

에이즈에 대한 우려로 대부분의 치료사들은 일회용 바늘을 사용한다. 공식적인 자격을 가진 침술가들은 일회용이든 아니든 엄격한 살균과정을 거쳐서 침을 사용한다.

전통적인 침술사인 다이앤 서머스(Dianne Summers)는 다음과 말한다.

서양에서는 소수의 사람들만이 중국의학의 완전한 깊이와 미학을 알고 있다. 예를 들면, 모든 전통적인 점들은 이름을 갖고 있다. 거대한 산맥, 천국의 샘, 불타는 계곡, 영혼의 오솔길, 영혼의 문 등이 그 예다. 모든 혈자리는 정확한 해부학적인 위치가 있으며, 침을 어떻게 다룰 것인가에 따라 바늘의 길이가 달라진다. 중국의학이나 서양의 정통의학 모두에서 전해 오는 기술들을 연습하는 것은 광범위한 작업이다. 실제적인 기술은 하나의 예술이다. 아마도 이것이 과학자들이 겪는 어려움일 것이다. 여기서 이 두 가지를 통합하기 위해서는 객관적이면서 주관적인 접근 모두가 필요하다. 계속적인 연구도 필요하지만 예상 밖의 결과를 낳기도 하므로 무언가를 밝히더라도 시간의 검증을 거친 후에 해야만 한다.

당신은 무엇을 느낄 수 있는가 침을 꽂을 때 가장 일반적으로 느끼는 것은 바늘로 찌르는 느낌이 아니라 약하고 둔한 통증이다. 치료의 목적이 무엇이냐에 따라 치료사는 침을 약하게 비트는 등 여러 기법으로 다룰 수 있다.

치료의 빈도와 횟수는 문제에 따라 달라진다. 일반적으로는 일주일에 한 번씩 10주에서 15주 정도 치료를 받을 수 있다. 그러나 어떤 사람들은 한 번이나 두 번만 맞아도 되는 경우도 있다. 만성질환이거나 적절한 건강을 유지하기 위해 맞는 것이라면 몇 년 동안 지속적으로 치료를 받을 수도 있다.

중국의학에 속하는 모든 치료들의 이론과 실제, 그중에서도 특히 침술은 지금도 계속 발전하고 있다. 즉, 발화점(trigger point),

근막침(myofascial acupuncture) 또는 이침(耳針, auricular acupuncture) 같은 새로운 이름들을 만날 수 있다. 근막침은 미국의 마크 심(Mark Seem)의 작업을 말하는데, 몸에 기가 흐르는 특정 지점의 근막조직에 침을 놓는 기법으로 보다 깊이 있고, 체계적인 수준에서 몸 안의 균형을 잡아 주는 것을 말한다.*) 이침(耳針)은 귀에 우리 몸 전체와 연결된 점(귀는 마치 몸의 모든 부분을 축소해 놓은 지도와 같다)들이 있다고 보고 특별한 침을 사용한다. 전기침은 침의 양 끝에 약한 양극의 전류를 흐르게 하는 것으로 통증 완화를 위해 많이 이용한다.

주의사항 올바로 사용하지 않는다면 침술은 해를 끼칠 수도 있다. 그러므로 반드시 자격을 갖춘 치료사를 찾아야만 한다. 치료사는 반드시 어떤 치료가 적당한지를 당신에게 권해 줄 수 있어야 하며, 당신의 반응을 매우 조심스럽게 관찰해야만 한다.

메리는 40대 중반의 영국 여성이다. 그녀는 사회사가(社會史家)이고 작가이며, 현재 치유사가 되기 위해 훈련을 받고 있는 중이다. 그녀는 자신의 침술 경험을 다음과 같이 쓰고 있다.

> 항상 이완되어 있어야 하는 에너지가 정체되어 있어서 그것을 풀어내기 위해 계속 침을 맞아 왔어요. 침술치료는 명상과 비슷해요. 꿈결같이 어떤 곳으로 가서 치유의 바다에 잠겨 있는 내 몸을 발견하

*) myofascial이란 근육을 덮고 있는 막을 말하며, fascia은 신체 전반에 걸쳐 볼 수 있는 결합조직을 말한다.

는 것 같은 착각을 하게 하죠.

대부분의 치료처럼 침술 역시 단기치료가 아니에요. 인내심을 가져야 하고, 아주 조금씩 차도가 나타나죠. 나는 침을 아플 때 받는 치료라기보다는 편안함을 위한 것으로 보고 내 삶의 한 부분으로 통합시켰어요. 물론 즉효를 본 적도 있었죠. 몇 년 동안 내 머리에 물혹*) 이 있었는데, 내가 뉴욕에 머물 때 그것이 점점 커지면서 통증이 오기 시작했어요. 그래서 나는 차이나타운에 있는 나이 많은 중국 의사(서양의학, 중국의학을 모두 익힌 의사로 중국에서와 같은 방법으로 진료하는)에게 갔어요. 그는 몇 분 동안 나의 혀와 맥을 진단하더니 종이에 깔끔하게 싸인 한약재를 처방해 주었고, 나는 그것을 끓여 마셨어요. 3일도 지나지 않아서 물혹은 사라졌고 다시 재발하지 않았어요.

침술은 에너지 차원을 다루는 거예요. 치료과정에서 나의 전체가 중심이 되는 것을 느꼈어요. 많은 토론이 필요하지도 않았고 내가 어떻게 느끼는지만을 말했어요. 그리고 진단은 주로 혀와 맥박을 통해 이루어졌죠. 나는 서양의학과 중국의학으로 훈련된 치료사에게서 아주 강력한 치료를 받은 느낌이었어요. 물론 침을 맞는 것이 고통스러울 수도 있지만 그것은(침이 에너지가 정체된 곳을 건드릴 때) 일시적일 뿐이었죠. 침이 항상 꽂혀 있는 것은 아니니까요. 만약 사람들이 식생활과 운동, 생활습관과 스트레스 문제를 인식하여 침술과 함께 이런 문제들에 관해 작업할 수 있다면 많은 도움이 되리라 생각해요.

*) 물혹(sebaceous cyst)은 피지 분비가 막힐 때 보통 두피, 얼굴, 귀, 성기의 피부 밑에 생기는 해가 없는 혹을 말한다. 이것이 커지거나 통증이 생기면 치료할 필요가 있다.

여기 로레인이라는 중년 여성의 사례가 있다. 그녀는 침술로 암을 다루는 전통적인 치료법을 따랐다.

1989년 후반에 나는 몸에 이상을 느꼈고 친구의 권유로 침술사에게 갔어요. 1990년 나는 방광에 암세포가 있다는 진단을 받았고, 초기단계에서 레이저 수술을 받았어요. 암세포가 위협적일 정도로 크지 않았기 때문에 나는 건강을 유지하는 차원에서 계속 침을 맞기로 했어요. 수술 충격에서 어느 정도 회복될 때까지 2주에 한 번씩 찾아갔고, 이후 침술사는 횟수를 줄여도 괜찮겠다고 했어요.

그래서 지금은 한 달에 한 번씩 가고 있고, 균형을 잘 유지하고 있어요. 관절염 역시 치료되고 있죠. 과로는 내 성격 탓인데(내가 약간 그것에 예민해지긴 했지만), 침술사는 나의 생활습관에 대해 직접적으로 지적해 주지는 않지만 내가 좀 더 조심스럽게 생활해야 한다는 것을 항시 일깨워 주었어요. 우리는 책, 영화, 정치, 종교 그리고 정원 가꾸기에 대해 대화를 해 왔어요. 몇 년 동안의 대화와 그녀의 예민하고 전문적인 입장을 통하여 나는 스스로 몸과 증상을 읽는 방법을 보다 확장할 능력이 있다는 것을 알았어요. 이것은 나의 과로에 대해 더 잘 관찰할 수 있게 되었다는 것을 의미해요. 그녀가 나의 발이나 발가락에 침을 놓을 때 고통스러운 순간도 있었지만 그것은 문제가 되지 않을 정도로 순간적인 고통이었어요. 나는 침을 맞고 오면 잠깐 잠을 자게 되고, 그런 후에는 항상 기분이 좋아진 것을 느꼈어요.

시아추

시아추(Shiatsu)는 침술처럼 경락이라 부르는 에너지의 통로와 몸의 특정 지점이 연결되어 있다고 보는 것이다. 이것은 손을 대는 치료로 종종 '바늘 없는 침술'이라고 부르기도 한다. 이 치료를 하는 치료사는 침술사와 같은 방법으로 진단하면서 치료하는데, 기의 균형을 맞추고 에너지의 정체를 해소한다. 글자 그대로 해석한다면 시아추는 '손가락으로 누른다.'는 의미다.

중국의학은 약 천 년 전에 일본에 전해졌으며, 백 년 전에는 일본의 귀족계급이 유럽의학을 받아들였다. 이는 원래 일본에 있던 치료방법에 영향을 주었지만 마사지기법은 허락되지 않았다. 그러나 1920년대에 일본에 소개된 고대의 치료법들을 정리하기 위한 최초의 법이 제정되었고, 1925년에는 '시아추치료자협회'가 창설되었다. 일본에서 시아추는 중요한 치료기술로 발전해 왔으며, 그 치료사는 많은 환자를 치료하는 전문가로 인정받았다. 주요 산업체에서는 노동자들에게 건강관리법의 하나로 무료로 제공되어 왔으며, 대부분의 일본 가정에서는 간단한 시아추 마사지기법을 알고 있다.

시아추에는 손을 사용한 다양한 기법이 있다. 누르기는 엄지손가락, 손가락, 손바닥, 팔꿈치, 팔뚝을 사용하거나 가끔은 '경락'이나 '추보(tsubo)'라 부르는 특정 지점을 발로 밟는다. 치료사는 경락으로 기를 흐르게 하기 위해 몸을 늘리기도 하며, 유연성을 증가시키기 위해 관절의 운동범위를 넓히기도 한다. 치료는 어떤 일련의 양식을 갖고 있는데, 치료사가 어느 학파에서 교육받았느냐에 따라 다양해질 수 있다. 치료사는 등이나 배(하라)

를 만져서 진단할 수 있다. 침술사처럼 시아추 치료사도 경락 내에 흐르는 기의 양을 평가하기 위해 다양한 진단방법을 사용하여 모든 수준에서 나타나는 원인과 결과의 연결이 무엇인지를 찾으려고 노력한다. 세션 동안에는 옷을 입은 채로 작업을 한다. 이완하고 편안한 상태가 요구되며, 치료는 마룻바닥 위나 매트 위에 누운 채 진행된다.

효 과 시아추는 다음과 같은 만성적 증상에 적용할 수 있다.

- 요통
- 관절염
- 불면증
- 변비
- 편두통
- 천식
- 좌골 신경통

시아추는 발반사요법처럼 임신 중의 일반적 건강문제와 부인과 문제에 사용할 수 있다. 이는 특히 스트레스와 관련된 질환의 예방과 저항력을 기르는 데 도움을 주고 잦은 감기, 독감, 일반적인 통증에 견디는 힘을 키워 준다.

시아추 치료사인 질 카터는 다음과 같이 말한다.

> 깊은 이완을 주는 바디워크는 우리가 가진 자연적 요소를 균형상태로 되돌린다. 그러나 우리는 생활에서 때로 조화롭지 못하거나 힘든 상태에 처하게 된다. 몇몇 여성의 경우에 시아추치료는 자신을 위한 유일한 평화의 시간이고, 어떤 사람의 경우에는 사춘기 이래로 경험해 왔던 고통스런 기간의 흐름을 바꿔 놓을 수 있는 긍정적인 치유방법이다. 아기를 잃은 젊은 엄마들의 상처를 위해서는 자궁 부위를

부드럽게 마사지 하는 것을 통해서 자궁의 통증을 완화시키고 위안을 줄 수 있다. 직장 여성은 규칙적인 치료를 통해서 확신을 쌓아 갈 수 있다. 어떤 여성은 장미꽃 잎을 모아 목욕통에 띄우고 자신이 여성임을 경축하라는 조언을 받으면서 기쁘게 웃는다.

우리가 시아추를 받아 보면 할 때마다 많이 다르다는 것을 알게 된다. 이것은 상당히 창조적으로 형식을 만들 수 있기 때문이다. 어떤 때는 누르고 주무르고 늘리는 역동으로 이루어지고, 어떤 때는 마치 아무것도 진행하지 않는 것처럼 보인다. 이때 치료사는 기의 소모가 일어난 부분을 손으로 감싸거나 지그시 잡고 있다. 시아추는 전통적인 중국 약초학, 영양의학과 함께 자주 사용되고, 치료사는 주로 영양과 생활습관에 관해 조언해 준다.

치료사는 현대 서양의학의 주목을 끄는 증상들을 공부하고, 가능하면 환자가 주치의에게 가 보도록 권한다. 이러한 시아추의 기법을 소개한 책으로 레이 리돌프(Ray Ridolfe)와 수잔 프란젠(Susanne Franzen)이 쓴 『여성을 위한 시아추(Shiatsu for Women)』가 있는데, 이것은 훌륭한 자료며, 특히 스스로 해보기 기법들이 도움이 된다.

시아추의 효과에 대한 서양의 단편적인 설명을 보면, 압점을 자극하면 젖산과 일산화탄소가 제거되는데, 이들은 근육조직 내에 쌓여 근육을 굳게 만들고, 혈액의 흐름을 떨어뜨려 신경 및 피와 림프관을 누른다. 이것들은 뼈와 내장에 영향을 준다. 그러나 압점 내의 정체를 씻어 내면 경락을 따라 에너지가 무리 없이 깨끗하게 흐른다.

리돌프와 프란젠은 시아추에 대해 다음과 같이 기술하였다.

> 여성들이 특히 시아추에 관심을 갖는 것 같다. 남성보다는 여성이 훨씬 더 많이 치료를 받으러 오고 아예 직업으로 시아추를 연구하는 사람도 대부분 여성이다. 우리는 여성이 자신의 몸을 인식하는 경향이 있고 자신에 대해 좋은 감정을 갖고 있는 반면, 남성은 보이는 징조나 증상들이 더 깊어질 때까지 무시하는 경향이 있다고 생각한다.[4]

여기에는 여성의 월경주기가 작용하는데, 이것은 자신의 몸에 대해 인식하지 않으면 안 되게 만들기 때문이라고 한다.

일반적인 시아추에서 발전된 다른 형식의 시아추들도 있다. 즉, 차크라 시스템에 초점을 맞춘 탄추(Tantsu), 식이요법 지도와 약효가 있는 식물들에 대한 정보와 손을 이용한 접촉과 압박법을 포함한 대규모 생체시아추(macro-biotic Shiatsu)가 그것인데, 치료사의 손가락, 손바닥, 발을 사용하는 맨발시아추(barefoot Suiatsu)가 대규모 생체시아추를 구성한다.

시아추는 개인의 발전과 행복을 지원하고 구조를 단단하게 하는 다른 형식의 치료와 함께 사용할 수도 있다. 기법상으로는 진짜 시아추가 아닐지라도 몇몇 마사지사들은 시아추기법을 사용하거나 마사지의 일부분으로 시아추의 개념을 사용하기도 한다. 그리고 보통은 이완과 재생을 강조하는 치료 형태들에 이어서 실시하는 아로마치료 세션에 통합하기도 한다. 중국의학으로 훈련받은 사람들은 침술처럼 진맥할 수도 있고, 혀를 들여다보고 진단할 수도 있다.

주의사항 어떤 점들은 유산의 위험성 때문에 임신 초기에는 사용하지 않는다. 하지만 잘 훈련된 치료사라면 피해야 할 점을 잘 알고 있기 때문에 위험성은 없다. 만약 다음과 같은 증상이 있다면 피하는 것이 좋다.

- 고열
- 중독 상태
- 식사 직후(식후 2시간 이상 지난 후에 받는 것이 좋다)
- 만성고혈압(의학적인 권고가 있어야 한다)
- 뇌출혈의 병력을 가진 경우
- 혈액 계통의 암
- 피부나 공기 '접촉'에 의한 전염병

다른 치료와 마찬가지로 최근에 수술한 경우 시아추치료를 받으면 안 된다. 치료사는 정맥이 흐르는 혈관 위를 눌러서는 안 되며, 생리기간 중에도 너무 심한 압박은 하지 말아야 한다. 만약 에이즈 환자라면 치료를 받아도 괜찮다. 이 치료에는 혈액의 교환이 없기 때문이다.

지 압

지압(Acupressure) 이론은 중국의학의 규범에 그 기초를 두고 있다. 이는 시아추보다 더욱 중국의학에 초점을 둔 것이다. 경락을 따라 침술의 혈과 같은 특정한 점들을 엄지손가락과 다른 손가락들, 손가락 마디를 이용하거나 끝이 무딘 테신(tei shin, 나무로 만들어진 끝이 둥근 도구)을 가지고 자극한다.

압점들은 뼈에 얼마나 가까이 있는지 그 해부학과 관련된 위치에 있다. 그 성질을 묘사한 중국 이름들을 보면, 막혀 있는 월경혈을 잘 흐르게 해 주는 비장 10은 '피의 바다'라고 부른다. 기법으로는 누르기(dian qia), 쥐어짜기(nie na), 밀고 돌리기, 두드리기(gua sha liao fa), 문지르고 당기면서 때리기 등이 있다.

추나(tui-na)는 여기서는 침술의 한 부분으로 분류하였는데, 중국의학에 기반을 둔 마사지/바디워크의 고대적 체계다. 추나는 손으로 뼈를 맞추는 정골요법과 같이 뼈를 다루는 기술이다. 추나는 기원전 300년 정도부터 언급되기 시작했으며, 기원후 591년경에는 마사지의 한 분야로 중국의 황실 의과대학의 한 과로 설립되었다. 명칭에서 '추(Tui)'는 민다는 뜻이고, '나(na)'는 쥔다는 뜻이다.

요즘 중국의 모든 전통 의과대학에서는 이 치료를 가르친다. 거기에는 '추나'라는 특정한 수기요법과 같이 많고 다양한 형태가 있는데, 그것들은 다른 혈통과 다른 전통에서 나온 것들이다. 추나는 부드럽기도 하지만 격렬하기도 하다.

치료 효과가 있는 중국 마사지의 중요한 학파들은 추나의 범주에 든다. 이들 중 하나는 '일지파(一指派, one-finger point)'라 부르는데, 엄지손가락 끝에 기운을 모아 경락을 따라 침술점들을 자극하기 위해 한 손가락만을 사용하는 학파다. 이 체계는 부인과 질환에 효과적인 것으로 알려져 있다. 또 일지파에서 분화된 '굴리는 학파'가 있는데, 이 방법은 몸 표면 전체의 넓은 범위를 마사지 하는 것이다.

효 과 추나는 많은 상태를 치료해 왔다. 그중 몇 가지만 보면 다음과 같다.

- 두통
- 천식
- 목의 염증
- 요통과 목의 통증
- 고혈압
- 관절염
- 코막힘
- 꽃가루 알레르기

지압의 또 다른 형식으로 '진신도(jin shin do)' 라 부르는 것이 있다. 이는 전통적인 일본 지압방법일 뿐만 아니라 명상기법인 '진 힌 지터스(jin hin jitus)' 라는 기술에서 파생하였다. 부드럽고 딱딱하지 않으며, 직접 손가락이나 엄지손가락으로 압점을 누르는 것이다. 이런 접촉 형식들은 간단하게 들릴지 몰라도 그 미묘함 때문에 영원히 발전을 거듭할 가능성이 많다. 이것은 멈춰 있는 기 에너지를 풀어 주기 위해 너무 무겁지도 가볍지도 않을 정도로 적당히 누르는 것이 중요하다. 치료사는 경혈과 경락을 가지고 작업하는 복잡한 체계를 사용한다.

모든 사람과 작업하기 위해서 진신도 치료사는 몸과 마음의 균형을 위한 호흡, 명상, 운동방법, 전통적인 식이요법 원칙들을 사용한다. 이 방법은 증상적인 접근을 한다기보다는 행복의 발전과 유지를 강조한다. 또 정신을 고양시켜 중심을 열어 주는 깊은 이완과 원기 회복을 목적으로 한다.

주의사항 만약 다음과 같은 상태라면 지압을 받지 않는 것이 좋다.

- 급성감염 상태
- 식사 직후
- 격렬한 운동 직후

• 경혈 가까이에 종기나 염증, 피부병이 있는 경우

중국과 일본의 지압에는 공통점이 많다. 이는 동양의 전통적인 주제들이 다종다양하게 변화한 것인데, 기를 다루고 균형을 잡는 방법에서는 서로 차이가 있다.

발반사요법

발반사요법(Reflexology)은 손과 발에 있는 반사점을 눌러 몸 전체를 치료하는, 고대부터 전해져 온 또 다른 치료법이다. 이는 5,000년 전부터 인도와 중국에서 사용되어 왔는데, 고대 이집트까지 거슬러 올라갈 수도 있다. 기원전 2500~2300년 이집트 물리학자의 무덤에는 상형문자로 발반사요법을 받고 있는 남자가 그려져 있다. 또한 많은 아프리카 부족, 미국 원주민, 특히 북미 인디언인 체로키족에게도 발반사가 존재했다는 것이 밝혀지고 있다.

발반사요법은 특정 조건에 상응하는 반사점을 직접 누르거나 그와 연관된 점을 누를 수도 있다. 이들을 각각 직접반사 혹은 관련반사라 부른다.

이는 수면패턴이나 이완, 전반적인 건강에 도움을 줄 수 있다. 발반사요법은 치료의 도구이자 진단의 수단이 된다. 숙련된 발반사요법사는 발의 상태를 보고 건강의 이력과 현재의 문제를 말할 수 있다. 그러나 요법사는 법적으로 의학적인 진단을 하는 것이 금지되어 있다.

1983년 독일의 알폰스 코넬리우스(Alfons Cornelius) 박사는 아픈 지점을 규칙적으로 마사지해 주면 감염에서 회복된다는 것을 발견했다. 이에 비해 미국인 이비인후과 전문의인 윌리엄 피츠제럴드(William Fizgerald) 박사는 1902년에 신체구역치료를 대중에게 알렸다. 그는 몸을 열 개의 구역으로 나누며, 각 신체구역을 따라 에너지가 흐르고, 이것은 같은 구역 안에 있는 몸의 모든 부분과 서로 연결되어 있다고 보았다. 양다리와 양팔도 구역으로 나뉘어지는데, 이는 팔다리 역시 같은 쪽에 있는 '관련 구역'이라는 것을 의미한다. 관련 구역이라는 것은 어깨와 엉덩이, 팔뚝과 허벅지, 팔꿈치와 무릎, 팔과 종아리, 팔목과 발목, 손과 발(손등은 발등과, 손바닥은 발바닥과 연결되어 있다)을 말한다. 이 외에도 몸을 가로지르는 네 개의 구역이 있는데, 어깨 부위, 횡격막 부위, 허리 부위, 골반 부위가 그것이다. 반사점은 신체의 도처에 있고, 구역 안에 있는 어떤 긴장이나 에너지의 막힘도 전체 구역에 영향을 주며, 구역의 한 지점을 직접 누르면 전체 구역에 영향을 미친다.

또 다른 미국인 유니스 잉검(Eunice Ingham)은 손과 발에 있는 반사점을 더 부각시켜 신체구역치료를 발반사요법으로 발전시켰다.

발의 서로 다른 부분들은 서로 다른 몸 부위에 상응한다. 말하자면 엄지발가락은 머리와 뇌, 나머지 발가락들은 부비동(sinuses), 엄지발가락 아래의 둥근 부분은 폐 그리고 발뒤꿈치는 허리와 연결되어 있다. 발반사요법은 긴장을 풀어 주고, 상응되어 있는 몸의 부위에 정체된 에너지를 풀어 준다.

유니스 잉검의 제자 도린 베일리(Doreen Bailey)는 1966년에 발반사요법을 영국에 소개했는데, 지금 이 요법은 신뢰를 얻어 일반 외과의들과 병원, 호스피스에서 사용하고 있다.

효 과 발반사요법의 효과는 다양하고 다음과 같은 증상에 도움을 준다.

- 고통을 완화
- 혈액순환을 증진
- 몸이 원하지 않는 독성을 몸 밖으로 배출하는 시스템의 기능 향상
- 무월경, 월경불순, 생리통과 같은 생리문제
- 월경 전 증후군
- 불임증
- 임신 중에 나타나는 메스꺼움, 변비, 요통, 좌골 신경통, 소변 빈도의 증가
- 출산 후에 나타나는 피곤감, 우울, 방광염, 가슴 답답함, 불면증, 두통, 기억력 감퇴, 소화불량, 헛배, 변비, 소변 횟수의 증가, 피부가 얇아짐, 심장기능 감퇴, 유선염(가슴의 작열감), 성욕 감퇴, 얼굴 홍조, 골다공증
- 자궁 내막증과 같은 자궁 여러 부위의 염증 상태, 질염

특히 이런 상태가 만성적이라면 심각하게 받아들여야 하며, 의사는 이를 알고 있어야 한다. 전문적인 의학에서는 발반사요법을 정당한 단계로 받아들였으므로 발반사요법사에게 도움을 받겠다고 한다면 의사도 지지해 줄 것이다.

발반사요법사인 니콜라 홀은 다음과 같이 말한다.

많은 중년부인은 분만 시 고통을 줄이기 위해서 또는 분만이 늦어지거나 자궁수축이 약할 경우 도움을 받는다.[5)]

발반사요법의 치료 후나 치료 도중에 생리주기에 일시적으로 문제가 생길 수도 있는데, 예를 들어 기간이 약간 빨라지거나 양이 좀 많아질 수 있다. 그러나 이는 오래 지속되지 않는다. IUD와 같은 자궁 내 장치에 대해서 니콜라 홀은 다음과 같이 말한다.

……발반사요법을 받는 동안 이것이 몸 안의 낯선 '물건'으로 느껴질 수도 있다. 특히 몸에 잘 맞지 않는다면 움직일 수도 있다. 흔히 일어나는 반응은 아니지만 주의를 기울여야 한다.[6)]

주의사항 발반사요법은 고통스러울 수 있다. 특히 예민한 사람인 경우 그렇다. 훌륭한 요법사라면 편하게 느끼는 정도를 항상 물을 것이다. 만약 다음과 같은 상태라면 발반사요법을 피해야 한다.

- 염증 상태
- 고열
- 혈전증
- 제거하는 수술을 받은 직후
- 심각한 골다공증으로 고통받고 있거나, 특히 발과 손의 칼슘 결핍증
- 불안정한 임신 상태

만약 당신이 임신, 간질, 당뇨 등으로 심장치료를 받고 있다면 각별한 주의가 필요하다. 또 진통제, 안정제, 항우울제를 복용하고 있다면 반응을 무디게 할 수도 있다. 당신이 잘 느끼지 못해 그것을 표현하지 못하면 요법사는 당신의 상태를 배려하지 못하

고 너무 강하게 누를 수 있다. 그러나 느끼지 못할지라도 효과는 이미 일어나고 있다.

발반사요법을 이용하고 기분이 좋아져서 심한 상태가 감춰질 수도 있으니 주의하라.

질은 현재 쉰 살의 여성으로 매우 바쁜 사회복지사다. 그녀는 자신의 경험을 다음과 같이 표현하였다.

1980년에 시아버지가 갑자기 돌아가시고, 몇 주 뒤 친아버지 역시 심장마비로 돌아가셨어요. 갑작스러운 두 번의 죽음으로 나는 병이 들었고, 주치의는 원인이 '심리적 상처' 때문이라고 말했어요. 그래서 다른 이유에 대해서 생각해 보진 않았지만 의사의 말을 확신할 수 없어서 전에 본 적이 있는 자연요법사에게 갔어요. 그녀는 자궁과 관련되어 뭔가가 느껴지지만 무엇인지 정확히 알 수 없다며 다시 주치의를 찾아갈 것을 권했어요.

그 자연요법사는 발반사요법사이기도 했기 때문에 나는 발반사요법을 받았어요. 전에 그것에 관해 들어 본 적도 없었을 뿐더러 치료를 받자 다른 모든 곳도 아팠어요. 치료가 끝난 후 바닥을 딛고 서기조차 힘들 정도로 아팠죠! 그런데 다음 날 발도 아프지 않았고 다른 통증도 사라졌어요. 그것은 꽤 놀라운 것이었어요. 돌아보건대, 내 몸에 문제가 있다고 주치의를 설득하기가 더 어려워졌기 때문에 더 위험해졌을 수 있다고 생각해요. 그러나 결국 나는 해냈고, 나중에 자궁외 임신으로 밝혀져 적절한 수술을 받았어요.

다음은 또 다른 여성인 캐롤 우드의 경험인데, 그녀는 일기 형식의 글을 나에게 보내 주었다.

지난 3년 동안 나는 내가 겪었던 어떤 경험보다도 더 부정적인 사건들을 경험했어요. 사업의 실패로 소중하고 오래된 동업자였던 친구와 우정이 깨어졌어요. 그 결과 식비를 마련하기 위해 집과 가구를 팔아야 했으며, 그동안 내 딸은 사랑을 키워 왔던 이웃과 친구들과 이별해야 했어요. 남편은 그런 압력을 견딜 수 없어 자기 내면으로 들어가 버렸죠. 우리는 오래된 방앗간에 달린 습기찬 방으로 이사를 했고, 다시 집을 구할 때까지 그곳에 세 들어 살았어요.

그리고 연이어 어머니는 자궁에 혹이 있는 것을 발견했어요. 어머니와 맨체스터로 강력한 항암치료를 받기 위해 가던 날, 나는 내 인생을 거의 빼앗아가 버린 자궁외 임신의 고통을 다시 떠올렸죠.

나는 이 모든 것을 억누를 어떤 힘도 남아 있지 않았어요. 그저 대처방법으로 항우울제를 복용할 수밖에 없거나, 아니면 대안을 모색해서 보완치료의 도움으로 우울과 완전한 탈진상태에서 벗어날 수 있다는 것을 알았죠.

나는 전부터 알고 믿고 있던 발반사요법사에게 치료받기로 했어요. 그녀는 집으로 와서 나를 치료해 주었으며, 나는 이 치료와 명상, 채식 위주의 식이요법, 비타민과 미네랄을 충분히 복용하는 것을 병행했죠. 다음은 그 당시에 기록했던 일기입니다.

〈세션 1〉 오늘도 축축한 방에서 기분이 점점 우울해져서 예정된 발반사요법을 취소하려고 거의 수화기를 들 뻔했다. 세상에서 단 한 줄기의 빛도 찾을 수 없었다. 우리 가족 모두는 독감에 걸렸으며, 눅눅한 습기 때문에 상태는 더 악화되었다. 내 발은 아주 민감한 상태였으며, 발반사요법사인 O는 가슴과 부비동에 해당하는 부위를 부드럽게 만지기 시작했다. 심하게 막혀 있던 코는 치료 중에 이미 뚫리기 시작했다! 나는 자궁에 해당하는 부위가 매우 부드러워졌음을 알았는데, 수술한 직후라 당연한 것이었다. O의 접촉은 가볍고 부드러웠다.

O의 방문 후에 나는 기분이 한결 좋아졌으며, 의자에서 한 시간 동안이나 잠에 곯아떨어졌다. 나를 둘러싸고 있던 끔찍한 우울에서 한 줄기 구원의 손길이 보이기 시작했다. 이 치료 효과가 좀 더 길게 지속될 수만 있다면, 나는 더 행복하게 잠들 테고 깨어나서 다시 잠 못 드는 일은 없을 텐데…….

〈세션 2〉 독감 증상은 무시무시한 기침만 빼고는 조금씩 나아지고 있었다. O는 폐, 기관지와 관련된 부위를 집중적으로 만지기 시작했다. 물론 자궁과 관련된 부위는 아직 매우 조심스럽게 만졌다. 오늘 나는 기분이 한층 더 좋아졌고, 치료가 끝난 후에 음악을 틀고 명상을 시작했다. 나는 만약 내가 희망과 마음속의 아름다움을 잃지 않는다면 이를 견딜 수 있을거라는 확신이 들었다. 잠자기가 한결 수월해졌으며, 최소한 나흘 동안 악몽 없이 잘 수 있었다.

〈세션 3〉 독감은 물러간 것 같다. 몸 상태가 훨씬 좋아졌고 생기가 돌았다. O와의 치료과정을 즐겁게 마치고 브라이언을 돕기 위해 너무 성급하게 방앗간 일을 갑자기 많이 해 버렸다. 저녁이 되자 지치고 완전히 멍해졌다. 나는 쉴 수 있고 치료에 바칠 수 있는 시간을 확보하기 위해서라도 치료시간을 정해야만 했다.

〈세션 4〉 오늘은 정말 아름다운 시간이었다. O는 내 발의 피부색과 조직상태가 눈에 띄게 좋아졌다고 말했다. O의 방문 후에 나는 감정이 격해졌다. 어머니에 대한 깊은 슬픔, 비록 아버지가 옆에서

도와주기는 해도 내가 끔찍한 항암치료를 받는 어머니의 손 한 번 잡아 줄 수 없었던 것에 대한 슬픔이 복받쳤다. 나 자신에 대해, 행복에 대해, 내가 딸에게서 빼앗은 것 같은 안정된 상황에 대해, 딸이 그리도 사랑했던 다른 형제들을 잃어버린 것에 대해 슬픔을 느꼈다. 지금은 하늘나라에서 편안히 있을 아름다운 남자 아이가 계속 떠오른다. 나는 그를 팔로 안고 싶었으나 그저 가슴 속으로만 품을 수 있을 뿐이었다.

잠을 더 잘 잘 수 있었고, 모든 것을 토해 내듯 울고 나니 편안해졌다. 무엇인가 빠져나간 것 같았고, 3년 만에 처음으로 평안을 느꼈다.

〈세션 5〉 이제 등을 대고 바로 누울 수 있게 되었고, 명상상태에서 깨어나는 치유를 즐겼다. 힘이 조금 더 생겼으며, 더 이상 벽을 응시하면서 시간을 보내지 않았다. O는 내게 좋은 변화가 일어난 것을 알았고 나는 내 치유과정에서 중요한 존재인 그녀에게 감사의 마음을 전했다.

〈세션 6〉 나는 계속 좋아졌다. 이번이 O와 하는 마지막 세션이었지만, 이제부터는 혼자서 스스로 할 것이며, 그 효과를 계속 느낄 것이다. 나는 아주 먼 길을 걸어와서 지쳤지만 완전한 건강으로 나아가는 새로운 출발을 시작했다는 것을 알았다. 해는 구름 뒤에서 얼굴을 내밀고 있었던 것이다!

나는 그녀의 기록에 매우 감동을 받았다. 이는 자연적 치유과정의 점진적인 힘과 몸, 마음이 하나라는 것을 잘 보여 주고 있다.

극성치료

극성치료(Polarity Therapy)는 우리가 '기' 혹은 '프라나(prana)'라고 부르는 생동하는 에너지의 흐름을 조화롭게 하고 자극하는 또 다른 방법이다. 이 에너지는 공기, 음식, 햇빛, 태양열, 신체적인 접촉 그리고 영성과 사랑을 경험하는 데서 온다.

극성치료는 10대에 호주에서 미국으로 이민간 랜돌프 스톤(Randolph Stone) 박사에 의해 개발되었다. 그는 처음에는 카이로프랙틱, 정골요법, 자연요법을 공부했다. 극성치료는 그의 다학문적 접근, 특히 자신의 일생을 연구하고 조사하는 데 바쳤던 중국의학과 침술, 아유르베딕의학과 요가에 대한 연구를 반영한다.

스톤 박사는 정기적으로 인도에 가서 가난한 이들에게 무료로 의술을 베풀며 자신이 개발한 치료법의 효과를 나누었다. 그는 인간의 생명력은 창조물 전체의 생명력과 정확히 같은 것, 즉 "세상에서 가장 작은 세포 속에서 돌고 있는 바퀴는 가장 거대한 우주 속에서도 같은 방식으로 돌고 있다."[7]고 믿었다. 그는 모든 살아 있는 것은 +극, −극, 중립이 있으며, 어느 체계라도 에너지의 흐름은 중심에서 주변으로 자기장에 의해 돌게 된다고 가르쳤다. 또한 그는 위에서 아래로, 안쪽에서 바깥쪽으로 흐른다고 믿었다. 그는 인도의 차크라('8. 초물리적 치료' 참조) 개념도 사용했는데, 극성치료에서 에너지의 중심인 차크라는 핑갈라(+극이 흐르는), 이다(−극이 흐르는), 슈숨나(수직의 중립적인 흐름)의 세 가지 흐름이 있는 곳이다. 각 차크라는 물, 불, 땅, 공기, 에테르라는 특정 요소에 의해 구성되어 있다.

극성치료는 우리와 세상의 모든 것이 이 다섯 가지 요소로 구성되어 있다는 것을 전제로 한다. 이 힘들은 음, 양에 의해 서로 대항하거나 보완하는 힘에 의해 지배를 받으며, 존재의 다른 면들에 영향을 미친다.

- 물: 기쁨과 성욕
- 불: 의지와 개인적인 힘
- 땅: 생존적이고 물질적인 세계
- 공기: 움직임과 정신적인 활동
- 에테르: 창조성과 개인적인 자기표현

만약 이 영역들의 균형이 깨진다면 우리는 제대로 기능하지 못하게 된다. 예를 들면, 너무 모자라거나 넘칠 경우 이들은 다음과 같이 해석할 수 있다.

- 물은 우리가 감정에 압도될 수 있다는 것을 의미한다.
- 불은 과도하게 공격적이 되거나 입 안에서 쓴맛이 느껴지거나 생기가 없어지는 것을 의미한다.
- 땅은 우리가 일상에 너무 젖어 굳어 버리거나 미래에 대해 비전을 갖지 못하는 것을 의미한다.
- 공기는 오래된 사고의 습성에 매이거나 불안해지고 쉬지 못할 정도로 긴장하는 것을 의미한다.
- 에테르는 물질적 형태로 있는 것들을 부정하고 '지구를 떠나' 존재할 수 있는 것을 의미한다.

로자문드 웹스터(Rosamund Webster)는 이 치료의 목적을 다음과 같이 말한다.

치료사는 다양한 반사점과 압점들을 누르면서 몸 안의 양극관계(+극, −극, 중립)를 파악하여 그 사람 전체의 균형을 다시 잡아 주는 역할을 한다.[8)]

왜냐하면 이 치료는 손을 대는 다양한 바디워크치료를 포함하고 그것에 바탕을 두고 있기 때문이다. 식이요법과 영양 조절, 양극 운동, 상담과 아유르베딕의학의 기질 유형에 의한 분류 모델을 사용한다. 이런 바디워크치료들은 몸속 에너지의 흐름을 막는 정체를 풀어 주고 균형을 조절한다. 이들은 몸의 모든 중요한 체계를 포함하는데, 부드러운 조직을 손으로 주무르거나 정골요법이나 카이로프랙틱의 반사점과 압점을 누를 수도 있다. 이 작업은 몸을 재교육한다.

효 과 극성치료는 특히 다음과 같은 질환에 효과가 있다.

- 소화장애
- 알레르기
- ME나 허약 체질
- 스트레스 관련 질환
- 요통

주의사항 가끔 극성치료에서 요구되는 단식은 매우 허약하거나 병 중의 환자이거나 너무 어리거나 나이가 많을 경우에는 이롭지 못하다. 활동 중인 암세포가 있을 경우에도 조심스럽게 적용해야 한다.

아샤 크리스틴은 쉰한 살로 성장한 딸 하나를 두고 있으며, 계속 혼자 아이를 키워 왔다. 그녀는 극성치료에 몹시 감동받아서 지금은 그것을 배우러 다니는 중이다. 그녀는 다음과 같이 썼다.

나는 (극성치료의) 전일적인 접근이 매우 자유롭다는 것을 알았어요. 그 당시(1992) 나는 지난 5년간 알약 형태로 복용하던 호르몬치료를 중단하고 폐경기를 맞이하기로 했죠. 나는 적당한 정도의 압력으로 누르는 그리 무겁지 않은 바디워크를 받았어요. 이 치료는 막혀 있던 에너지의 흐름을 풀어냈는데, 나는 자주 움직이는 방법과 자세의 차이들을 발견했어요. 정신적인 양식도 바뀌었으며, 공황상태에 덜 빠졌어요. 스트레스를 느낄 때 정신을 집중하고 스스로를 안정시키고 더욱 긍정적이 되려고 노력했죠.

극성치료는 나에게 음악과 함께 진행되는 요가에 기초한 부드러운 운동을 제시해 주었어요. 매일 실시된 시술은 긴장과 감정 그리고 정체의 습성들을 계속해서 이완시켰기에 더 많은 에너지를 주었어요.

극성치료는 나에게 정화와 단식을 할 수 있도록 해 주었는데, 덕분에 지금은 내가 왜 그런 음식을 먹었는지, 어떤 음식이 나에게 이로운지를 이해할 수 있게 되었어요. 그것은 꽤 재미있는 실험이었고 진정으로 음식을 즐길 수 있게 되었죠. 과거 5년간 입맛과 식생활이 변했어요. 가끔 생선이나 닭고기를 먹는 것을 제외하고는 고기를 먹지 않고 있어요. 그뿐 아니라 유제품도 매우 조심해서 먹는데, 소에게 먹이는 호르몬 때문이었어요. 내 식생활의 대부분은 신선한 과일과 야채로 채워졌어요. 겨울에는 정수된 뜨거운 물을 많이 마시고 어떤 계절이든 찬 음식은 피하려고 해요. 1980년대 후반에 스트레스 대처훈련을 받은 후로 커피는 마시지 않고 요즘은 아주 가끔 차를 마셔요.

극성치료는 또한 내 자신과 환경에 대해 인식하도록 도왔어요. 그것은 내가 나와 환경을 더 조절할 수 있게 되었다는 것을 의미하며, 나에 대해 더 많이 이해하고 내가 선택해야 할 것을 알게 되었다는 의미예요.

운동역학

의학 분야에서 운동역학(Kinesiology)은 근육의 움직임에 대한 연구를 말한다. 매기 라 투렐(Maggie La Tourelle)과 앤시아 커트니(Anthea Courteuay)에 따르면 "운동역학은 에너지의 균형을 잡아 주는 것을 다른 치료 양식과 결합한 것으로, 전통 중국의학의 원칙과 손으로 하는 근육검사를 결합하여 만든 자연건강요법체계다. 이는 진정으로 전일적이고 몸의 구조, 화학작용, 마음과 감정 그리고 에너지체계 사이의 상호관계를 바로잡는다."[9)]

응용운동역학은 1960년대에 미국의 카이로프랙틱 치료사였던 조지 굿하트(George Goodheart)가 만들었다. 그가 개발한 일관성 있는 진단과 치료체계는 1973년에 응용운동역학 국제대학 창설로 이어졌다. 그 후 그는 척추를 교정하기 전후에 나타나는 차이를 근육의 강도로 측정할 수 있는 실험을 계속해 오고 있다. 이것은 하나의 척추에 연결된 근육을 손으로 누를 때 얼마나 잘 저항하는가로 측정한다. 그는 약해진 근육 안의 특정한 통증지점을 손으로 마사지 하고 난 후 다시 실험하면 강하게 된다는 사실을 발견했다. 그가 발견한 반사점들은 후에 신경임파점(neurolymphatic point)이라고 부르게 되었다. 응용운동역학이 만들어진 후로 기본 원칙을 응용한 다른 많은 운동역학들이 개발되었다. 이런 모든 것을 한데 모아 운동역학이라 부른다.

응용운동역학은 올바르지 않은 관절기능, 약한 근육, 내장기관의 기능부전, 척추장애, 몸 전체의 기능에 대한 심리적인 효과, 영양학적으로 필요한 것, 알레르기 반응을 검출하기 위해 사용된다.

특정한 조건에서 약화되는 건강한 근육에 대한 연구를 통해서 굿하트는 약한 근육은 종종 경련상태에 있는 근육과 함께 한다는 것을 발견했다. 다시 말하면, 근육에 경련이 일어나면 보통 그것을 진정시키기 위해 마사지를 하는데, 만약 반대의 근육을 강하게 하는 어떤 지점을 자극하면 경련상태의 근육이 정상적인 모양으로 돌아온다는 것이다. 로리 포시드(Lori Forsyth)는 이를 설명하기 위해 원래 존 티(John Thie)가 인용했던 내용을 다음과 같이 언급하였다.

> ……두 개의 스프링에 의해 작동하는 문이 있을 때 하나가 늘어나면 다른 하나는 자동적으로 줄어든다. 줄어든 스프링을 마사지 하는 것은 문을 제 위치로 돌리는 데 아무런 소용이 없다. 신경을 써야 할 것은 바로 늘어난 약한 스프링이다.[10)]

굿하트는 약한 근육으로 실험한 근육에는 구조적으로 정렬 상태가 흐트러져 있거나 영양적인 문제나 정서적인 문제가 있다는 것을 발견했다. 그는 또한 펠릭스 만(Felix Mann) 박사와 함께 침술가들이 따르는, 각 근육은 침술의 경혈과 연결되어 있다는 사실을 발견하고 근육과 경락의 관계를 연구했다. 이것은 경락 내의 에너지가 정체되어 있는지 잘 흐르는지를 밝혀낼 수 있는 근육실험을 거친 것이다. 이처럼 내장기관과 연결된 경락이 있다는 근거를 바탕으로 어떤 특정 근육의 약화는 내장기관의 기능 장애를 나타낸다는 것을 더 많이 연구할 수 있었다.

근육실험이란 무엇인가 우리 몸에는 약 650개의 자율근이 있는데, 이 중 40~50개는 운동역학에서 자주 실험되는 것들이다. 간단한 근육실험은 피험자가 오른팔을 펴고 시험자가 2파운드의 무게로 그 팔을 아래로 누르는 것이다. '그대로 유지하세요.' 라는 지시와 함께 피험자는 시험자의 누르는 힘에 맞춰 버티려고 해야 한다. 만약 피험자의 팔이 바로 그 지점에서 멈춘다면, 그 근육은 영향을 받지 않았다는 것을 말한다. 만약 팔이 유지되지 못하고 '스폰지' 처럼 느껴졌다면 근육 간의 소통에 결함이 생긴 것이다. 침술의 경락에 연결되어 있는 특정 근육들이 있다는 것은 약해진 근육과 그와 연관된 체계들에 대한 정밀한 사진을 통해 알 수 있다. 실험되는 것은 근육의 강도가 아니라 오히려 신경학적인 반응이다. 다시 말하면, 뇌와 근육 사이에 정보가 얼마나 잘 소통되고 있는가를 측정하는 것이라 볼 수 있다.

어떤 자극에 대한 사람들의 육체적, 정서적, 영양적, 에너지적 반응들을 알아보기 위해 간단한 실험을 할 수 있다. 실험을 시작하기 전에 먼저 근육이 적절한지, 즉 너무 굳은 상태가 아닌지, 적당히 반응할 수 있는지를 확인해야 한다. 여기서 굳었다는 것은 정상적인 기능을 의미하는 것이 아닌 너무 과도하게 활성화된 상태를 의미하고, 자극에 대해 적절한 반응을 하는 것이 불가능한 상태를 말한다.

자극이 주어지는 동안 계속 근육을 실험한다. 만약 근육이 처음 상태를 그대로 유지한다면 자극이 스트레스를 만들지 않았다는 것이다. 반대로 근육이 약해졌다면 자극이 스트레스를 만들었음을 보여 준다. 이런 구분을 통해서 치료를 위한 평가가 내려진다.

어떻게 교정하는가 응용운동역학과 다른 운동역학들은 교정의 범위, 몇 가지 기준 등을 다른 치료법에서 빌려 왔다. 어떤 교정이 효과적인지는 사람들의 몸이 결정한다. 여기서 표준적인 교정방법을 살펴보면 다음과 같다.

- 임파체계를 자극하는 특정 반사점들 마사지 하기
- 몸의 다른 부분의 혈액순환을 자극하는 머리에 있는 반사점들 만져 주기
- 경락을 따라 만져 주기
- 기의 흐름을 자극하는 침술 경혈 눌러 주기
- 기를 강화하는 영양분 제공하기

올바른 교정 후 이전에 약화된 근육을 다시 실험해 보면 새롭게 강해진 것을 확인할 수 있는데, 이는 곧 뇌와 근육 간의 소통 및 경락과 관련된 내장기관 간에 분명한 관계가 있음을 보여 준다.

운동역학치료는 옷을 입은 상태에서 받을 수 있으며, 치료의 횟수와 시간은 문제의 복잡성에 따라 달라진다.

효 과 운동역학은 전통의학에 의해 도움을 받지 못한 많은 병들을 치료한다. 또한 음식 알레르기와 민감성을 확인하는 데 좋은 방법이다.

다음은 중년의 영국 여성 사라의 이야기다.

1995년 나는 처음에는 간질발작이라는 진단을 받고 입원했어요. 실제로 간질이 아니라 내이(內耳)의 균형기관에 문제가 있어 그것이 시각과 의식에 영향을 주었음이 드러날 때까지 며칠 동안 병원 신세를 졌죠. 두 달 동안 발작이 계속되면서 나는 완전히 지쳐 버렸어요. 정신이 맑을 때가 없었고, 음식을 먹을 때도 아프다는 생각이 떠나질 않았으며, 어지러워서 오래 서 있을 수도, 컵 하나를 들 힘도 없었어요! 병원에 입원했을 때 피에서 아무런 병원균이 발견되지 않았는데도 백혈구 수치는 낮았고, 그것이 나를 '발작' 하도록 만들 뿐 아니라 약간의 감염이 있을 수 있다고 생각하게 되었죠.

내 침술사는 휴가를 떠났고 친구들은 나에게 운동역학 치료사와 의논해 볼 것을 권했어요. 나는 누가 도움을 줄 수 있다는 것에 회의적이었기에 누군가에게 내 얘기를 한다는 것에 지쳐 있었어요. 하지만 그것은 굉장한 경험이었어요! 그는 꼭 시계 수리공 같았는데, 늙고 정중하고 노련했어요. 그날 그는 나를 많이 만지지도 않았고 다른 실험도 하지 않는 등 몇 가지 평범하지 않은 것들이 있었어요. 하지만 그는 내가 그에게 얘기한 적도 없는 나의 과거 병력을 말했으며, 토론하거나 노트에 기록하면서 진행했어요. 그는 내가 바이러스에 감염되었으며, 이 바이러스는 몸체계 안에 깊숙이 들어와 있다고 말했어요. 그는 나에게 팔을 특별한 연결동작으로 들어올리는 연습을 평상시 하루에 두 번씩 하라고 했어요. 나는 바로 그의 말을 따랐고 훨씬 나아지는 것을 느꼈죠. 얼굴에 혈색이 돌았으며, 친구는 내가 좋아 보인다고 말했어요.

하지만 이미 운동역학 치료사가 경고한 대로 그 뒤 며칠 동안 다소 불편했는데, 그것은 건강이 회복되기 시작했음을 의미하는 것이었어요. 그의 방법은 내 몸이 도움을 원할 때 치료하는 것이라서 나는 당시 3개월 동안 치료를 받고 나서는 6개월에 한 번씩 그의 자문을 구했어요. 그리고 지금까지 9개월째 그의 자문을 거의 필요로 하지 않은 상태를 유지하고 있어요.

건강을 위한 접촉

건강을 위한 접촉(touch for health: TFH)은 비전문가를 위해서 집에서 배우고 사용할 수 있도록 고안되었다. 이는 조지 굿하트의 절친한 동료였던 존 티(John Thie)에 의해 집대성되었다. 존은 일반 대중도 널리 이용할 수 있는 응용운동역학의 기법을 만들고 싶어 했다. 따라서 그가 만든 이 TFH는 일주일만 워크숍에 참석하면 누구나 배울 수 있는 기법이다. 참가자들은 경락과 연결된 근육실험을 어떻게 하는지, 어떻게 경락체계가 활동하는지, 몸에 균형을 주기 위해서 어떤 치료가 있는지를 배우게 된다.

음식 알레르기와 민감성은 바로 그 자리에서 검사할 수 있는데, 특정 음식을 입 안에 넣고 위나 경락과 관련된 근육을 실험하면 된다. 이런 검사들은 어떤 음식이 우리의 생활을 더 활기차게 해 주는지, 어떤 음식을 피하고 끊어야만 하는지를 결정할 수 있게 해 준다.

내가 1980대에 TFH 과정을 배우고 난 후에 가장 좋았던 점은 ESR로 이는 '감정 스트레스 이완법(emotional stress release)'의

약자다. 이 기법은 눈썹 사이의 중간점 그리고 머리카락이 시작되는 이마선과 눈썹선의 절반되는 지점을 손가락으로 가볍게 눌러 주는 것이다. 손을 대기 전에 치료를 받는 사람은 자신을 괴롭혀 온 것에 대해 생각하고 근육실험을 통해 근육이 약해지는 반응으로 그것을 확인한다. 치료를 받는 사람은 계속해서 그것을 생각하고 앞이마 지점을 접촉할 때도 그것에 신경을 계속 집중해야 한다. 이 경험은 시간이 지나면서 문제가 더 가벼워진 것처럼 느껴지거나, 심지어 그 사람의 마음속에 창조적인 해결 방법이 떠오르게 하기도 한다. 이 기법은 단지 몇 분 정도 소요된다.

로리 포시드(Lori Forsyth)는 어떻게 마음과 감정이 몸에 영향을 미치는가라는 그녀의 관심사에 대해 다음과 같이 말한다.

> 근육을 검사하거나 가능한 항목들을 뽑아 작업하거나 직관을 이용하여, 나는 환자들의 생활 경험이 무엇이든 바로 그것이 지금 건강을 해치는 요인이 된다는 것을 알아낸다.[11]

그녀는 계속해서 클로에 워즈워스(Chloe Wordsworth)라는 영국 여성이 개발한 응용운동역학인 홀로그래픽 재형성(holographic repatterning)에 대해 설명한다. 이는 어떤 상처의 핵심에서 울려 나오는 진동의 파장에 대해 작업하는 것이다.

> 정신적 외상이 생기면 그 외상은 당시에 촉발된 공포, 분노 혹은 모든 생존반응으로 특징지을 수 있는 낮은 수준의 에너지 파장에 머물게 되어, 원래의 외상과 그에 대한 반응을 재자극하는 상황을 경험할 때마다 같은 파장으로 되돌아온다. 진동의 수준이 어떤 것이든 간

에 사람들은 같은 수준의 물건과 사람들에 관심을 두거나 끌린다. 그래서 낮은 수준은 재강화되고 악순환이 반복된다.[12)]

이런 민감한 작업은 진동의 파장을 교정하고 회복하기 위해 색이나 소리를 치료의 한 부분으로 사용한다.

8. 초물리적 치료

초물리적 치료(Metaphysical Therapies)는 영적인 것으로 비술로 전해 내려온다. 이는 활기나 생명력이라는 개념에 확고하게 기반을 두는 한편, 우주에는 우리를 돕는 다른 자원들이 있다는 믿음 위에 기초하고 있다. 세대를 거듭할수록 사람들은 인간이 물리적인 몸뿐 아니라 정묘체를 가진다는 사실을 느끼고 믿었다. 이러한 사고는 고대 이집트인, 중국인과 그리스인, 아메리카 원주민, 아프리카의 많은 부족들, 폴리네시아 카우나스족, 잉카족, 초기 기독교인, 인도의 베단타 예언자 및 유럽 중세의 연금술사와 신비가들의 영적이고 철학적인 저술과 가르침에 반영되어 있다.

따라서 오늘날 이러한 치료들이 각각 다양한 믿음을 가지고 있다는 것은 놀랄 일이 아니다. 이 중 일부는 종교적인 성격을 띠는데, 특히 영국의 전통적인 영적 치유는 하늘에 남성 신이 존재한다는 가정과 함께 기독교의 영향을 강하게 받고 있다. 하지만 초물리적 접근은 특히 불교와 도교 같은 동양 종교나 융 심리학에서 많은 영향을 받았다. 우리 각자가 혼을 가지고 있다는 개념과 집단적인 '힘'이나 '의식'이 존재한다는 개념은 대체로 당연한 것으로 여긴다. 치유사들이 사용하는 '고차적 자아(higher self)'라는 용어는 우리가 종종 그렇게 되고자 추구하는 존재의 한 측면을 말한다. 즉, 실제 의식적으로 접촉할 수 있고 우리가 그쪽으로 향해 갈 수 있는 존재의 슬기로운 측면을 의미한다.

많은 초물리적 치유사들은 환생을 믿으며, 천사와 영적 인도자가 존재하는 의식의 다른 차원과 수준이 있음을 믿는다. 따라서 만약 이러한 지식과 믿음이 자신의 믿음과 양립할 수 없다면 이를 시도하는 것 자체가 상당한 도전이 될 수 있다. 텔레파시, 초감각적 지각(ESP), 마음을 통한 육체 분자구조의 변화 등 심리 현상들이 이 범주에 포함된다.

나 자신을 포함하여 초물리적 치료사들은 우리의 존재가 단순히 피부에서 그친다고 믿지 않는다. 다시 말해, 인간이 물리적인 몸뿐 아니라 대부분의 사람에게 보이지 않는 정서적 · 정신적 · 영적 몸을 갖고 있다고 믿는다. 또한 현실은 다면적이므로 일반적으로 이용하기 어려운 정보나 느낌을 익히도록 자신의 감각을 개발할 수 있다고 믿는다. 의식이 진화됨에 따라 인간의 마음이 실제로 얼마나 개발될 수 있는지는 알 수 없지만, 현재 이런 초감각은 종종 여섯 번째 감각이라 부른다. 모든 사람은 원하기만 하면 이 여섯 번째 감각을 개발할 수 있는 능력을 가지고 있다.[1)]

치유: 정묘에너지, 오라와 차크라

다음에 소개된 시는 치유와 개인의 성장을 지향하는 로완 학교에서 '뿌리내리기: 초보자를 위한 치유과정'에서 '치유란 무엇인가?'라는 질문에 대해 헬렌 윌리엄스(Helen Williams)가 창작한 것이다.

치유란 무엇인가

그것은 과정……
전진……
인식……
변형……

전체…… 그리고 전체를 위한 탐색.
자유…… 그리고 더욱 자신이 되는 것.
시간을 통해 불멸이 엿보이는 통로.
치유란 무엇인가?

우리가
진아를 향해 따라가야 하는
다음 목적지.

여기서 나는 광범위한 의미의 영적 치유라는 용어를 사용할 것이다. 치료사들은 자신을 영적 치유사, 자연치유사, 심리치료사, 정묘에너지 치유사, 생체에너지 치유사, 치료적 치유사 등으로 부른다. 일부 치유사들은 '영적(spiritual)'이라는 말을 꺼리는 데 자칫 종교적인 치유나 믿음치유 혹은 영성주의*)와 혼돈될 우려가 있기 때문이다. 실제로 영적 치유는 기독교와 영성주의자 및 다른 교회에서도 일어나지만 경배의 한 부분으로 특정한 종교적 교리를 표현하기도 한다. 종교적 치유는 일반적으로 '집회' 나 '치유회' 를 통해 공개적으로 이루어지며 무료봉사로 행한다.

어떤 사람들은 치유를 받음으로써 긍정적인 신체 변화를 극적으로 경험한다. 나의 경우는 그보다 약했지만 그래도 중요한 경험이었다. 나에게 있어 치유 경험은 '집으로 돌아옴' 과 같은 것이었다. 나는 척추 부상을 당한 지 1년이 지난 후인 1980년에 이 치유를 발견하였다. 내가 만난 치유사는 작고 아주 부드러운 목소리로 말을 했고, 나를 의자에 앉힌 다음 뒤에 서서 자신의 손을 내 몸에서 약 2피트 정도 떨어진 곳에 두었다. 그때 나는 몸속에서 정골요법을 받았을 때와 같은 종류의 감각을 느끼고는 깜짝 놀랐다. 그는 나를 만지지도 않았기 때문이다. 나는 이 현상에 대해 이미 알고 있었던 것 같은 다소 이상한 느낌을 가졌다. 비록 익숙하게 느껴졌지만 전혀 새로운 것이었으며, 나를 사로잡았다.

나는 치유사와 전부 세 차례 만났는데, 그동안 어떤 기적도 일어나지 않았다. 그러나 작지만 더 의미심장한 경험이 있었다. 솔직히 처음에는 치유사가 다소 기대에 어긋난다고 생각했다. 그것은 나의 치유사가 수줍어 하고 말 수가 거의 없는 사람이었기

*) 영성주의는 죽음 뒤에 삶이 있으며, 영매를 통해 죽은 사람들과 접촉하고 의사소통할 수 있다는 믿음에 근거한다.

때문이다. 하지만 내면 깊은 곳에서는 내가 들어갈 수 있을 것 같은 전적으로 새로운 세상이 있으리라는 하나의 새로운 확신과 희망 그리고 깨달음이 있었다. 신체적인 관점에서 보자면 그것은 단지 몇 번의 치유 만남이 나의 회복을 촉진한 것처럼 보였다. 이후 정골요법을 받으러 갔을 때 내 정골요법사는 놀라면서, 전에는 시기상조라고 판단했던 치료를 바로 실시하였다.

엔시아 코트네이(Anthea Courtenay)는 1991년에 다음과 같이 썼다.

> 치유는 더이상 특별한 주변치료나 지독하게 아픈 사람들을 위한 최후의 수단이 아니다. 수천만의 개인과 집단이 안수와 명상 및 기도를 통해 마음과 몸 그리고 지구 자체의 치유를 실천하고 있다.[2)]

치유란 무엇인가 우리의 몸과 마음 모두가 정말로 고요하고 안정되어 있을 때 더욱 특별한 일이 일어난다. 이때 우리는 '집으로 돌아온다.' 심지어 잠시 동안일지라도 멈추어서 우리 삶과 현재 일어나고 있는 일에 대한 어떤 전망을 얻는다. 치유사가 손을 대는 목적은 긴장을 풀고 이완하도록 돕기 위해서다. 또한 '치유에너지' 라고 부르는 것을 얻기 위한 '매개' 로서 그들 자신을 이용한다. 그들은 스스로를 생명에너지의 전달자로 여긴다. 이 과정은 전기를 생산하는 발전소를 떠올리면 쉽게 이해할 수 있다. 전기는 지역발전소에서 단계적으로 전압이 낮아져서 가정의 벽에 있는 소켓으로 들어간다. 만약 전기가 발전소에서 곧바로 텔레비전으로 들어온다면 텔레비전은 폭발할 것이다. 텔레비전은 제 기능을 수행할 수 있는 일정 수준의 전력만 필요로 한다. 이처럼 치유사는 자신을 작은 인간 발전기로 사용한다. 치유사는 자신의 에너지를 주는 것이 아니라(자신의 에너지를 주어야 한다면 결국에는 스스로 고갈될 것이다) 마음에 집중함으로써 자신 속으로 우주에너지를 끌어당겨 수령자에게 전달한다. 그리고 그 부산물로 자신에게 유용한 힘도 얻을 수 있다.

또한 치유는 우리를 둘러싸고 있는 에너지와 연결된다. 이러한 에너지가 인간인 우리들에 의해 끊임없이 생산된다. 결국 인간은 생각하고 느끼는 육신과 피로 이루어진 존재일 뿐 아니라 복잡한 에너지체계다.

오 라

치유는 인간의 정묘에너지체계의 균형과 관련되어 있다. 치유사는 '오라(Auras)' 혹은 '인간에너지장'이라는 것을 통해 작업하므로 반드시 고객의 신체를 만질 필요는 없다. 이것은 우리 각자를 둘러싸고 있으며, 모든 생물 주위에 존재하는 것으로 에너지장을 형성하는 에너지들의 상호작용이다. 예를 들어 1930년대 러시아 사진기술자인 세미온 키를리안(Semyon Kirlian)은 빛 대신 고주파 전류를 사용하여 사진을 만들어 냈고, 이 방법을 통해 그 에너지장을 찍을 수 있었다. 최근에 나는 전산화된 카메라로 나의 오라 사진을 찍었다. 두 손을 내 주변의 전자기장 감지기 위에 올려놓는 방법으로 측정하고, 색깔을 기반으로 하는 차크라체계를 이용해 그 측정치를 해석했다. 동시에 두 장의 사진이 찍혔는데, 하나는 그곳에 앉아 있는 사진이었고, 다른 하나는 감지기에서 나온 정보가 겹쳐 있었다. 그 다음 나의 오라 색깔들이 나타난 폴라로이드 사진을 얻었고, 전문 해석가가 이를 분석하였다. 치유나 명상을 하기 전후 혹은 운동이나 그 외 무언가를 하는 도중에 찍은 사진들을 비교함으로써 에너지장에 일정한 차이가 나타나는 것을 볼 수 있었다.*)

치유사는 손을 이용하여 이 에너지장에서 방출되는 진동과 파동을 알아낼 수 있다. 이 진동을 조정함으로써 일반적으로 이완이나 정화와 같은 미세한 에너지 변화가 수령자에게 일어난다.

오라 혹은 인간에너지장이라는 개념은 오랫동안 있어 왔다. 바바라 앤 브레넌(Barbara Ann Brennan)은 미국인 치유사이자 과학자인데, 한때 나사(NASA)의 연구 과학자이기도 했다. 그녀는 이러한 현상을 일컫는 현대과학 용어로 인간에너지장이라는 말을 사용했다.[3] 오라는 몇 인치에서 몇 피트에 이르기까지 확장 가능하며, 이는 그 사람의 건강과 생기에 따라 달라진다. 오래된 종교화에 있는 후광이 바로 이 오라를 표현한다고 하며, 많은 비잔틴 그림들에서도 머리뿐 아니라 몸 전체에서 뻗어나가는 후광을 보여 준다고 알려져 있다.

많은 사람이 오라를 보거나 느끼는데, 종종 색깔을 보거나 느끼기도 한다. 그 안에 있는 에너지들은 계속적으로 흐른다. 그러

*) 대부분의 도시에서 정기적으로 개최되는 마음, 신체, 영성이나 보완건강 박람회(Complementary Health Exhibitions)에서 오라 사진을 찍을 수 있다. 나는 브리튼 서섹스 지방의 한 가게에서 오라 카메라를 발견했는데, 가게에서 사진을 찍을 수 있으며, 작동자 및 분석자와 함께 카메라를 대여할 수 있다. 현재 그 가게는 두 번째 카메라를 구입했는데 움직이는 영상을 볼 수 있다. 컴퓨터 화면을 통해 몸과 오라 및 차크라를 볼 수 있다. 어떤 카메라를 통해서든 전후 사진을 비교함으로써 치유를 받거나 명상을 하고 혹은 다른 종류의 에너지 균형 활동을 하면서 일어나는 변화를 확인할 수 있다.

므로 투시력과 초감각을 가지고 오라를 읽음으로써 그 사람의 신체와 정신 그리고 정서의 세부 상태를 알 수 있다. 투시력을 가진 치유사는 수령자를 둘러싸고 있는 밝기와 색깔의 특성에 초점을 맞추고 집중한다. 그리고 초감각을 가진 치유사는 손으로 오라를 감지하여 뜨겁고 차가운 감각 그리고 밀도와 소모 정도를 느낄 수 있다. 종종 치유사의 손에 따끔거리는 느낌이 있거나 응혈되거나 막힌 곳에는 저절로 손이 떼진다. 이때 고객은 다양한 반응을 겪게 되는데, 대체로 이완되거나 해방되는 느낌을 갖는다. 치유사는 보통 전체 오라를 훑은 후 다른 부분과 균형이 깨진 것으로 보이는 부분들을 살핀다.

비교심리학(esoteric psychology)에서는 오라에 각각 신체적 · 아스트랄적 · 영적인 측면이 있다고 본다. 책과 비교(esoteric)적 가르침에서 종종 이러한 정의가 혼돈되어 쓰이고 있음을 발견할 수 있는데, 이 세 가지 측면 안에 얼마나 많은 '정묘체'가 존재하는지에 관해서도 다양한 의견이 있다. 하지만 다른 이름들과 차이에도 불구하고 이들 모두는 비슷한 원칙 아래 작동하는 경향이 있으므로 대부분의 치유 역시 비슷한 방식으로 도움이 된다. 이에 대한 견해는 다음과 같다.

① **신체적**: 즐겁거나 고통스러운 두 가지 신체적 감각

② **아스트랄적**(astral):

- 에테르적(etheric): 신체 청사진
- 정서적: 자신과 다른 사람 간의 정서적 관계
- 정신적: 함께 작용하는 이성적이고 직관적인 정신

③ **영적**: 여기서 '신성한'이라고 말한 보편적이며 자비로운 지

성에 대한 믿음

- 신성한 의지: 전체 진화 계획과 연결되어 있으며 함께 창조함. 즉, 우리는 목적을 가지고 여기에 있음
- 신성한 혹은 영적인 사랑: 경이로움 혹은 그와 유사한 영적, 영감적인 경험
- 신성한 우주적 정신: 간단히 말해 '고요하며 내가 신임을 아는 것'. 이는 내가 더 위대한 지성의 일부임을 자각하는 것을 의미함

이러한 종류의 모형을 사용하면 질병이 신체 증상으로 드러나기 전에 오랫동안 지속된 불균형을 분석할 수 있다. 오라를 통한 작업은 현재의 고통을 경감시킬 뿐 아니라 예방을 위한 처방이기도 하다.

스스로 해보기

다음은 오라를 정화시키고 조화롭게 하는 데 도움이 되는 훈련이다.

척추를 똑바로 세우되 힘을 주지 말고 편안하게 앉는다. 필요하면 부드러운 받침이나 방석을 이용한다. 눈을 감고 몇 번 정도 숨을 깊이 쉬면서 천천히 긴장을 푼다. 이때 자신과 현재의 순간에 집중한다. 그런 다음 몸에서 2~3피트 정도 떨어져 자신을 둘러싸고 있는 공간에 주의를 기울인다. 이 공간의 위아래와 앞뒤 그리고 자신을 둘러싼 모든 면을 자각한다. 이제 머리 위에 있는 공간에 주의를 기울이고 그곳에 아름다운 금빛 테두리가 있다고 상상하라. 이 금빛 테두리는 거대한 후광으로 당신의 몸을 충분히 둘러쌀 만큼 크다. 이 테두리가 점점 몸 아래쪽으로 움직여서 발바닥과 그

아래로 이동한다고 상상하라. 이것이 내려옴에 따라 원치 않았던 사고나 느낌 혹은 자신이 가지고 있던 부정적인 에너지를 일으키게 된다. 테두리는 쉽게 그것들을 흡수한다. 경우에 따라서는 금빛 테두리가 어떤 지점에서 걸려 '에너지에 찬 파편'을 '수집'하기 위해 더 많은 시간이 필요함을 알 수 있다. 하지만 어떤 것도 하려 하지 말고 그냥 일어나는 대로 내버려 두라. 마침내 테두리가 끝까지 아래로 내려온다. 그런 다음에는 자신이 순수하고 깨끗한 흰 거품 속에 싸여 있다고 상상하라. 원하는 만큼 그대로 앉아 있다가 준비가 되었다고 느낄 때 천천히 눈을 뜨고 의식을 완전히 방으로 되돌린다.

차크라

극성치료나 요가의 치료사들 뿐 아니라 대부분의 치유사들은 차크라체계에서 정보를 끌어낸다. 이 차크라(Chakras)는 고대 산스크리트어로서 바퀴를 의미한다. 또 전통적인 인디언의 가르침에서는 만다라 모양의 바퀴나 꽃으로 묘사한다. 차크라는 움직이는 빛의 바퀴인데, 투시로 볼 수 있는 에너지 중심으로 다양한 색깔, 모양, 강도, 속도, 질을 가지고 있다.

이 체계를 통해 생명에너지가 어떻게 인간에게 들어오고 분배되며 나가는지를 이해할 수 있다. 또한 이 체계는 신체적·정서적·정신 및 영적인 개별 기능 수준들과도 관련되어 있다.

이러한 에너지 중심들은 단순히 물질적인 것이 아니며, 일반적인 방법을 통해서 보거나 측정할 수 없다. 이는 미세하지만 강력하여 민감한 손을 통해 느끼거나 다양한 방법으로 해석할 수 있다. 차크라를 탐구할 때 점성학적 도표와 같은 지도를 사용한다.

이는 우리 몸의 어떤 지점에 에너지가 모자라거나 과도한지, 즉 막혀 있거나 상처입기 쉬운 곳, 중심에 있고 선명한 곳이 어디인지를 이해하는 데 도움을 준다. 비록 각각의 차크라와 그 암시적 의미들은 서로 구별되지만, 그 체계는 하나의 전체로 작동하고 각각의 중심들은 다른 중심들과 상호 의존한다. 따라서 하나의 중심이 제대로 작동하지 못하면 전체 체계에 영향을 미치게 된다.

차크라의 위치와 암시적 의미에 관해서는 다양한 해석이 제기되어 왔다. 차크라에 부여된 의미들은 분비선체계를 포함한 다양한 신체 구성물뿐 아니라 색깔, 소리, 감각, 원소 그리고 인간 발달의 진화나 단계를 포함한다. 지난 수년간 보석, 행성, 아로마 치료 오일 등과 같은 다른 관련 영역들이 첨가되어 왔다.

주로 일곱 개의 차크라가 가장 일반적인데 여기에 손바닥과 발바닥에 있는 차크라가 첨가되기도 한다. 또한 침을 놓는 지점은 하나의 작은 치크라라고 한다. 신체적 차원에서 차크라는 척추를 따라 위치하고 있다. 신경계의 중심기관인 척수는 뇌에서 몸으로, 반대로 몸에서 뇌로 자극을 전달하는 통로다. 차크라 자체는 인간에너지장 혹은 오라의 부뷰이며, 물질적인 몸과 비물질적인 몸 사이를 이어 주는 중요한 에너지 연결점이다.

차크라에 집중하는 명상을 통해 무의식적 요소에 접근하고 해결하며 이해할 수 있다. 차크라는 꿈 세계로 들어가는 통로와도 같다. 우리가 특정한 차크라에 있는 고통의 정서적이거나 심리적인 원인을 알려고 할 때 신체적인 문제 역시 완화시킬 수 있다. 일상 수준에서 차크라 명상은 에너지를 깨끗하게 유지하고 흐르도록 도와준다. 우리가 자신을 조화롭게 하거나 지구와 영적인 원천에 의식적으로 연결시키지 않으면 에너지를 맑게 할 수 없다.

다음에 일곱 개의 주요 에너지 중심을 그린 도표와 각각의 다양한 암시적 의미 그리고 그 고유한 정의들을 제시하였다. 더 많은 정보는 색채, 수정 및 소리치유, 아로마치료('5. 마사지치료' 참조), 창조적 시각화 및 긍정적 사고('2. 바디워크치료에서 질병의 의미' 참조) 등에서 언급하였다.

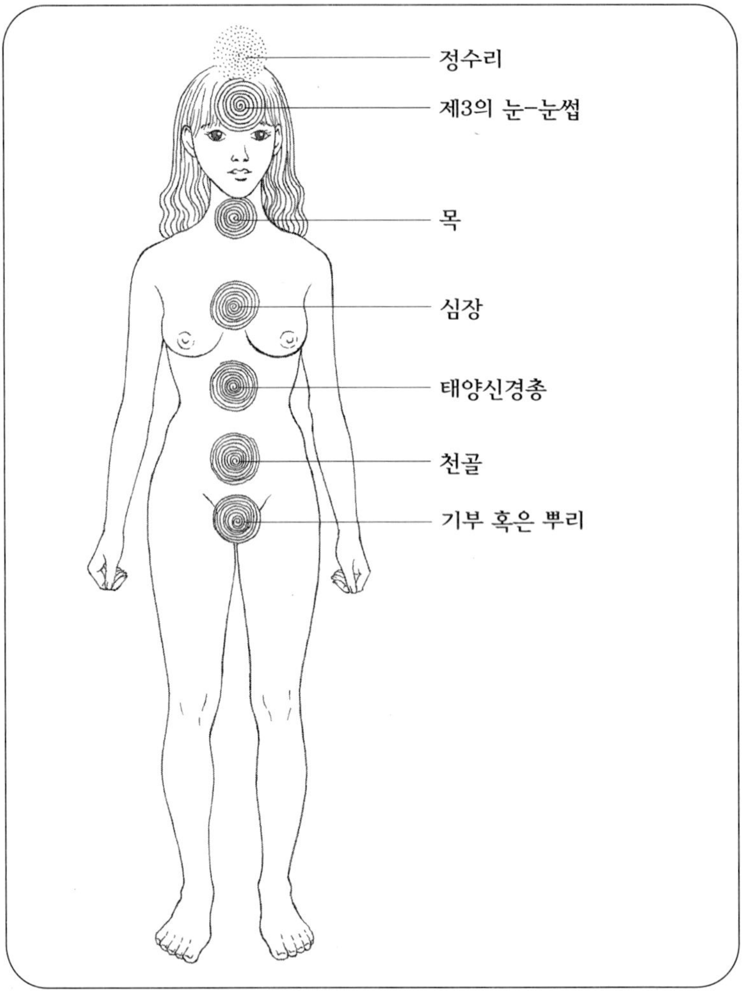

기부 혹은 뿌리

산스크리트어	물라다라(muladhara). 신체에 생기를 준다.
위치	척추 끝
색깔	붉은색
성분	흙
소리/진언	람(LAṀ)
음표	C
감각	후각
에너지 유형	물리적이고 원시적인 에너지, 토대와 안정, 원시적인 기관 및 수태, 세포단계
신체기관 및 부위	성기관과 배설기관(다리, 발, 척추바닥)
분비선	부신(싸우거나 도망가는 반응으로서 응급상황의 준비를 돕는다), 생식선(난자나 정자를 생산하는 성적 발달)
보석	석류석, 연수정
향	삼목재, 몰약, 패출리유, 베티버
행성	토성, 지구
주장 내용	나는 땅에서의 위치를 충분히 자각하고 있으며 나의 기본 욕구가 언제나 충족될 것이라는 것을 안다.

천골

산스크리트어	스와디스타나(svadhisthana). 성애, 다산, 신체적 활기와 음식 흡수를 위한 에너지를 주고받는다.
위치	후면-천골과 허리 아래, 정면-배꼽 바로 아래
색깔	주황색

성분	물
소리/진언	왐(VAṀ)
음표	D
감각	미각
에너지 유형	성적인 것, 깊게 젖어 있는 습관, 의례, 창조성, 생기, 토대
발달단계	일 대 일 관계, 자기와 타인
신체기관 및 부위	재생산체계, 장, 방광, 신장, 요추
분비선	기부차크라와 마찬가지임
보석	황수정, 호박, 루비
향	일랑일랑, 자스민, 장미, 백단향
행성	달
주장 내용	나는 어떤 관계에서든 나의 욕구와 타인의 욕구를 존중하며 그에 따라 행동할 것이다.

태양신경총

산스크리트어	마니푸라(manipura). 신경계와 소화과정에 활기를 준다.
위치	후면-흉추 하부, 정면-횡경막
색깔	황색
성분	불
소리/진언	람(RAṀ)
음표	E
감각	시각
에너지 유형	자기가치, 자기존중, 사회질서, 자신의 사회집단과 번영 유지

발달단계	개인적 정서와 욕망, 집단과의 관계, 주장적, 자신의 의지와 사적인 힘을 사용
신체기관 및 부위	간, 위, 쓸개
분비선	췌장(혈당량 통제), 비장(다른 기능들 중 혈액저장과 백혈구 및 혈장세포*) 생산)
보석	황금황옥, 공작석
향	주니퍼, 베티버, 등화유
행성	화성, 태양
주장 내용	나는 공포와 죄의식 없이 삶을 충만하게 살 가치가 있으며 내면의 소리를 충분히 듣고 있다.

심장

산스크리트어	아나하타(anahata). 고차적인 자아에서 생명력을 정착시킨다.
위치	후면-세 번째와 네 번째 흉추, 정면-흉골
색깔	녹색
성분	공기
소리/진언	얌(YAṀ)
음표	F
감각	촉각
에너지 유형	정서, 모든 형태의 삶에 대한 자비
발달단계	중립적인 사랑, 우리 자신을 있는 그대로 받아들임
신체기관 및 부위	심장, 폐, 혈액순환, 가슴, 유방, 흉곽

*) 혈장은 혈액이나 림프의 액체 부분이다.

분비선	흉선(성장과 면역)
보석	장미석영, 에메랄드
향	멜리사, 장미, 베르가모트, 자스민
행성	금성
주장 내용	나는 자신과 다른 사람들을 무조건적으로 사랑하고 사랑을 주고받으며, 나와 다른 사람의 경계를 존중한다.

목

산스크리트어	비슈다(vishuddha). 연설과 소리 및 의사소통을 위한 에너지를 주고받는다.
위치	후면–가장 낮은 경추와 흉추 상부, 정면–목구멍
색깔	하늘색
성분	우주, 에테르
소리/진언	함(HAM)
음표	G
감각	청각, 소리
에너지 유형	의사소통하기, 범주화, 이름 붙이기, 도전하기, 자기표현
발달단계	몸통과 머리, 영과 물질을 잇는 다리, 진실 말하기
신체기관 및 부위	호흡관, 식도, 폐상부, 목과 목소리
분비선	갑상선과 부갑상선(물질대사 통제)*)

*) 물질대사는 생명을 유지하기 위해 일어나는 물리적이고 화학적인 모든 과정의 총합을 의미하며(기계론적 관점에서) 에너지가 신체에 이용할 수 있도록 변형되는 것을 말한다.

보석	소달라이트, 터키석, 청금석
향	카모마일(독일 및 영국산), 레몬, 회향풀
행성	수성, 해왕성
주장 내용	나는 진실한 자아를 기꺼이 표현하고, 내 자신의 창조에 완전히 참여한다.

제3의 눈-눈썹

산스크리트어	아즈나(ajna). 아래쪽 뇌(소뇌)와 중추신경계에 활기를 준다. 시야에 영향을 미친다.
위치	후면-두개골 바닥, 정면-눈썹 중앙, 콧대 위쪽
색깔	남색
성분	정신
소리/진언	아(A)
음표	A
감각	모든 감각과 직관
에너지 유형	이성적이고 직관적인 사고, 상상, 인지, 고차적 추론, 이상주의, 의사결정, 투시력
발달단계	무제한적. 상상력이나 지성에 의해서만 제한됨
신체기관 및 부위	뇌와 골수, 두개골의 바닥
분비선	뇌하수체(뼈의 성장을 통제하고, 다른 내분비선의 활동을 조절)
보석	청금석, 남동광, 형석
향	라벤더, 로즈마리, 주니퍼, 타임
행성	목성
주장 내용	나는 내 사고와 말과 행동에 전적으로 책임을 진다.

산스크리트어	사하스라라(sahasrara). 두뇌 위쪽(대뇌)에 활기를 준다.
위치	머리 꼭대기, 두개
색깔	보라색
성분	영
소리/진언	옴(OṀ)
음표	B
감각	초감각적 인지 및 이를 넘어섬
에너지 유형	영적 각성, 지혜, 종교, 고차적인 영감, 영적 인도, 초월
발달단계	모든 것과 하나됨. 이중성을 넘어섬, 진실, 신성
신체기관 및 부위	대뇌피질, 머리 꼭대기, 두개
분비선	송과선(혹은 약 24시간 주기의 신체리듬 조절과 관련된 혼의 자리)
보석	자수정, 투명 석영, 다이아몬드
향	라벤더, 유향, 자단
행성	천왕성
주장 내용	나는 나의 고차적인 정신을 완전히 자각하며 그 의지에 열려 있다.

이상의 일곱 개 차크라에 덧붙여 상부 심장센터(가슴센터와 목센터의 중간)와 콧날에 있는 주요 변화센터 그리고 머리 위쪽에서 약 18인치 떨어진 위치에 있는 정체성 지점(identity point), 고차원 의식 등이 있다.

치유 목적 치유사는 신체적인 어려움을 도울 뿐 아니라 수령자의 영적인 안녕에도 관심을 가진다. 따라서 수령자가 깊은 영적 차원에서 자신에 대해 갖고 있는 부정적인 신념을 찾고, 이를 치유과정에 유용한 정보로 이용하도록 돕는 데 초점을 맞춘다. 또한 수령자가 자신의 상황과 타협하도록 도움으로써 자기 자신과 더불어 평화롭게 살아갈 수 있게 한다. 그리고 많은 영적 치유사들은 수령자가 보다 의미 있는 방식으로 삶을 마감할 수 있도록 죽음을 다룬다.

애석하게도 현재 대중매체와 대규모 일반 대중은 이 치유를 폄하하거나 선정적인 것으로 다루고 있다. 치유사가 기적을 수행할 것이라는 희망과 고정관념, 이로 말미암은 비현실적 기대는 깊은 이완과 스트레스 완화 효과는 별도로 하더라도, 주로 내면의 평화와 자기이해의 장소를 발견하는 등의 진정한 치유 효과를 얻는 데 큰 장애가 된다. 물론 물리적인 기적이 일어날 수도 있고 일어나기도 하지만, 이런 경우는 극히 드물다. 오히려 대부분의 치유는 단계적으로 이루어지고 변화하려는 수령자의 헌신에 더 큰 영향을 받는다. 사실상 그럴 듯한 기적이 많이 일어나고 있지만 대부분 언제나 좋은 뉴스거리는 아니다.

일반적으로 치유를 받으러 가면 먼저 자신을 성가시게 하는 것이 무엇인지 질문을 받게 된다. 그리고 앉거나 누운 상태에서 치유가 이루어지는데, 옷을 완전히 입은 상태에서 신발만 벗거나 스카프나 허리띠 등을 풀어놓기도 한다. 치유사들은 종종 경험을 고양시키기 위해 촛불이나 향과 같은 물건을 사용한다. 그리고 보통 부드러운 뉴에이지 음악을 즐겨 듣는데, 이런 음악을 싫어하는 사람도 있으므로 고객에게 적합한지 반드시 확인해야 한다. 치유사들은 차분히 자신을 가라앉히고, 아주 가벼운 황홀 상태로 들어간다. 하지만 이들은 여전히 생생하게 깨어 있으며 뇌파를 바꾸어 명상상태로 들어간다. 치유사들은 특히 생명력을 위한 일종의 전달자나 촉매역할을 하므로 그 의도와 자비심이 중요하다. 그런 다음 치유사들은 고객의 몸 위에 직접 손을 올려놓거나 조금 떼고 치유를 시작한다. 고객이 반드시 치유작업을 믿어야 할 필요는 없지만 마음을 열고 있으면 더 도움이 된다.

전체 과정에서 손을 대는 시간은 15~45분가량 지속되며 보통 앉아서 하는 치유일 경우 시간이 덜 든다.

치유에 대한 반응 사람마다 상당히 다양한 반응을 보이는데, 대부분은 치유시간 이후 재생되고 이완되고 균형을 찾으며, 고통과 통증에서 자유로워진 느낌을 받는다. 모든 전일적 치료와 마찬가지로 경우에 따라 잠깐 동안 불편함이 증가하기도 하는데, 이는 적응이 일어나기 때문이거나 해방되기 전에 다시 한 번 직면해야 하는 고통스러운 정서 때문이다. 하지만 곧바로 완화되기도 한다.

치유는 현대 서구의학이나 대체보완의학 등 다른 형태의 치료들과 충돌하지 않는다. 또한 효과를 보기 위해 아플 필요도 없고 우울한 정서상태에 머물러 있을 필요도 없다. 치유는 훌륭한 회복제며, 균형과 건강을 유지하는 방법이다.

효 과 치유를 통해 얻을 수 있는 효과는 다음과 같은 것들이 있다.

- 에너지 균형을 맞춤으로써 머리가 맑아지고 발이 땅에 닿는 느낌이 생기고 기운이 난다.
- 고통이 완화되고 근육 긴장이 줄어들며, 편안하고 이완된 경험을 한다.
- 양육되고 지원받으며, 있는 그대로의 자신이 수용된다고 느낀다.
- 지금까지 무시해 왔던 피곤함과 연결됨으로써 휴식을 취할 필요가 생긴다. 또한 모든 다른 손을 대는 치료와 마찬가지로 긴장이나 통증이 있는 부위를 더욱 정확하게 알아차리게 되며, 곤란한 감정이나 풀지 못한 기억에 연결됨으로써 정서적으로 당황할 수도 있다. 치유사는 고객이 이를 직접 경험하도록 여유를 주어야 한다.

주의사항 금기사항은 거의 없다. 단지 심각한 심장질환이나 간질을 앓고 있는 사람들에게는 지나친 에너지를 주지 않도록 주의를 기울일 필요가 있다. 요컨대, 접촉시간을 줄이는 것이다. 아이들의 경우에는 5~10분 정도의 짧은 시간 안에 작업을 끝내야 한다.

대부분의 다른 치료들과 마찬가지로 단기적으로 증상이 심화된다고 느낄 수 있음을 기억하라. 이는 치유과정의 일부로 최대 몇 시간 이상 지속되어서는 안 된다.

50대의 제니라는 여성은 자신의 경험을 다음과 같이 말하였다.

그전까지 몰랐는데, 치유를 받고 난 후 처음으로 제 팔에 경직이 있다는 걸 알아차리게 되었어요. 그리고 에너지가 변화된 것 같은 느낌을 받았답니다.

스스로 해보기

치유는 자연스럽고 해가 없기 때문에 혼자서 할 수 있는 방법이 많고 이용할 수 있는 책도 많다. 접지하기(grounding)라는 말이 종종 사용되는데, 좋은 기분을 느끼기 위해서는 발을 굳건하게 딛고 땅 위에 있다는 생각과 외부 자극에 대해 우리 중심에서 반응이 일어나고 있다는 느낌이 중요하다. '접지하기' 과 '중심잡기' 는 치유사와 고객 모두에게 유용한 각성 도구로, 내가 치유수업에서 이 주제를 가르칠 때 사람들이 이를 곧바로 자신의 삶에 적용하여 그 가치를 발견하는 것을 볼 수 있었다.

나는 접지하기를 가르치기 위해 종종 접지하지 않은 상태가 어떤지를 묘사하여 설명하는 것이 더 쉽다는 사실을 발견하였다. 땅에 굳건하게 접지하지 못했을 때 흐트러지거나 강박관념에 사로잡히거나 혼란스럽다. 또 약속 장소에 너무 늦게 혹은 일찍 도착하거나 사고를 일으키기 쉽거나 신체적·정서적으로 균형을 잃어버리기 쉽다. 가장 극단적으로는 조울증 정신질환을 보이게 된다.

반면, 발을 제대로 땅에 딛고 섰을 때 우리는 신체와의 접촉을 느끼고 자신이 대지와 연결된 존재임을 느낀다. 우리의 발 아래 대지를 느끼면서 안정되고, 우리 자신의 견고하고 핵심적인 부분을 의식할 수 있고 균형 잡혀 있다고 느낀다. 또한 우리는 우리가 필요로 하는 것들과 연결된다. 내 생각에 치유는 과거와 현재의 충족되지 않은 욕구들을 인식하고 이것들을 충족시킬 방법을 발견하는 것이다. 우리 모두는 이를 위해 도움이 필요하며, 대부분 자신이 필요로 하는 것보다 다른 사람이 필요로 하는 것이 무엇인지를 더 잘 알아차린다. 땅에 닿지 못할 때 우리는 다른 사람에게 자신의 욕구를 투사하는 모험을 한다.

대지의 상징적 의미는 중요하다. 대지는 양육하고 정화하는 기능을 한다. 또한 부패하는 물질을 새롭게 성장시킨다. 우리의 물질적 원천은 대지에서 나오며 몸은 죽어서 대지로 돌아간다. 대지에너지와 연결될 때 우리는 이 에너지를 우리 자신의 접지에 사용할 뿐 아니라 이를 끌어올려서 다른 사람들에게 전달할 수도 있다.

다음에 혼자 해 볼 수 있는 치유기법들을 제시하였는데, 이는 건강하고 조화로운 방법으로 대지에 닿는 느낌에 초점을 둔 것들이다.

- 상상력을 사용한다: 뿌리 차크라에서 나오거나 다리와 발을 통해 땅속으로 들어가는 접지 끈이나 뿌리 혹은 밧줄을 떠올려 보라.
- 아름답고 흰 깨끗한 빛줄기 아래 서 있다고 상상함으로써 자신의 오라를 선명하게 한다.
- 호흡에 초점을 맞추어 속도를 늦추면서 그 리듬을 의식한다.
- 명상: 정신을 가라앉히고 집중한다.
- 촛불을 켜고 불빛에 집중한다.
- 신체 자각: 이는 몸에 있는 미세한 감각을 알아차리고 이에 반응하기 위한 학습이다. 예를 들어, 팔다리에 기지개가 필요하다는 것이나 해갈해야 할 갈증을 알아차리는 것이다.
- 유기적 성분을 가진 음식으로 건강한 식사를 하고 생수를 마신다.
- 휴식을 취한다.
- 이완을 돕는 카세트테이프를 사용한다.
- 태극권, 요가 등을 한다.
- 나무를 감싸안는다.
- 잔디나 흙 위를 맨발로 걷는다.
- 정원 손질 같은 실용적인 일을 한다.

- 자연 속에서 약간의 신체운동을 한다. 춤을 추거나 땅 위에서 발을 구르고, 나무 아래 눕거나 북을 친다.
- 생각과 느낌을 표현하고 의사소통하며 귀를 기울인다.
- 특히 바다나 폭포와 같은 물가에 머문다.
- 지평선을 바라보며 집중한다.
- 바디워크치료를 받는다.

나는 이 책을 컴퓨터로 치면서 등에 약간의 통증을 느꼈고, 최근 한 번의 치유를 받았다. 그리고 즉각적으로 다음과 같이 썼다.

그것은 정말 대단했다. 나는 마치 기구가 공기 중에 올라가는 것처럼 요통이 점차 올라가 지평선 너머로 멀어져 가는 것을 느꼈다.

쉰다섯 살인 도로시는 협심증을 앓고 있는데, 심장수술 대기자로 기다리고 있는 동안 치유를 받고 다음과 같이 자신의 경험을 기술하였다.

나는 기운이 고양될 뿐 아니라 극히 이완되는 것을 느꼈다. 마치 설탕이 따뜻한 물에 녹는 것처럼 치유를 통한 온기가 통증을 녹여 훨씬 수월해졌다. 협심증으로 괴로울 때면 에너지가 고갈되는 끔찍한 느낌을 갖는다. 하지만 치유를 받은 후에는 마치 누군가 내게 새로운 건전지를 갈아 끼워 준 것 같다. 게다가 무척이나 사랑받고 있다고 느낀다.

마고는 50대 초반으로 결혼해서 두 자녀를 둔 카리브 흑인이다. 그녀는 영적인 치유와 시아추를 결합한 자신의 경험을 다음과 같이 서술하였다.

> 나는 내가 가진 알 수 없는 공포와 흥분이라는 심리증상을 치료할 방법을 찾아다녔다. 또한 등과 목 그리고 어깨에 통증이 있었으며, 내 스스로 자기의심과 자신에 대한 가치결핍감에 시달린다고 생각했다. 그래서 지난 18개월 동안 영적 치유와 함께 시아추치료를 받았다.
>
> 나는 다른 사람에게도 이 두 치료법을 정말로 추천하고 싶다. 영적 치유는 내가 자신과 주변에 집중할 수 있도록 고무해 주었고, '지금 현재' 를 더욱 자각하게 되어 있는 그대로의 나 자신을 인정하는 법을 배우게 해 주었다. 나는 내 자신을 믿기 시작했고, 나와 나를 둘러싼 모든 것을 사랑하기 시작했다.

치유적 손길

치유적 손길은 고대에 행했던 몇 가지 치유 행위들을 현대적으로 적용한 것이다. 이러한 치유는 인간에너지의 방향을 의식적으로 이끌거나 예민하게 조정하는 숙달된 기술로 이루어진다(돌로레스 크리거(Dolores Krieger(1993)).

돌로레스 크리거 박사는 신념 치유를 승인된 과학으로 전환시키고 있다(뉴욕매거진). '치유적 손길은 1975년 크리거에 의해 처음으로 손을 대는 고대의 안수행위에 가까운 도움이나 치유행위로 묘사

> 되었다. 이는 위약*)보다 나으며 막연하기는 해도 인간에너지를 조화시키는 방법, 학습 가능한 방법으로 소개되었다. 비싼 도구들과 고도의 기술세계에서 인간 접촉이 극적인 결과를 낳는 가치 있는 치유법으로 재발견되고 있다.[4)]

돌로레스 크리거 박사는 뉴욕 대학의 간호과 교수로서 1960년대 초에 이러한 형태의 치유를 개발하였다. 크리거 박사는 캐나다 토론토의 맥길 대학에서 수행한 안수 관련 연구 프로그램에 초대받았다. 이때 그녀는 안수가 자신의 학생들에게 도움이 될 수 있다고 느꼈다. 나를 비롯한 많은 현대 치유사들과 마찬가지로 그녀는 어떤 종교적인 관련성이 없더라도 누구든 이러한 기술을 배울 수 있다고 생각했다.

일반적으로 영적 치유에 대한 과학적 해석을 통해 의료계와 일반 대중은 이런 치유에 접근할 수 있게 되었다. 나는 전체 치유작업에서 신비로움을 제거하는 것이 필수적이라고 믿는데, 크리거의 작업은 바로 이를 진척시키는 긴 여정이었다. 그녀는 치유적 접촉체계를 간호모형에 적용하고, 이를 '간호의 최전선(frontiers in nursing)'이라는 프로그램을 통해 대학원 간호사 학생들에게 가르치기 시작했다. 1996년까지 미국 내 여덟 개 이상의 대학과 전 세계 53개국의 간호사들이 이 방법을 사용하였다. 영국에는 1989년 진 세이어 아담스(Jean Sayre-Adams)라는 미국인 간호사에 의해 처음 도입되었고, 1995년 영국 간호위원회에 의해 공인

*) 옥스퍼드 영어사전에서는 위약을 "환자가 자신의 증상을 위한 약이나 치료행위로 받아들인 물질이나 과정 혹은 아무런 효과가 없음을 알면서 처방된 물질이나 과정"이라고 정의하고 있다. 위약 효과에 대해서는 "위약에서 만들어진 유익한 효과인데, 이는 위약 그 자체의 속성에서 기인된 효과는 아니다."라고 하였다.

되었다. 현재 영국 간호사들은 맨체스터 대학에서 이를 배우고 있다.

나는 1982년 치유적 손길의 기술과 철학에 기초한 일주일간의 강습회에 참여한 적이 있었다. 돌로레스 크리거는 이미 1979년에 『치유적 손길(The Therapeutic Touch)』이라는 책을 출판하였다. 나는 이 방법이 간단하면서도 정묘에너지를 이용하는 작업에 효과적인을 알게 되었다. 이 방법은 오라나 에너지 운동과 같은 추상적인 개념을 표현하기 위한 언어를 제공한다. 기본적으로 이는 치유사가 자신의 마음에 집중하고 의식에 변환을 일으키는 일반적인 영적 치유와 같다. 그런 다음 치유사는 수령자의 에너지를 조화롭게 흐르도록 변형할 수 있다. 치유사는 자신의 손을 수령자의 몸에서 약 2~4인치가량 떨어지게 하여 머리에서 발끝까지 훑어간다.

또한 자신에게 집중하여 마음을 고요하게 함으로써 스스로를 준비시키는 기술이 포함되어야 한다. 그런 다음 수령자의 에너지장을 판단한다. 일반적으로 손을 통해 다른 감각을 익힐 수 있는데, 가장 흔하게는 체온의 차이를 느낄 수 있다. 때로는 울혈이나 압박감, 만족감과 같은 다른 감각을 인식할 수도 있다. 또는 따끔거림, 욱신거림 그리고 약한 전기적 충격 같은 감각도 있을 수 있다. 치유사는 에너지장에서 율동과 같은 맥박을 느낄 수도 있는데, 이러한 종류의 기술들은 다른 많은 치유과정에서도 배울 수 있다. 하지만 치유적 손길은 그 자체의 언어를 가지고 보완 연구를 거치면서 고유한 형태로 발전되었다.

이 방법은 다른 형태의 안수치유와 마찬가지로 치유과정에서 옷을 벗을 필요가 없다. 때때로 목과 어깨에 부드러운 마사지를 함으로써 고객의 긴장을 풀어 주는데, 이때 고객은 옷을 입고 앉거나 누워 있으면 된다. 치료에 걸리는 시간은 정해져 있지 않고 10분 정도로 짧게 끝나거나 30분이나 그 이상으로 길게 걸릴 수도 있다.

진 세이어 아담스는 다음과 같이 말했다.

> 치유적 손길은 에너지장의 상호작용으로 간주할 수 있다. 치유사의 역할은 수령자의 에너지장을 관찰하여 새롭게 유형화함으로써 이완을 촉진하고 통증을 덜어 주는 것이다. 따라서 치유사의 의식 수준이 중요한 요인이 되며, 사실상 그 과정의 일부는 '중심잡기', 즉 정신적으로 이완하여 수령자에게 초점을 맞추는 것이다.[5)]

또한 그녀는 치유적 손길의 단계를 다음과 같이 정리하였다.

- 중심잡기: 치유사는 주의를 집중하여 내면을 고요하게 만들고, 스스로 수용적 상태에 이르러 지금, 여기에 초점을 맞춘다.
- 진단: 치유사는 자신의 손을 사용하여 동적인 에너지장의 성격을 결정한다. 이는 미세한 감각으로 직관적 · 신체적인 단서를 인식함으로써 이루어진다.
- 정화: 손을 이용하여 몸을 아래로 훑어 내려가면서 동적 에너지장을 통해 체계적이고 율동적인 에너지 흐름을 이용한다. 관련 연구에 따르면 이 단계에서 이완이 일어나고 신체적 · 정서적인 증상들이 감소하기 시작한다.
- 개입 혹은 균형: 이 단계에서는 에너지가 투사되며, 특정한 방향으로 인도되고 조정된다. 이 과정은 수령자의 체계 내에

질서를 재수립하도록 도우며 에너지장이 새로 형성된다. 치유사는 이 전체 과정의 한 부분으로서 에너지의 흐름을 인도하기 위해 종종 자신의 심상이나 불균형감에 의존한다.

- **평가**: 지식이나 직관적 의사결정에 근거하여 성취된 재유형화 혹은 재균형을 평가한다.

현대 물리학에서 우주는 상호 관련된 사건들로 이루어진 하나의 동적 그물망이며, 우리와 환경은 분리될 수 없는 존재로 모든 치유의 토대가 된다. 뉴욕의 간호학 교수인 마사 로저스(Martha Rogers)는 이 주제를 간호이론 개발에 사용하였는데, F. 빌리(F. Biley)는 로저스의 이론에 대해 다음과 같이 쓰고 있다.

> 이 이론은 보편적인 의학모형에서 동떨어진 간호모형에 대해 비판하면서 이러한 간호 현실에 급진적인 전망을 제시했다. 그 구성틀은 사고를 분절하고 문제를 부분으로 나누며, 이를 논리적인 순서로 배열한 것이다. 이는 이른바 데카르트적이라고 묘사할 수 있는 환원적 · 기계적 · 분석적인 전통적 간호관에 새로운 대안을 제공한다. 또한 공고하고 정체적이고 폐쇄된 세계관에서 간호를 유도하여 결과적으로 많은 선입견에 도전하여 극복하게 하였다.[6]

레이키

레이키(Reiki)는 일본의 영적 치유로서 지극히 단순한 형태의 안수다. 이는 일반적인 안녕과 이완에 좋고 신체의 자기치유 능력을 증진시키는 것으로, 그 기원은 티베트와 이집트의 치유전통까지 거슬러 올라간다. 다른 체계들과 마찬가지로 레이키는 질병과 통증의 원인에 대해 마음을 열게 하여 수령자가 자신의 삶에 책임을 지도록 돕는다.

레이키는 티베트 불교에서 유래되어 최근까지 오직 선택받은 소수에게만 알려져 오다가 19세기에 일본 의사인 미카오 우수이(Mikao Usui)에 의해 재발견되었다. 그는 부처가 치유했던 방법을 추구했다. 또 어떤 사람들은 그가 그리스도가 치유했던 방법을 추구했다고도 한다. 미카오 우수이는 이전까지 결코 발견되지 않았던 자신의 질문에 대한 답을 고대 수트라(경전)에서 발견하였다. 그는 산에서 명상을 통해 영감을 얻었고, 그곳에서 치유에 사용할 수 있는 네 가지 상징을 보았다고 한다. 산을 내려왔을 때 그는 발을 다쳐 비틀거리는 상태였다. 그때 자신의 손을 발 위에 올려 놓음으로써 부상을 치유했다. 그는 자신이 관심을 가진 것에 대해서는 완전한 해답을 얻었다고 한다. 한편 그가 발견한 상징들은 수트라에 있는 가르침을 활성화하였다고 한다. 미카오 우수이는 자신의 지식과 경험을 다른 사람들에게 전수했고, 그중 추지로 하야시(Chujiro Hayashi) 박사와 타카타(Takata) 부인이 서구로 레이키를 전파하는 책임을 맡았다.

'레이키'라는 용어는 두 가지 말로 구성되어 있다. '키'는 생명력을 의미하며, '레이'는 영적으로 인도받음을 의미한다. 이는 모든 생명에너지 작업을 일컫는 포괄적인 일본말로, 특히 본질적으로 우주 생명에너지의 자유로운 소통을 의미한다. 이러한 레이키는 다른 치료들과 함께 사용할 수 있다.

레이키를 수행하는 신체적 과정은 수많은 '잡기(holding)', 즉 손을 부드러우면서도 확고하게 신체의 특정 위치에 놓는 것과 관련되어 있다. 파장을 통해서 신체의 에너지 통로들이 열리고 정화된다. 이 과정 중에 상징들을 사용하여 당신과 당신 '혼의 기억'을 다시 연결하여 당신이 '더 높은 자아'에 접근하도록 열어 준다. 수령자는 옷을 입은 상태로 눕는다. 치유는 수령자의 요구에 따라 달라지며 한 번에 끝나거나 수차례에 걸쳐 이루어질 수도 있다. 다른 형태의 영적 치유와 마찬가지로 긴장을 풀어주며 에너지의 균형을 맞춘다.

레이키 시술사는 훈련 기간 동안 입문과정을 거친다. 이들은 레이키 마스터와 조율하여 상징들의 치유력을 전수받는다. 레이키 마스터라는 용어는 스승을 일컫는 말로 동양적인 도제 형태의 훈련법을 반영하며 자기숙달을 목표로 한다. 훈련은 3단계로 이루어지는데, 상당히 짧은 기간에 이루어질 수 있다. 어떤 마스터들은 일주일 만에 첫 번째와 두 번째 단계의 레이키를 가르친다. 이러한 훈련체계가 위계적으로 보일지 모르겠지만, 반드시 그런 것만은 아닌, 일단 시작하고 자신이 배운 것에 의지하게 된다. 훈련은 필연적으로 자기강화와 자기숙달을 목표로 한다. 상징들은 강력한 진농에너지를 선날하고 훈련사들은 그것이 자신의 삶에 가져오는 변화들을 다루어야 한다.

다시 말하면, 다른 형태의 영적 치유와 마찬가지로 시술사들은 그와 같은 치유를 하는 것은 자신들이 아니라고 말한다. 오히려 치유하는 사람은 바로 필요로 하거나 받아들이려는 치유에너지의 양을 무의식적으로 결정하는 수령자들이라고 한다. 때로 원했던 신체 증상이 치유되지 않을 수도 있다. 하지만 우울해지거나 무언가 싫어지는 느낌은 더 이상 갖지 않게 된다.

많은 사람이 부상 치유, 장기적 우울증 회복, 종양 감소 등과 같은 커다란 진전을 보고하고 있지만 레이키 시술사 자신들은 기적을 주장하지 않는다. 제인 알렉산더는 다음과 같이 쓰고 있다.

> 미국 스탠포드 대학에서 레이키를 통해 암과 관련한 5년간의 프로젝트를 수행한 적이 있다. 3개월 미만의 삶을 선고받은 말기 암환자 약 300명에게 현대의학 처치와 병행하여 레이키를 실시하였는데, 2년 반 후 그들 중 절반 이상이 여전히 살아남았다. 이러한 결과 자체가 의사들을 놀라게 했지만 그들에게 더욱 인상적이었던 점은 환자들의 삶의 질이 더욱 향상되었다는 사실이다.[7)]

하지만 어떤 것도 예상할 수 없다. 제대로 치유되지 않는 것처럼 보일 때는 언제나 그 뒤에 어떤 의미가 있는 것이다. 이때 잠시 쉬면서 휴식을 취할 필요도 있다.

많은 사람이 레이키를 주고받고 배우면서 엄청난 가치를 얻고 있는 것이 분명한데도 나는 레이키 치유에 대해 어느 정도 우려하게 된다. 시간이 걸리는 자기 성장의 실천과 과정이 시술사에게 무엇보다 중요한데, 레이키는 너무나 대중화되어 일부 전문가들은 이를 지나치게 빠르게 배워서 사용하기 때문이다. 따라서 처음 시작하는 사람들은 쉽게 유혹받게 되는데, 자신들은 특별하며 치유력에 바로 접근할 수 있다고 여기게 된다. 따라서 레이키를 훈련받는 사람들은 학습과정을 진행할 때 지지집단이나 지도감독과 같은 필요한 뒷받침을 제공할 수 있는 마스터를 통해 배우는 것이 중요하다. 또한 수령자의 입장에서는 자신의 삶 속에서 레이키를 다루고 통합하는 데 어느 정도 시간을 보낸 시술사를 찾는 것이 중요하다.

이것에 덧붙여 나는 용어와 관련해서도 문제가 있다고 생각한다. 레이키 마스터라는 말은 남성을 가리키므로 내게는 성차에 근거하고 있는 것처럼 보인다. 비록 이것이 도제제도에 대한 동양적 접근을 반영한 것이라 해도, 이 용어는 우리가 여성성을 재인정하는 시대에 살고 있다는 나의 신념에 어긋난다. 그러나 매력과 긍정적인 측면 중 하나는 '레이키'가 동양적 매력을 가진 이름의 치유라는 점이다. 이에 반해 '치유'라는 용어는 보다 추상적이고 공허하게 여겨지고, '영적 치유' '정묘에너지치유' '치료적 치유' 같은 용어들도 종교를 의미하거나 모호하게 들린다. 또한 유럽 문화에서 치유를 유대 기독교 신앙의 부분으로 여기지 않을 경우, 사람들의 마음속에서 여전히 이교나 비학(오컬트) 혹은 마법과 관련되어 있을 것 같다. 이에 대한 공포와 선입견이 사람들의 마음 표층에 떠오를 것이다. 하지만 이 대중성 때문에 레이키는 훨씬 더 많은 사람에게 접근하면서 치유를 일으키고 있다. 이러한 모든 치유 형태와 전통을 위한 공간은 충분하다.

여기 긍정적인 몇몇 레이키 경험이 있다. 레이키치료를 받은 후 제인 알렉산더는 다음과 같이 썼다.

> 솔직히 감동을 받았어요. ……매우 경이롭지만 무한히 애정어린 무언가를 낯선 방식으로 접촉한다고 느꼈습니다. 그것은 아마도 신성한 축복일 거예요.

그리고 쉰세 살의 마릴린 커비는 다음과 같이 썼다.

레이키치료는 매우 편안하였으며 나를 깊은 명상상태로 이끌었어요. 시술사의 집을 떠날 때 하늘은 밝아 보였으며 안녕감을 느꼈어요. 나는 이제 매일 혼자서 레이키를 실시하고 친구들이 원하면 해주기도 해요. 고통받는 위기상황에 있는 사람들에게도 레이키를 사용해요. 그것은 언제나 적어도 그들을 고요하게 만들 수 있으며 편안한 느낌을 줍니다.

원격치유(혹은 부재치유)

나는 이 치유를 종교가 아닌 기도라고 부른다. 치유사는 개인 혹은 집단으로 도움을 요청하는 사람들에게 사랑과 치유에너지를 보내는 데 중점을 둔다. 이때 집단에너지가 더 강하다. 이상적으로 볼 때 언제 치유를 보낼지를 알아서 당신이 하던 일을 멈추고 치유를 받는 데 집중할 수 있어야 한다. 그러나 항상 이런 일이 가능한 것은 아니다. 또한 지구, 오존층, 세계 지도자, 기아난민, 학대받는 어린이나 성인, 생존을 위협받고 있는 종(種)에게 치유적인 생각을 보내기도 한다.

원격치유가 단순하다는 사실과 당신이 염려하고 있는 사람들을 생각하게 되는 것이 자연스럽다는 사실은 곧 우리 모두 이런 치유를 할 수 있다는 것을 의미한다. 원격치유를 배울 수 있는 방법은 다양하다. 가장 흔한 방법은 이완하고 명상상태로 들어가서 무엇이든 자신이 믿고 있는 고차원적인 힘에 도움을 요청하는 것이다. 최대 행복을 위해, 또 관련된 모든 사람의 최고 행복을 위해 필요한 모든 것을 그 사람이 받을 수 있기를 청한다.

그 후에 그 사람이 잘 되고 행복한 모습을 마음속에 그리고 그에게 사랑과 빛을 진심으로 보낸다. 중요한 것은 그들이 저지른 잘못에 초점을 두거나 너무 애쓰지 않는다는 것이다. 모든 치유와 마찬가지로 마지막에는 마음으로 스스로를 닫고 당신의 차크라 센터가 닫히거나 흰 빛으로 자신을 둘러싸는 것을 바라본다. 어떤 치유사는 특정 색깔을 투사하도록 훈련받기도 한다.

현재 열아홉 살인 로라 모튼은 열여섯 살 때 GCSE*) 시험을 보았다. 그녀는 첫 시험 때 무척 고생했기 때문에 원격치유를 요청했다. 따라서 시험을 보는 동안 치유가 이루어졌다. 이에 대해 그녀는 다음과 같이 말했다.

> 원격치유를 받고 있는 동안 얼마나 정신이 깨어 있고 확신에 차 있었는지를 나중에서야 깨달았어요. 나는 시험장소에 앉아서 그냥 시험을 칠 수 있었어요. 모든 것이 쉽게 지나갔고 전혀 힘들지 않았어요. 이전 시험 때는 앉아 있으면서 아무것도 쓸 수 없었고, 무적이나 외롭다고 느꼈죠. 혼란스러웠으며 나 자신에게 '도저히 할 수 없다.' 고 말했어요. 하지만 함께 치유를 받으면서 내면이 아주 안정되었고 이완되었으며, 다른 때처럼 어떻게 할 것인가에 대해 많이 걱정하지 않았어요. 치유는 정말로 편안했어요. 집중을 했더라면 그것을 느낄 수가 있었을 거예요. 누군가 거기서 나를 지지하고 괜찮다고 말하며 북돋아 주고 있는 것처럼 따뜻함을 느꼈어요.

*) GCSE(General Certiqicat of Secondary Education)는 우리나라로 치면 중학교 졸업 후에 치는 영국의 시험. 영국에서는 많은 이들이 이 과정을 마친 후 바로 직업일선에 뛰어든다. – 역자주

래디오닉스: 전일적 원격치유

래디오닉스(Radionics)는 '검은 상자' 혹은 생동력계(biodynamometer)와 같은 기구의 도움을 받아 원거리에서 수행되는 치유다. 이는 불균형을 수정하기 위해 에너지 형태를 바로 이끌어 주는 치료인데, 대략 3년 동안의 시간제 훈련을 요구하는 복잡한 과정이다.

이 치료를 이해하려면 생물학과 화학은 물론 양자물리학, 즉 물질과 에너지가 상호 변환되는 세계까지 탐험해야 한다. 이런 세계에서 모든 생명 형태는 공통적인 에너지장 아래 잠겨 있으며 상호 침투하고 있다. 이 에너지장의 가장 낮은 진동 수준은 전자기적으로 측정할 수 있다. 하지만 많은 에너지 수준들은 과학적 기구를 통해 측정할 수 없다.

이 치료의 기본 원칙을 개발한 사람은 미국의 물리학자 에이브람스(Abrams) 박사인데, 그는 1800년대 말과 1900년대 초에 신경계 질병에 관한 미국의 주도적인 전문가 중 한 사람이었다. 그는 각각의 질병들이 갖는 독특한 에너지 형태를 식별하였는데, 이와 같은 생각은 당시의 시대적 사고를 훨씬 넘어서는 것이었다. 그는 이를 전자기적 현상이라고 간주하고 저항기를 포함하는 상자를 고안했는데, 이를 통해 옴(Ohm) 수치를 밝혀 질병의 반작용을 측정할 수 있었다. 즉, 한 질병을 다른 질병과 구별할 수 있음을 발견하였다. 예를 들어 암은 50옴스,*) 매독은 20옴스

*) 옴스(Ohms)는 전기저항을 나타내는 단위다. 이는 전기충전이 신체조직과 같은 하나의 물질을 통해 움직이기 위해 수행해야 하는 작업을 측정한다. 질병은 신체조직의 저항을 변화시킨다.

그리고 결핵은 15옴스에서 반작용을 일으킨다는 것을 밝혀냈다. 1924년 영국 왕립의학회는 그의 기본적인 분석기술을 검토하였고, 이것이 '매우 높은 가능성 아래 수립되었음'을 밝혔다. 한편 미국인 지압사인 루스 드라운(Ruth Drown) 박사는 환자와 치료사 사이에 '연결'이나 '관찰'을 이용함으로써 원거리에서도 치료가 가능함을 발견했다. 머리카락이나 혈액 표본 같은 연결을 사용하는 것은 홀로그래피 원칙(the principles of holography), 즉 전체에서 취해진 작은 부분이 전체 에너지 형태를 반영한다는 원칙에 기반을 둔다. 이는 각각의 세포가 몸의 주요 DNA 청사진의 복사본을 갖고 있다는 세포생물학과 같은 원리다.

다른 형태의 초물리적 치료와 마찬가지로 래디오닉스는 사람의 생명에너지장에 있는 어떤 왜곡이 결국 일정한 종류의 신체적으로 건강하지 못함을 초래한다고 믿는다. 래디오닉스 이론에 의하면 각 신체기관과 질병 및 치료제들은 그 자체의 고유한 주파수와 진동을 가지고 있다고 한다. 이들은 래디오닉스 기구를 통해 측정할 수 있는 '신도(rates)'라는 수적인 값을 가지므로, 이를 통해 건강하지 못한 근본 원인을 발견하고 질병을 초기단계에서 치료할 수 있다.

한편 진동적인 의료 형태인 래디오닉스는 시간과 장소에 구애받지 않기 때문에 원거리에서도 치료가 가능하다. 치료사는 래디오닉스 기구를 사용하는 능력을 구비함과 동시에 정묘한 방사에 민감하게 반응하는 '방사감지력(radiesthetic faculty)'이라는 일종의 초감각적 인식을 사용하게 된다. 이러한 과정은 인간 정신이 잠수되어 있는 에너지장을 통해 고객과 연결될 수 있기 때문에 치료사가 어느 곳에 있든 상관 없다. 이러한 능력은 치료사에게 의식적이고 사고하는 정신이 직접 접근할 수 없는 환자의 건강에 대한 정보를 획득하게 해 준다. 이러한 래디오닉스는 일련의 질문과 함께 사용된다.

정서와 사고 역시 독특한 진동수를 가지고 있지만 현대 과학적 방법으로 이를 탐지하는 데는 어려움이 있다. 그러나 래디오닉스로는 측정이 가능하다. 이러한 치유는 균형과 건강을 회복시키기 위해 몸의 다양한 수준 간에 있는 에너지의 흐름을 촉진한다.

효 과 수년간의 경험을 통해 래디오닉스치료가 만성 및 급성 질병으로 말미암은 신체적 · 심리적인 영향을 완화하거나 완전히 제거하는 데 효과가 있다고 밝혀졌다. 이는 다음과 같은 증상에 효과가 있다.

- 오래된 천식
- 꽃가루병이나 그 밖의 알레르기
- 근육 및 골격 문제
- 정신질환과 스트레스 관련 심리상태
- 소화 과민성

효과가 발생하는 데는 어느 정도 시간이 걸린다. 한편 동물들도 래디오닉스치료에 반응을 보인다.

교사로서 바쁘고 활동적인 삶을 살았던 마거릿 플라벨 할머니의 이야기를 들어 보자.

1987년에 말을 타다가 심각한 사고를 당해 오른쪽 팔만 사용할 수 있게 되었어요. 척수에 심한 충격이 가해졌지만 다행히 부러지지는 않았어요. 하지만 척수와 골반, 고관절이 심하게 손상되었어요. 병원에 도착했을 때 의료진은 내게 엄청난 양의 정신안정제를 투여하려고 했지만 나는 이를 거절했어요. 어떻게 돌아가는지 알기 위해 온전한 의식상태로 있고 싶었거든요. 일생 동안 휠체어를 사용해야 하고, 통증 때문에 평생 스테로이드를 복용해야 한다더군요. 나는 그것을 받아들이지 않았어요. 의사들은 내 허리에 있는 뼈들을 융해시켜 뼈를 들어내는 수술을 하려고 했어요. 나는 수치료법(물에 잠기는)과 내가 필요하다고 느낄 때(그들이 정기적으로 치료할 때가 아닌) 진통제를 사용하는 것 말고는 모든 치료를 거절했어요. 비록 통증이 심했지만 수치료법이 도움이 되었고, 나는 다시 일어설 수 있다고 느끼기 시작했어요.

열 달쯤 후 여전히 상당한 통증에 시달리고 있던 때에 한 친구가 우리집에서 5, 6백 마일 정도 떨어진 곳에 있는 래디오닉스 치료사에 대해 알려 줬어요. 나는 "그 사람을 볼 수도 없고, 멀리 떨어진 곳에 있는데 어떻게 치료가 가능하겠어?"라고 했지요. 어쨌든 나는 그 치료사에게 전화를 걸었어요. 그녀는 아무런 약속도 하지 않았지만 래디오닉스가 나와 같은 상태에 도움이 된다고 했어요. 그녀는 내게 병력을 기술하는 서식을 보냈고, 나는 서식을 채워서 머리카락과 함께 보냈어요. 그리고 편지와 전화를 통해 계속 연락하기로 약속했어요. 나는 치유받을 준비가 되어 있어야 했고, 무언가 일어날 수도 있음을 알아야 할 필요가 있었어요. 하지만 동시에 헛된 희망을 갖거나 치료사에게 긍정적인 결과를 낳도록 압력을 가해서도 안 되었어요.

그런데 실제로 통증이 줄어들었고, 나는 척추가 제자리를 찾기 시작하는 것처럼 느껴졌어요. 나는 지금도 계속해서 래디오닉스를 받고 있어요.

평생 휠체어를 사용해야 한다는 말을 들었는데도 나는 새 남편과 함께 이제 막 세계일주를 했어요. 등산도 하고 항해와 승마도 하고 말이에요.

색채치유

색채는 우리 삶에서 절대적으로 중요한 요소다. 예컨대, 우리가 옷을 입거나 집을 장식할 때 선택한 색깔들은 은밀하면서도 종종 무의식적인 방식으로 우리에게 영향을 미친다. 태양에서 나오는 전자기적 에너지 스펙트럼은 우리가 흰빛 그 자체로 경험하는 시계(視界)다. 빛은 모든 무지개색 주파수를 포함한다. 전자기적 에너지는 음파, 레이더, 극초단파, 적외선, 가시광선(일곱 가지 색채 스펙트럼), X선, 감마선 그리고 우주선으로 구성되어 있다. 이러한 에너지들은 파동이나 소립자로 행동할 수 있다. 만약 우리가 이런 에너지를 파동 속에서 운동하는 것으로 간주한다면 파장(연속적인 파동들 간의 거리)이 길면 길수록 주파수(초당 진동수)는 더욱 낮아진다. 이러한 에너지의 파장은 다양하며 부딪히는 물체에서 우리 눈으로 다시 반사된다. 그런 다음 우리 뇌가 그것들을 다양한 색채 스펙트럼으로 해석하는 것이다.

색채는 치유에 적용할 수 있는 훌륭한 진동 스펙트럼을 제공하는데, 초당 4,360억 번 진동하는 빨간색에서 7,310억 번 진동하는 보라색까지 포괄한다. 보라색은 육안으로 볼 수 있는 색 중에서 가장 높은 진동수를 가지고 있다.

에너지 형태인 색채는 우리 존재의 모든 수준에서 활동하며, 우리는 각기 다른 명도로 색채를 본다. 시각이 손상된 사람들도 마찬가지로 이러한 에너지를 수용한다. 때로는 더욱 예민하게 수용하기도 하는데, 이는 그들이 비시각적인 자극에 더욱 민감하기 때문이다. 우리는 눈은 물론 피부를 통해서도 빛을 흡수한다. 피부는 특히 자외선에 민감하다. 국제색채치유연합 회장인 테오 김벨(Theo Gimbel)은 다음과 같이 말한다.

> 푸른 빛은 오랫동안 황달에 걸린 아이를 치료하는 데 사용되어 왔고, 자외선은 피부에 멜라닌과 칼슘 물질대사에 중요한 비타민 D를 생산한다.[8)]

고대 이집트인들은 색채치유 신전을 세웠던 것으로 알려져 있다. 치유가 필요한 사람에게 색깔 있는 보석으로 태양빛을 투과하여 비춘다. 중국의 침술에서도 진단 시 색채를 이용했으며, 유럽에서는 붉은 피, 검은 담즙, 황색 담즙, 흰색 점액의 네 체액 원리에 색채가 필수적으로 이용되었다.

침술에는 불, 흙, 물, 나무, 금속의 다섯 가지 요소가 있는데, 이들 모두는 색채와 관련되어 있다. 침술사는 진단 시 환자가 끌리거나 싫어하는 색채를 파악한다. 또한 환자 얼굴의 여러 부위에서 볼 수 있는 미세한 색채도 똑같이 진단에 유용하게 사용하는데, 이는 단순한 피부색이 아니라 미세한 푸른색과 황색, 녹색의 빛깔 등이다.

각각의 색채는 나름의 효과를 가지고 있다. 우리가 사용하는 언어에서도 이러한 사실이 드러난다. 예를 들어 영어에서 '부러움으로 얼굴이 녹색이 되었다(green with envy).' 라고 하고, 우울할 때는 '파랑을 노래하다(sing the blues).' 라고 한다. 또한 화가 날 때 우리는 '붉은색을 본다(see red).' 라고 표현한다. 일반적으로 신체적인 수준에서 스펙트럼의 붉은색 끝은 신체를 긴장시키고, 푸른색 끝은 신체를 이완시킨다. 왜냐하면 붉은색은 주파수가 빠른 반면 푸른색은 그보다 훨씬 느리기 때문이다. 이러한 두 색채는 각각 혈압을 높이거나 낮추기도 한다. 그뿐 아니라 색채는 우리 지각에도 영향을 미치는데, 예를 들어 붉은 방은 푸른 방보다 더 작게 느껴진다. 정서적으로 푸른색은 우리를 진정시키는 반면 붉은색은 흥분시킨다.

테오 김벨은 또 다음과 같이 말하였다.

> 극단적인 정서는 종종 우리 몸으로 들어오고 나가는 색채에너지의 흐름에 나타나는 불균형이나 막힘을 표현하는 것이다. 이러한 불균형에 대한 분석을 통해 질병이 신체적으로 드러나기 전에도 질병을 밝힐 수 있고, 일정한 통제 아래 빛깔에 노출시키는 것과 같은 색채치유를 통해 에너지의 흐름을 조정하고 수정할 수 있다.[9]

모든 초물리적 치유들과 마찬가지로 오라는 정보를 인식하고 해석할 수 있는 현존 현상으로 간주한다. 색채 치료사들은 척추에 있는 색채에너지를 찾기 위해 진자를 사용하거나, 질병을 분석하고 적합한 처치법을 선택하기 위해 도표를 사용하기도 한다.

치료 시 강렬한 색의 빛을 환자에게 비출 때에는 보색을 함께 사용한다. 예를 들어 터키석의 색은 빨간색의 보색이고, 노란색은 보라색의 보색이다. 이는 극성치료 및 중국의학의 음양 원리와 마찬가지로 두 개의 상반되는 색은 상호 보완하여 전체를 만들고, 하나는 다른 것의 잠재력이라는 사고에서 비롯한 것이다.

색채치유법 몸속의 불균형 에너지를 수정하는 데는 수많은 기술이 있다. 여기에는 완전 스펙트럼 전등, 빛깔을 띤 수정, 실크, 형상들, 색깔 있는 의복 착용, 햇볕에 쬐인 물 마시기,*) 색깔 있는 기름으로 목욕하기, 특별한 색깔의 음식 먹기, 색깔 있는 기름으로 마사지 하기 등이 포함된다. 이와 같이 다양한 방식으로 색채치유를 적용할 수 있지만, 가장 효과적인 방법은 색채를 정신적으로 투사하는 것이다. 이는 적합한 색채를 선택하여 고도로 집중하고 관련된 신체 부분에 직접 투사하는 것을 말한다. 전스펙트럼 전등(full-spectrum lamp)은 가장 강력한 기술이라고 할 수 있는데, 반드시 자격 있는 치료사를 통해 이루어져야만 한다.

색채는 신체에너지를 소생시키고 균형을 맞춰 주기 때문에 색채치유는 신체가 스스로 치유하도록 도와줄 수 있다. 특별히 색채로 작업하는 색채 치료사들이 있는데, 이때 특별한 색체는 치유를 위한 매개물이 된다. 그리고 어떤 치유사들은 색채를 자신들이 가진 자연적인 치료능력에 보조적으로 사용하기도 한다. 이들은 안수를 하면서 색채를 가시화하기도 한다(이를 때때로 정신적 색채치유라고 부른다).

나는 색채가 갖는 주관적 특성 때문에 색채가 마음의 어떤 증

*) 햇빛에 쬐인 물이란 색깔 있는 여과기로 둘러싸여 몇 시간 동안 햇빛 속에 놓인 물을 말한다. 빛의 색깔은 그들이 받아들이는 색깔 에너지를 제공함으로써 물분자에 영향을 미치는 것으로 여긴다. 물을 천천히 들이마심으로써 효과를 얻을 수 있다.

상이나 상태에 도움을 주는지에 관해 너무 확고하고 빠르게 규정짓지 말아야 한다고 생각한다. 또한 우리는 상당한 정도로 무엇을 필요로 하는지 직관적으로 말할 수 있고, 우리를 돕고 지지할 수 있는 색채가 마음속에 떠오르게 할 수 있다고 믿는다.

효 과 색채는 광범위한 범주의 질병을 치료하는 데 강력한 도구로 쓰일 수 있다. 예를 들면, 다음과 같은 증상에 효과적이다.

- 두통과 피곤함
- 만성질환
- 습진이나 건선 같은 스트레스성 피부질환
- 계절적 정서장애(SAD)를 포함한 우울증

색채와 관련된 속성 다음에 소개된 색채의 속성은 다소 일반적인 내용이다. 이는 어떤 치유체계를 사용하는지에 따라, 교사의 선호에 따라 달라진다. 이러한 차이는 대부분 각각의 차크라 그리고 신체 부분이나 증상을 위해 어떤 색을 사용할 것인지와 관련된다. 다음에 기술한 속성은 내가 일반적으로 수용한 내용들이다. 아이들이나 고도로 민감하거나 심각한 질병을 앓는 사람들을 치료할 때는 약한 색채를 사용해야 하며, 정신적 색채에너지 전송 시간도 제한해야 한다.

- **빨간색:** 에너지, 신체적 힘, 용기, 분노, 불타오름, 관능성(진한 빨간색)과 열정을 상징한다. 붉은 주황색은 성적인 열정을, 선명한 빨간색은 움직이는 분노, 어두운 빨간색은 고착된 분노 등을 의미할 수 있다. 빨간색은 에너지장을 충전하

고 차가운 부위를 데우는 데 사용할 수 있으며, 결핵과 같은 혈액결핍 질환에 사용된다. 빨간색을 너무 많이 사용하면 극단적인 분노나 염증을 유발할 수 있다. 따라서 염증성 증상에는 사용하지 않는다.

- 주황색: 생기, 즐거움, 정신적 · 신체적 균형, 생식력과 야망을 상징한다. 주황색 역시 에너지장을 충전하고 성적 능력 및 면역성을 향상시키며, 영양 흡수나 순환과 지혜를 고양하는 데 사용한다. 생식기관과 비장을 나타내는 색이다.
- 노란색: 지혜, 창조성, 지성, 공포를 상징하며, 낮은 에너지를 자극한다. 몽롱한 머리를 맑게 해 주고 용기를 증가시키는 데 사용한다. 퇴적물을 부수는 데 도움이 되므로(염증이 있는 경우 파란색과 함께 사용) 부러진 뼈나 뼈와 관련된 증상에 사용하며, 췌장을 나타내는 색이다.
- 녹색: 성장, 동정, 재주, 창조성, 치유, 부러움, 질투, 비관, 양육과 조화를 상징한다. 지친 신경을 복원하는 강장제다. 일반적인 치유와 에너지장을 새롭게 조화시키는 데 사용한다. 봄의 녹색은 정화와 여과의 속성을 가지므로 간, 폐, 신장, 췌장, 비장 등 일부 주요 내부기관에 좋다.
- 장미 분홍: 녹색과 마찬가지로 장미 분홍은 심장에 좋다. 색깔로서 장미 분홍은 흰색을 가진 빨간색이다. 이는 사랑과 애정, 친절함, 희망의 색이다. 편안함을 주며 외상을 완화하는 데 도움이 된다. 애정은 영양의 한 형태이므로 소화에 도움이 된다. 영어에서는 일이 순조롭게 잘 진행될 때 흔히 '분홍빛 상태' 라는 표현을 쓰기도 한다.
- 푸른색: 이상주의, 냉각, 진정, 영성, 상상력, 영감, 가르침,

민감성, 울적함, 동기 부여를 상징한다. 염증을 냉각시키며, 신경계를 진정시키고 보호하는 데 사용한다. 마음을 진정시키고 평온하게 하므로 불면증에 좋다. 특히 근육조직과 뼈세포 깊숙이 있는 통증을 완화할 때 사용한다. 갑상선을 대표하는 색이다.

- 남색: 남색은 밤하늘의 깊은 푸른색이다. 영, 비탄, 직관, 존엄 그리고 내면의 지식과 더 깊은 연결을 향한 움직임이다. 통찰의 눈인 세 번째 눈을 열어 주는 데 사용하고, 산란한 마음을 고요하게 한다. 신경질, 정신질환 그리고 부정성을 변화시키는 데 도움이 된다. 눈, 귀, 코 그리고 뇌하수체와 연결되어 있다.
- 자주/보라: 영적인 힘, 정신력, 깊은 영적 연결, 신비를 상징한다. 에너지장을 정화하고 높은 자아 및 영과 연결하는 데 도움이 된다. 뇌와 송과선에 관련된다.
- 갈색: 신빙성, 절제, 견실, 역량 그리고 대지로 내려가는 것을 상징한다. 안정과 집중을 위해, 땅에 내려서는 느낌을 위해 사용한다.
- 검은색: 변환, 다른 현실에 이르는 관문 그리고 새로운 것으로 가기 위해 완전히 놓아 버리는 것을 상징한다. 벨벳 검은색은 우아함, 침묵, 평화의 상태를 가져다줄 수 있다.
- 흰색: 진실, 순수, 고도로 영적인 것을 상징한다. 에너지장을 충전하고 보호하기 위해 사용하며 편안함과 안전을 준다. 그리고 통증 완화와 일반적인 목적의 치유를 위해 사용한다.
- 은색: 의사소통과 고도의 심적 성장을 상징한다. 원치 않았던 부정성을 회고하고, 심적 보호와 강한 에너지장 충전을

위해 사용한다.

- **황금색**: 순수한 앎, 직관, 생명의 원천과 연결 그리고 인류에 대한 봉사와 강한 보호를 상징한다. 에너지장을 강화하고 충전하는 데 사용한다.

중병에 관한 주의사항 색채치유는 안전하지만 다른 치료들을 보조하는 차원에서 사용해야 한다.

스스로 해보기

스스로 해보기 기술에는 색채 시각화와 색채 호흡이 있다. 다음에 케이트 윌리엄스(Kate Williams)[10)]가 만든 몇 가지 시도할 만한 훈련들을 제시한다.

- **오늘의 색깔**: 척추를 곧게 하여 긴장을 풀고 편안하게 눕거나 앉는다. 그리고 천천히 자연스럽게 호흡한다. 어지러운 사고 아래로 마음이 흘리기도록 내버려 둔다. 생각들이 지나가게 한다. '오늘은 어떤 색깔이 정말로 나를 북돋우고 도와줄까?'라고 자문해 본다. 하나의 색채나 빛깔이 안정된 그림이나 감각으로 자리를 잡도록 한다. 그런 다음 그 색깔로 자신의 몸 전체를 완전하게 칠한다고 상상한다. 머리와 발 아래, 등, 앞면과 옆면 등 신체의 모든 영역을 포함시킨다. 그리고 그 색깔이 몸속에 있는 모든 세포 속으로 침투해 간다고 상상한다. 만족스럽다고 느낄 때까지 이를 계속한다. 아주 서서히 눈을 뜨고 다시 방으로 주의를 되돌린다.
- **색채 호흡**: 단순하게 호흡을 들이쉬고 내쉬면서 특별한 색깔을 떠올려 본다. 언제 어디서라도 할 수 있다. 적합하다고 느껴지는 색깔을 선택하라.

- **색상 원기회복**: 책상에 앉아 흰색과 황금색 태양빛 줄기 속에서 목욕을 하고 있다고 상상하라. 그리고 스트레스와 부정성이 씻겨 나간다고 의식하라. 번쩍이는 흰색과 황금색 에너지에 연결하고, 자신의 내적 존재가 흰색과 황금색의 반짝이는 성질을 취하여 원기가 회복되고 기운이 솟는다고 느껴 보라.
- **불안을 돕는 보석 호흡**: 자신이 선택한 색깔을 들이마시라. 마음을 진정시키기 위해서는 푸른 사파이어, 정화를 위해서는 녹색 에메랄드가 좋다. 스스로 가장 긴장되었다고 느끼는 신체 부분으로 자신의 호흡을 보낼 수 있다고 상상하라. 숨을 내쉬면서 불안과 걱정이 자욱한 안개와 같이 흘러나간다고 그려 보라. 계속해서 보석의 색깔을 호흡하는 데 집중함에 따라 안개는 걷히기 시작하고, 이완되며 내적으로 편안해진다. 필요한 만큼 계속하라.
- **공포를 돕는 빛 순환**: 당신을 겁먹게 하는 어떤 상황에서는 안전을 위해 실질적인 조치를 취하면서, 수용되고 보호된다고 느끼는 밝은 흰색이나 황금색 빛 거품으로 자신을 둘러싸라. 당신 머리 위와 발 아래로 뻗어 있는 구(球)를 보라. 빛이 당신을 삼면으로 둘러싸고 보이지 않는 보호벽을 형성하고 있다.

소리치유

존재하는 모든 것은 나름의 진동을 가지고 있으며, 의식하든 못하든 간에 인간은 그 진동에 영향을 받는다. 우리는 진동으로 물결치는 대양에 존재하고 있는데, 이는 언제나 움직이고 확장하며 수축하고 변화하고 있다. 소리는 진동으로 우리를 기쁘게 하거나 동요시키거나 치유할 수 있다. 소리는 물질 속에서 다른 형태를 만들어 낸다. 예를 들어 1930년대 과학자인 한스 제니(Hans Jenny)는 모래를 금속판 위에 놓고, 금속판이 소리 진동으로 고동칠 때 각각의 소리들이 어떻게 모래분자들을 특정한 형태로 진동하게 만드는지를 설명하였다. 유전자, 세포, DNA, 원자와 소립자 등 생명을 이루는 구조는 모두 조화로운 관계를 만든다.

음악은 특별한 형태의 소리로 인류 모두의 언어다. 올리비아 듀헐스트 매독(Olivea Dewhurst-Maddock)은 "음악은 정신의 논리적이고 분석적인 여과기를 우회하여 깊은 기억과 상상 속에 있는 심오한 느낌과 정열에 직접 닿는다. 그런 다음 물리적인 작용을 만들어 낸다."[11]고 하였다. 고대 이집트인들은 벌써 기원전 1600년경에 질병을 치료하기 위해 음악을 사용하였다.

불임과 류머티즘 혹은 벌레 물린 곳을 치료하기 위해 주문이 사용되기도 했다. 기원전 324년에는 수금음악으로 알렉산더 대왕의 정신이상이 회복되었다고 한다. 또한 구약시대 사울왕의 우울증은 다윗의 하프 연주를 통해 해소되었다. 헬레니즘 문화에서는 플루트 연주가 통풍과 좌골 신경통의 통증을 줄이는 데 도움이 된다고 믿었다.

로렌스 부찬(Lawrence Buchan)은 다음과 같이 말하였다.

> 소리 진동과 색채 진동의 유일한 차이점은 진동률에 있다. 들을 수 있는 소리는 초당 20~30,000번의 주기로 공명하는 반면, 색채는 초당 400~800조 주기로 진동한다. 그러나 음계의 일곱 개 음표와 스펙트럼의 일곱 가지 색깔 사이의 비율적 차이는 같다. 각각의 색깔은 특정 음표에 대응한다.[12]

예를 들어 붉은색은 C, 주황색은 D, 노란색은 E, 녹색은 F, 하늘색은 G, 남색은 A, 보라색은 B에 대응한다(이 장의 차크라 참조).

안정된 상태를 유도하기 위해서는 특별한 소리 진동이 필요한데, 이들은 두 개 혹은 그 이상의 음표 사이 간격의 관계에 기초한다.

현대과학은 지금 고대 지식을 재확인하는 데 일조하고 있다. 이와 관련하여 올리비아 듀허스트 매독은 다음과 같이 설명하고 있다.

> 소리 파동이 신체에 침투하면 살아 있는 세포에 공명이 발생하여 건강한 유기체를 복원하고 강화하는 데 도움을 준다. 신체조직에 있는 물 성분은 소리를 전달하며, 그 전체적인 효과는 원자나 분자 수준에서 이루어지는 깊은 마사지와 유사하다.[13)]

모든 초물리적 치료들과 마찬가지로 소리 치료사들은 기, 프라나 혹은 생명력이라고 부르는 에너지를 이용하여 작업한다. 신체기관들은 자체의 고유한 음표와 주파수를 가지고 있으며, 진동에너지는 전자기장 혹은 '형태발생장'(오라 혹은 신비체)을 통해 신체 속으로 전송된다. 건강한 조직은 분자들이 조화롭게 작동하도록 한다. 이는 또한 침술과 교차되는 부분이 있는데, 침을 놓는 지점과 신체의 자오선은 자체의 음표와 주파수를 가지고 있다.

차크라체계 모형은 종종 소리가 통과할 수 있는 에너지 중심구조로서 사용된다. 각각의 차크라는 특정한 주파수에서 진동한다. 질병이 있거나 차크라가 제대로 작동하지 않을 때에는 인간에너지장 속으로 특별한 음조의 소리를 주입하는 것이 진동을 수정하는 강력한 방법이다. 바바라 앤 브레넌(Babara Ann Brennan)은 다음과 같이 말하였다.

> 그에 합당한 음조를 들을 때면 차크라가 긴장되면서 신속하고 균일하게 회전하기 시작한다. 그리고 색깔이 더욱 밝아진다. 일정 시간 동안 소리를 지속시킨 후 차크라는 새로운 에너지 수준을 보유할 만큼 충분히 충전되고 강화된다.[14)]

소리 치료사들은 라가(raga)라고 알려진 인도식 기보법(記譜法)을 포함하여 다른 문화들에서 사용하는 기보법을 사용한다. 티베트와 몽골에 기원을 둔 배음영창(overtone chanting)은 공명 만들기와 관련된다. 분광기를 통해 색깔이 분산되는 것과 마찬가지로 음표는 옥타브를 통해서 분리될 수 있다. '고유한 자신만의 음표'를 발견하기 위해 소리 치료사의 도움을 받을 수 있는데, 이는 사적이고 독특하며 근본적인 소리다.

효 과 이 분야에서는 방대한 연구들이 수행되었다. 패비언 머멘(Fabien Maman)[15)]은 소리를 이용하여 암 종양을 분산시킨 작업으로 유명하다. 다른 사람들은 신체에 있는 불균형을 찾아내고 수정하는 장치를 개발하였는데, 돈 캠벨(Don Campbell)은 자신의 목소리 힘을 이용하여 눈 뒤에 있는 커다란 동맥류를 치유했다.[16)] 그 밖의 효과들로는 다음과 같은 것들이 있다.

- 월경 전 증후군
- 과민성 대장증후군
- 고혈압
- 우울증
- 편두통

그리고 각기 다른 음들을 치료에 응용할 수 있다. 관련된 음으로 이루어진 영창과 진언을 부를 수 있으며, 이러한 음을 기반으로 음악을 들을 수 있다. 이들은 서로 다른 감각과 신체 부위 그리고 병리를 나타내는데, 이를 테면 다음과 같다.

- C음은 후각, 뼈와 신체 하위 수족, 혈액 헤모글로빈과 관련된다. C로 노래하면 순환 및 혈액장애, 발이 차거나 발목이 부을 때, 요통, 변비 혹은 설사, 비뇨기장애, 우울증 등에 도움이 된다.
- D음은 미각과 신체 분비액, 신장, 방광, 림프계, 재생산계, 피부와 관련된다. 천식과 기관지염, 담석, 신체 해독에도 도움이 된다.
- E음은 시각과 신경계에 도움이 되며, 태양신경총과 연결된다. 세포 회복, 간과 장, 지능에 관여한다. 소화불량, 두통, 피부 증상에 도움이 된다.
- F음은 촉각과 느낌에 관계되며 심장과 폐, 어깨 및 팔과 손 그리고 호르몬 분비선에 관여한다. 꽃가루병, 불면증, 과민성, 고혈압, 요통을 도우며 기분을 진정시키는 데 도움이 된다.
- G음은 청각, 인후와 목 부위와 관련된다. 혈액과 순환, 척수, 물질대사, 귀와 면역체계에 관여한다. 후두염, 편도선염, 인후염 등의 증상과 피부질환, 열과 근육경련, 생리통에 도움이 된다.
- A음은 직관과 모든 종류의 감각, 특히 고통 통제에 관여한다. 진정시키는 효과가 있고, 호흡곤란과 대상포진을 포함한 모든 신경계 질환에 도움이 된다.
- B음은 몸속에 있는 무기물과 분비액의 균형에 관계된다. 분비물 불균형과 면역결핍에 도움을 준다.

심리치료에서는 소리를 보다 광범위하게 이용한다. 종종 억압된 감정을 목소리를 통해 표현하도록 고객들에게 권유한다. 예를 들어 방망이와 쿠션을 이용해서 분노를 안전하게 표현하는 방법은 목소리를 통해 분노의 소리를 지르지 않고는 충분히 만족스럽게 성취되지 못한다. 이는 고함이나 비명지르기, 투덜대기, 말하기 등의 형태를 말한다. 얼어붙은 감정에 목소리를 주는 것은 그와 같은 감정을 해소하고 자신을 자유롭게 하기 위한 방법이다. 때때로 우리는 과거에 할 수 없었던 것을 말하고, 다른 사람들이 이를 듣게 할 필요가 있다.

스스로 해보기

신체무장에 대해서는 라이히(Reich)치료 부분('9. 신체심리치료와 재탄생 및 최면요법' 참조)에서 설명하였다.

어떤 신체적 증상들은 다른 신체 부위의 막힘으로써 발생한다. 운동과 소리치유는 이러한 막힘을 해소하는 데 도움이 된다. 보다 자세한 내용을 보려면 올리비아 듀허스트 매독의 책을 참조하기 바란다. 만약 어떤 감정이 표면화될지 매우 걱정스럽다면 조금만 하고, 그 밖에 할 수 있는 치료를 받도록 약속하라.

각각의 문제에 대해 혼자서 해 볼 수 있는 몇 가지 방법을 소개하면 다음과 같다.

- **골반 부분**: 관능성, 월경주기, 변비, 불안정한 느낌. 강력하고 단순한 리듬을 가진 음악을 듣거나 이에 따라 몸을 움직여 보라. 그리고 집안일을 하면서 노래를 불러 보라.
- **횡격막, 허리 부분**: 궤양, 간 혹은 쓸개에 문제가 있다. 자신과 다른 사

람들을 비난하고 있을지 모르겠다. 이 부분은 자신의 개인적 힘과 자기존중(이 장 태양신경총 차크라 참조)에 관련된다. 헨델의 합창곡을 듣거나 따라 부르도록 하라. 열 가까이에서 노래를 부르는 것이 좋다(사방이 트인 곳으로 불이 없다면 라디에이터도 좋다).

- 복부: 특히 식사를 불규칙하게 하는 경우나 정서적인 반응을 일반적으로 표현하지 않는 경우에 문제가 될 수 있다. 현악 사중주를 비롯하여 라벨의 음악을 경청하라. 목욕이나 샤워를 하면서 바닷가나 수영장, 빗속에서 노래를 부르라.
- 심장과 가슴 부위: 천식이나 기관지염과 같은 폐질환이 있거나 사랑받는 데 어려움을 느낄 수 있다. 본 윌리엄스와 같은 가벼운 음악을 듣거나 바깥바람을 쐬면서 노래를 불러 보라.
- 인후 부위: 청각과 목소리에 문제가 있거나 자신의 창조성을 억제하고 있을 수 있다. 모차르트의 음악, 특히 '밤의 노래'를 경청하라. 여가시간 동안 그림그리기, 글쓰기, 독서 등 창조적인 일을 더 많이 하라.
- 턱 부위: 계속해서 감기에 걸리거나 호흡계 감염이나 편두통으로 고생할 가능성이 있다. 자신의 공격성을 억누르고 있을 수 있다. 사무엘 바버의 '현악기를 위한 아다지오'를 감상하고 다른 사람들과 함께 노래를 부르라.

자연의 소리는 우리의 기운을 고양하는 수단으로 잘 알려져 있다. 치유에 사용되는 소리 테이프는 큰 시장을 형성하고 있으며, 이들 중 많은 테이프가 새소리, 폭포소리, 분수 및 바다소리들을 담고 있다. 이러한 소리를 들으면서 그 모습을 머릿속으로 그려 볼 수 있다. 마음의 눈으로 폭포를 봄으로써 소리의 효과를 훨씬 더 증대시킬 수 있다. 폭포가 자신을 씻어 새롭게 정화시킨다고 상상해 볼 수도 있다. 우리 몸의 2/3는 물로 이루어져 있으며, 물이라는 요소는 특히 우리를 치유하는 데 유용하다. 지나치게 흥분되었거나 울적한 기분일 때 흐르는 물소리와 영상이 좋다.

또한 침묵과 웃음이 우리의 행복감에 중요하다는 점을 명심하라. 침묵은 하나의 커다란 위안이 될 수 있으므로 소중하게 여겨야 한다. 웃음은 건강의 자양분으로, 실제로 뇌에서 신체의 자연 진통제인 엔도르핀을 분비시킬 수 있다. 선한 웃음은 우리 몸의 모든 내부기관을 편안하게 풀어 준다고 한다. 웃음소리는 우리를 낙천적이고 생기 있게 만들어 준다(〈부록 2〉 '웃음치료' 참조).

수정치유

수정을 사용하여 점을 치는 것은 가장 오래된 예언방법 중의 하나로, 고대 이집트와 아즈텍 및 잉카문명에서 널리 사용되어 왔다. 하지만 수정의 심리적 특성은 예언에 그치지 않고 치유를 위한 강력한 도구가 될 수 있다.

치유와 관련하여 수정은 이상적인 에너지의 원천이다. 인간의 몸을 구성하는 물질 중 많은 부분이 성질상 수정과 같은 결정체이기 때문에 인간은 수정에 자연적인 친화력을 가지고 있다. 언젠가 보완치료 박람회에 갔다가 나의 전단이 바람에 날아가지 않게 몇 개의 커다란 수정을 사용한 적이 있다. 그런데 많은 아이들이 그 수정에 매료되었다. 물론 전단에는 전혀 관심을 보이지 않았다. 사실 수정치유는 아이들에게 좋은데, 이는 수정이 가진 비공격적인 성질 때문이다. 또한 아이들 스스로 직관적으로 자신에게 도움이 된다고 느끼고 수정을 선택하기 때문이다. 내가 아는 어떤 치유사는 기숙학교에 다니는 아이들에게 각자 지니고 싶어 하는 수정을 하나씩 준다. 이런 식으로 수정은 하나의 상징이나 친구로 작용한다.

수정은 신체의 정묘에너지에 작용한다. 수정은 종종 손을 대는 치료나 색채치유를 위한 부수적인 도구로 사용되기도 하고 에너지를 증폭하며, 치유사가 수행하는 행위의 힘을 증가시킨다.

치유를 위해 수정을 사용하는 몇 가지 방법을 제시하면 다음과 같다.

- 오라: 왼손에 수정을 쥐고 특정 통증이나 불편함이 있는 오라 위를 부드럽게 지나간다. 이렇게 하면서 치유사는 수정 속에 내재한 에너지가 통증을 완화하는 그림을 머릿속으로 그려 본다.
- 직접적인 접촉: 몸 위에 직접 다양한 형태의 수정을 올려놓을 수 있으며, 이때 고객은 자리에 눕는다. 또한 지압을 하는 치유사들은 해당되는 지압점에 수정을 사용함으로써 효과를 증가시킬 수 있음을 발견하였다. 단 피부에 상처를 주지 않도록 수정의 모서리는 부드럽게 다듬는다. 수정은 천을 통해서도 사용할 수 있으므로 옷을 입은 채로 치료받아도 무방하다. 치유사와 고객 모두가 시각화를 사용하면 수정에서 나온 긍정적인 에너지가 문제 있는 신체 부위 속으로 흘러들어가도록 집중시키는 데 도움이 된다.
- 간접적인 접촉: 치유사가 자신의 치유 수정을 왼손에 잡은 채로 치유가 필요한 고객의 신체 부위에 오른손을 가볍게 올

려놓는다. 이때 사용되는 수정은 크고 투명한 석영으로 오직 그 주인만 사용해야 한다.

하지만 수정치유는 심도 깊은 과학이며, 수정의 속성 역시 복잡하고 매우 광범위한 문제들을 포함한다. 어떤 사람에게 효력이 있다고 해서 반드시 다른 사람에게도 똑같은 효력이 나타나는 것은 아니다. 수정과 그 속성에 대해 더욱 많은 지식을 쌓고, 자신의 개인적 경험에 따르는 것이 최상의 방법이다. 심각한 증상에 수정을 사용하고자 한다면 반드시 자격 있는 수정 치유사와 상담을 해야 한다. 다음에 다소 보편화된 몇 가지 수정들을 열거하였는데, 이 역시 개괄적인 지침일 뿐이라는 점을 명심하기 바란다.

- **마노**(Agate): 활기와 확신을 증진시킨다. 달리기 경주나 시험에 대비하여 갑자기 에너지를 고양할 필요가 있을 때 좋다. 정착하는 기분을 느끼게 해 준다.
- **호박**(Amber): 인후감염, 기관지질환, 천식이나 발작하는 경향이 있는 사람에게 좋다. 호박은 실제로 돌이 아니라 나무의 진이 화석화된 것으로 정서를 맑게 하는 데 도움이 된다.
- **자수정**(Amethyst): 심리적 보호와 영적인 치유기술을 개발하는 데 좋다. 불면증을 완화하고 슬픔을 안정시킨다. 치유 중독에 도움이 된다.
- **사금석**(Aventurine): 편두통과 눈을 안정시키는 데 좋으며, 밤새도록 물 속에 담갔다가 다음 날 그 물로 눈을 씻으면 좋다. 또한 피부 염증에도 좋다. 위안을 주며, 천식과 알레르기에도 좋다.
- **황수정**(Citrine): 신체 순환과 정서 통제에 좋다. ME와 같은

에너지 고갈을 완화하고 정신을 맑게 유지하는 데 도움이 된다.

- 산호(Coral): 직관, 상상력, 시각화를 촉진한다. 조직 재생성을 자극하고 빈혈에 도움이 된다.
- 옥(Jade): 신장과 비장에 좋다. 황색 옥은 소화불량에 도움이 된다.
- 청금석(Lapis lazuli): 경련과 간질을 예방하는 힘을 가졌으며, 시력을 향상시킨다고 한다. 용기, 지혜, 통찰력에 도움이 된다.
- 공작석(Malachite): 류머티즘, 면역체계, 불규칙한 월경에 좋다.
- 진주(Pearl): 감기, 기관지염, 가슴과 폐 염증에 좋다. 안정 및 진정효과가 있으며, 스트레스 해소에 도움이 되고 산통을 경감시킨다.
- 석영(Quartz): 일반적인 증상들에 두루 적용되는 만능 치유사다. 신비롭고 영적인 재능을 개발하고, 원치 않는 사고에서 정신을 자유롭게 풀어 주는 데 도움이 된다. 또한 편두통과 일반 두통에 좋다.
- 장미 석영(Rose quartz): 진실한 자기애를 북돋우고 걱정에서 해방시켜 준다. 혈액순환을 자극하고 심장을 강화하며 수정을 돕는다.
- 소달라이트(Sodalite): 푸른 소달리트는 혈압을 낮추고 고열을 식히며, 갑상선 증상에 도움이 된다.
- 호랑이의 눈(Tiger's eye): 병이 들 것이라는 두려움을 없애는 데 도움이 된다. 생식기질환에 좋다.
- 황옥(Topaz): 고혈압과 정맥류를 감소하게 하는 데 좋다. 생

기를 회복시키며, 귀와 코 및 인후질환, 간과 쓸개에 도움이 된다.

- **전기석**(Tourmaline): 불안을 감소시키고 자기확신을 고양한다. 해묵은 정서적 고통과 두려움을 이완시키는 데 도움이 된다. 심장, 흉선, 면역체계에 좋다. 검은색 전기석은 방사선을 막아 준다.
- **터키석**(Turquoise): 아메리카 원주민들은 터키석이 유해한 진동을 흡수한다고 믿었다. 한때는 수술을 받으러 가는 사람들을 보호하는 물건으로 주기도 하였다. 매우 영적인 돌로 심장과 폐 및 인후질환에 도움이 된다.

수정은 많은 양의 부정적인 에너지를 흡수하므로 규칙적으로 세척할 필요가 있다. 특히 흐르는 차가운 물에 씻으면 더욱 좋다. 하지만 산호나 청금석은 흡수성이 있기 때문에 물로 씻는 것은 좋지 않다. 앞서 언급한 모든 수정은 세척해도 무방하며, 직접적으로 태양광선이나 달빛을 쏘여서 투명하게 만들 수 있다. 일부 수정들은 흙 속에 묻거나 어두운 색 헝겊이나 주머니 속에 간직하는 것이 좋지만, 대부분의 수정은 빛을 좋아한다.

수정을 고를 때는 눈을 감고, 자신이 원하는 이상적인 것을 떠올려 보는 것이 좋다. 그리고 눈을 떴을 때 끌리는 첫 번째 것을 선택해야 한다. 혹은 수정 위에 손을 올려놓았을 때 가벼운 전기나 설렘이 느껴지는 수정을 선택하는 것도 한 방법이다. 이는 자신의 에너지 진동에 수정이 부응한다는 신호이므로 자신에게 큰 도움이 된다.

수정은 쉽게 이용할 수 있으므로 혼자서도 할 수 있는 형태의 치료다. 하지만 수정을 조심스럽게 다루어야 한다. 어떻게 사용할지 확실하지 않다면 자격 있는 치료사와 상담하도록 하라.

스스로 해보기

- 나는 컴퓨터 화면 위에 많은 석영 조각들을 두고 있다. 나는 그것이 화면에서 방사되는 전자파의 영향에서 나를 보호해 준다고 생각한다. 또한 수정은 일을 완수하고 스트레스를 물리치고 집중할 수 있도록 도와준다. 물리적으로 수정은 속박을 풀어 주는데, 특히 요통에 좋다.
- 두통이 있다면 부드러운 색깔의 수정을 관자놀이나 통증이 있는 부위에 갖다 댄다. 이때 장미 석영이나 사금석을 사용할 수 있다.

9. 신체심리치료와 재탄생 및 최면요법

심리치료는 이론과 치료, 연구와 경험이 복잡하고 방대하게 얽힌 영역이다. 19세기 말 프로이트가 무의식을 '발견'하여 현대적인 형태를 갖추면서 급속히 확산되었다. 많은 종류의 심리치료는 다양한 형태를 가졌지만 동정과 따뜻함 및 수용의 가치를 믿고, 내담자의 느낌, 마음 상태, 행동방식, 관계를 형성하고 유지하는 방식 등에 배려 섞인 주의를 기울일 것을 강조하였다.

우리 모두는 자신과 자신의 삶에서 만족스러운 부분과 그렇지 않은 부분을 가지고 있다. 의사소통의 어려움이나 가족 및 직장에서 갈등이나 혼란, 불안이나 성취감 부족 등으로 불만을 가질 수 있다. 개인의 성장작업은 삶에서 우리를 위해 활동하고 있지 않은 영역에 빛을 밝힘으로써 그 영역들을 더욱 분명하게 파악하게 하고 이를 위한 새로운 기술과 방법을 개발하게 한다. 일부 심리치료적 접근들은 특히 몸에 집중하는데, 현재 신체심리치료라고 부르는 새로운 범주가 여러 가지 다른 종류의 치료들(여기에 포함되는 핵심 에너지학, 에너지 통합, 헬러요법, 홀로트로픽 호흡법, 정신운동요법, 기 래딕스(radix), 신체정서치료 등에 대해서는 〈부록 2〉를 참조)을 포괄한다. 이러한 접근들은 인본주의적이고 통합적이라고 일컬어지는 심리치료센터에서 종종 사용한다.

정서적 · 정신적으로 도움을 주는 심리치료는 어떤 형태든 신체적으로 도움을 준다. 하지만 신체심리 치료사들은 고객이 안전함을 느끼고 침착한 상태에서 일생 동안 억눌러 왔던 강력한 느낌을 풀어낼 수 있도록 돕기 위해 바디워크를 이용한다. 이러한 작업을 통해 내담자는 더 자발적이고 활발해지며, 자신의 신체와 신체가 자신에게 말하는 것을 신뢰할 수 있게 된다.

캘리포니아 버클리 대학의 에너지학연구소장인 스탠리 켈리먼(Stanley Kelemen)은 다음과 같이 기술하고 있다.

> ……신체적 표현 형태와 움직임이 내 존재의 본성을 드러낸다. ……나는 내 몸이다. 내 몸은 곧 나다. 하지만 나는 그저 하나의 몸뚱이에 불과한 것은 아니며 어떤 특정한 몸(some-body)이다.[1)]

우리는 일생에 걸쳐 감정과 반응을 통해 몸을 만들어 간다. 내 몸은 우주에 있는 하나의 물체가 아니라 나라는 사람으로 체화(體化)된 것이다. 우리의 경험과 태도는 우리가 자신을 유지하고 움직이는 방식들에서 비롯한다. 또한 우리가 속한 문화는 우리의 경험과 태도에 영향을 미친다. 어릴 때 우리는 그 시절에 직면하는 문제와 도전들에 대처하고 생존하면서 신체적 · 정신적으로 성장해야 했다. 어린 시절 익혔던 생존 전략 중 일부는 성인이 되어서도 계속 작동하지만, 나머지는 반복적이고 때로는 파괴적인 행동 유형이 되어 우리를 구속한다.

> 신체심리 치료사들은 몸-마음을 사람의 일대기를 반영하는 에너지 모체로 파악하고 심리적인 상처가 몸에 저장되고 기억된다는 것을 끊임없이 상기한다. ……특히 자율신경계의 활동을 자신의 경험에 대한 개인의 의식적 · 무의식적 작용의 척도로 인식한다. ……자율신경계는 호흡과 소화, 근육의 수축과 이완, 혈액순환 그리고 아드레날린과 같은 특성 호르몬 생산과 면역제계에 영향을 미친다. 자율신경계는 신체에 변화를 일으키고 개인의 사고와 느낌을 반영하는데, 종종 의식하지 않은 상태에서 이루어진다.[2]

일반적으로 심리치료에서 내담자와 치료사 간의 정서적이고 심리적인 접촉은 내담자에게 긍정적인 변화를 일으키게 만드는 장치로 인식된다. 이와 같은 치료는 이 책의 다른 곳에서 언급되고 있는 '손을 대는 치료'와는 매우 다르다. 특히 신체심리치료는 내담자에게 '제공하는' 하나의 기술이나 처치가 아니다. 사용하는 모든 기술은 치료적인 관계의 일부분이다. 번드 아이덴(Bernd Eiden)이 말한 것처럼 "실질적인 변화는 오직 다른 인간과의 관계를 통해서만 일어난다. 왜냐하면 최초의 손상과 그로 인한 습관적인 패턴은 초기 개인발달 환경에서 사람들과 역동적인 관계를 통해 발생하기 때문이다."[3]

심리치료사들은 작업의 일부로 종종 전이와 역전이의 역동을 다룬다. 전이와 역전이라는 용어는 이미 대중적 언어로 자리 잡았기 때문에 그 정의를 충분히 설명할 필요가 있다. 이는 또한 일부 심리치료 관계가 어떻게 작용하는지 설명하는 데 도움이 된다. 전이란 내담자가 치료사에게 느끼는 정서적인 태도를 말하는데, 이는 긍정적일 수도 부정적일 수도 있다. 이때 내담자는 다른 상황에서 이전에 느꼈던 어떤 것을 경험하고 있는 것이다. 이는 주로 부모나 자신을 돌봐 주던 사람, 교사나 그들에게 권위를 행사했던 사람에게 느꼈던 것으로, 지금 과거의 경험을 현재 상황에 부적절하게 전이하고 있는 것이다. 내담자는 과거 행동의 역사를 치료상황에 가져온다. 사람들은 종종 왜 자신이 원하는 삶이나 관계를 방해하는 방식으로 계속해서 행동하는지 그 원인을 이해하기 위해 치료를 받는다.

전이와 역전이는 언제나 심리치료과정의 통합된 부분이다. 치료사의 역할은 이러한 전이를 이해하고, 모든 사람이 부모나 그들을 돌봐 주던 사람과 같은 방식으로 그들을 규정하고 대응하는 것은 아니라는 점을 내담자가 깨닫도록 돕는 것이다. 예를 들어 당신의 어머니가 아주 비판적인 사람이었다면(그 어머니 또한 그 전 세대에서 물려받았기 때문이다) 권위적인 지위에 있는 다른 여성들도 당신에게 비판적일 것이라고 예상하기 쉽다. 바로 여성 치료사가 그런 위치에 있게 된다. 이를 부정적 전이라고 한다. 내담자가 자신의 치료사를 어머니처럼 보기 시작한다면 분별력을 잃고 공포를 느끼거나 분노하게 된다. 이때 치료사는 내담자가 전이의 사슬을 풀 수 있도록 돕는다. 따라서 권위 있는 위치에 있는 여성과의 관계에서 계속 아이처럼 느끼는 대신, 다른 경험을 선택하고 치유하여 결국 자신의 권위와 힘을 더욱 편안하게 느낄 수 있게 한다. 또한 적절한 남성 치료사와의 작업은 잠재적으로 여성이 아버지와의 관계를 치유하도록 도와준다.

한편 심리치료사가 자신의 과거를 바탕으로 내담자를 향해 정서적인 태도를 일으킬 때 역전이가 일어난다. 이는 심리치료사가 반드시 주의해야 할 부분이다. 예를 들어 치료사 역시 비판적인 어머니를 가졌다면 자신의 어머니처럼 또 정의상 내담자의 어머니처럼 행동하는 함정에 빠질 우려가 있다. 바로 이러한 이유 때문에 심리치료를 원할 경우에는 반드시 전문적이고 성숙하고 성실할 뿐 아니라 계속 적절한 지도감독을 받는 사람과 작업해야 한다('4. 내게 필요한 바디워크 치료사 찾기' 참조).

긍정적인 전이는 내담자가 심리치료사를 전적으로 지혜롭고 모든 것을 아는 이상적이고 초인적인 사람으로 바라볼 때 일어난다. 여기서 치료과정의 일부는 내담자나 치료사도 실제 인간임을 배우는 일이다. 당신과 마찬가지로 치료사에게도 좋은 날과 나쁜 날이 있다. 그 역시 좋은 부분은 물론 나쁜 부분을 가지고 있으며, 그 자신이 당신과 마찬가지로 치유를 위해 작업하고 있다. 이런 상황에서 심리치료사의 임무는 상황을 파악하고, 끊임없이 치료사의 현명함에 대해 말하는 내담자의 욕구에 부응하지 않는 것이다. 또한 치료사는 내담자가 자신의 과정과 욕구에 대해 스스로 많은 지혜를 가지고 있음을 깨닫도록 도와야 한다. 전이와 역전이의 개념은 투사라는 용어와 관련된다. 우리는 외부의 사람과 상황 그리고 물체에 대해 실제로 우리 안에 있는 감정이나 생각을 투사한다. 이러한 과정은 보통 무의식적으로 일어난다. 우리가 투사하는 이유는 이와 같은 감정이나 사고의 경험을 남기지 않기 위해서다. 이러한 것들은 부정적일 수도 있고 긍정적일 수도 있는데, 예를 들어 죄의식, 분노, 슬픔, 선입견이나 흥분, 경외나 즐거움 같은 것들이다. 심리치료사는 자신에 대한 내담자의 투사와 내담자에 대한 자신의 투사 모두를 주의 깊게 살펴보아야 한다. 투사의 한 예를 들자면, 실제 화난 사람은 자신인데 누군가가 자신에게 화가났다고 생각하는 것이다.

신체심리치료의 역사

빌헬름 라이히(Wilhelm Reich)는 현대 신체지향적 심리치료의 아버지라고 부른다. 1897년에 태어난 라이히는 독일 심리분석가로서 6년 동안 비엔나에서 지그문트 프로이트의 임상 조수로 일하다. 1933년 그는 프로이트에게서 독립하였다. 그는 심리분석이 변화를 초래하는 데 너무 오랜 시간이 소요된다는 점과 신체언어를 무시하고 접촉을 금기한다는 점을 비판하였다. 이와 같은 주장은 논쟁을 불러일으켰으며, 그의 이론은 신경증을 신체적 기반에 연결하는 선구적인 작업이 되었다. 라이히는 1939년 미국에 정착하였으며, 이때부터 오르곤 에너지와 함께 자신의 작업을 시작하였다. 오르곤은 프라나, 기 혹은 생명력의 또 다른 이름이다. 라이히는 오르곤을 보고 측정할 수 있으며, 모든 살아 있는 유기체에 존재하는 우주적 에너지라고 하였다.

주로 언어적이고 통찰에 집중되어 있는 심리분석과 달리 라이히는 광범위한 기술을 사용하여 직접 몸을 다루면서 억눌린 성적 정서에너지를 풀어 주는 치료체계를 개발하였다. 이에 대해 리처드 호프(Richard Hotf)는 다음과 같이 기술하고 있다.

> 치료의 궁극적인 목적은 가장 깊은 생물학적 수준에 있는 신경증적 성격구조와 근육무장을 해체하고, 자유롭고 자연적인 에너지 흐름을 복원하여 최종적으로 '충만한 오르가슴 능력(full orgastic potency)' 을 수립하는 것이다. 여기서 충만한 오르가슴 능력이란

오르가슴을 느끼는 순간에 충만한 에너지를 만들어 방출할 수 있는 능력이다.[4)]

라이히는 성이 비밀스럽게 은폐되고 음란과 수치, 죄의식 등과 관련되었기 때문에 가장 깊은 자연적인 충동을 두려워하고 이에 저항하며, 그 자발성과 생동력을 억압하기 위해 우리 존재 전체를 수축하도록 배운다고 생각했다. 그는 무장(armouring)이라는 난어를 사용하여 우리가 자연적인 생명에너지의 흐름뿐 아니라 이를 억압한 결과로 생긴 좌절과 고통을 억압하기 위해 만성적으로 몸을 수축하는 방법을 묘사하였다. 또한 생기치료(vegetotherapy)라는 용어를 사용하여 차단된 정서를 풀어 주고 몸속에 있는 맥박과 흐름 감각을 복구하기 위해 근육의 긴장을 완화하고 호흡을 깊게 하는 방법을 묘사하였다.

또한 그는 '성격분석(character analysis)'을 개발하였는데, 이는 특정인이 '어떻게' 행동하는지에 초점을 맞춘 것이다. 예를 들어 누군가 어떤 목소리와 억양 및 표정을 가지고 말을 하는가는 실제 그 사람이 말하고 있는 내용만큼이나 중요하다. 이와 같이 '무엇을' 말하고 행동하는가가 아니라 '어떻게' 말하고 행동하는가에 초점을 맞추는 것은 다른 심리치료에서도 필수적이며, 특히 게슈탈트치료에서 중요하다. 자각을 개발할 때 우리는 자세나 걸음걸이, 버릇, 몸짓과 얼굴 표정 등의 습관적인 행동의 의미를 통찰하게 된다. 우리가 하는 이야기는 이러한 특성 속에 포함되는 것이다. 몸과 움직임을 통해 우리는 삶에서 일어나는 일에 심리적으로 어떻게 적응하는지를 알 수 있다.

라이히는 억압된 정서가 신체적으로 만성적인 근육경련의 원천임을 밝혀냈다. 정서는 단지 우리 뇌에 흘러다니는 감정이 아니다. 모든 정서는 행동하려는 충동과 관련된다. 예를 들어 슬픈 경우에는 울고 싶은 충동이 일어난다. 운다는 것은 매우 신체적인 행위로 일련의 격한 호흡과 눈물, 발성, 얼굴 표정뿐 아니라 종종 손발의 움직임과 같은 신체적인 변화와도 관련된다. 울고 싶은 충동을 억제할 때는 동시에 그와 같은 모든 근육적인 충동을 억제해야 한다. 특히 대부분의 경우 호흡을 참는다.

억제가 반복되어 정서 표현의 억제가 습관화되면 만성적인 근육 수축이 일어나고, 이것이 자동적이고 무의식적으로 일어나면 억압이 된다. 이러한 종류의 긴장은 수면상태에서도 저절로 이완되지 않는다. 이렇듯 잊혀진 기억과 느낌은 동면상태에 있지만 고스란히 '얼어붙은 충동(frozen impulse to action)'의 형태로 근육에 존재한다고 라이히는 말한다. 그는 눈에서 시작해서 몸 아래쪽으로 입과 목, 가슴과 횡격막, 복부, 골반에 이르는 일곱 가지 주요한 신체무장 부위를 구별하였다.

이러한 근육무장의 해체를 돕기 위해 라이히는 많은 기술을 개발하였는데, 여기에는 다음과 같은 것이 포함된다.

- 깊게 호흡하기, 목소리와 신체를 통해 정서 표현하기(고함지르기 포함)
- 긴장된 부위를 깊게 마사지 하기, 동시에 호흡을 깊게 하고 발성하기
- 얼굴 표정 작업하기
- 내담자가 숨을 내쉬는 동안 가슴을 누르기
- '구토 반사(gag reflex, 하품이나 기침반사)' 작업하기: 어떤

경련이라도 견고한 무장을 해제하는 데 도움이 되며, 다른 방법으로는 접근하기 어려운 깊은 내면적 무장에 이를 수 있다.

- 깊게 숨을 쉬고 목소리와 얼굴로 고통을 표현하면서 '스트레스 자세'를 유지하기
- 두드리고, 발을 구르고, 걷어차고, 뻗치며, 머리 · 어깨 · 팔 · 골반 등을 움직이거나 흔들기와 같은 활동적인 '생체에너지' 동작하기

라이히의 치료작업과 연구는 유럽과 미국 모두에서 많은 추종자들을 낳았고, 이들은 독립적 · 독창적으로 다양한 접근법을 개발하였다. 여기에는 생체에너지요법(Bioenergetics), 생명역동심리치료(Biodynamic psychotherapy), 하코미(Hakomi), 생체통합(Biosynthesis), 핵심과정(Core process)이 포함된다. 지난 25년에 걸쳐 신체심리치료는 그 기술을 상당히 정교화하고, 치료사와 내담자 간의 관계에서 일어나는 일에 더욱 주의를 기울이면서 보다 난해한 작업방식을 채택하고 있다. 이러한 작업방식에는 상이한 관계 유형도 포함된다. 치료사는 내담자와 마주 보고 앉을 수도 있고, 내담자는 치료대나 매트 위에 누워 있을 수도 있다. 때에 따라서 내담자가 일어서거나 움직이도록 권하기도 한다('10. 에너지 운동체계' 참조).

치료작업은 가장 피상적인 방어에서 시작할 필요가 있으며 점차 더 깊은 층으로 나아간다. 이때 치료사는 언제나 내담자의 공포와 저항을 존중해야 한다. 성장하면서 우리는 정서적 생존의 일부로 이러한 무장을 형성하므로 이를 '원상복구'하거나 해체

하기 위해서는 커다란 관심을 기울여야 한다.

이렇게 성격분석과 신체무장을 함께 해체하는 전체 과정에는 치료사나 가까운 애정관계에 있는 사람들의 용기와 인내, 지지가 필요하다. 우리는 정서를 푸는 법을 배워야 할 뿐 아니라 사랑을 허용하고 지지할 필요가 있으며, 제대로 훈련을 받고 계속해서 전문적인 지도를 받고 있는 치료사와 함께 작업하는 것이 필수적이다.

신라이히치료법은 빌헬름 라이히의 작업을 보다 현대적으로 개발한 것이다. 이는 모두 살아 있음과 행복으로 향하는 충동을 접촉하는 수단인 신체에 초점을 둔다. 또한 우리의 자발성과 즐거움을 제한하는 생애 초기에 습득된 생존전략을 중시한다. 그리고 신체 유형이 형성되고 유지되는 가족, 학교, 공동체 등 대인관계 영역과 우리 모두가 삶의 목적과 의미를 추구하고 있는 보다 영적인 맥락에 새롭게 초점을 맞춘다는 점에서도 공통점을 가지고 있다. 나아가 대부분의 신라이히치료법은 우리가 개발한 무장과 충격으로 말미암은 무장을 구별하고 다른 신체과정에 따라 다른 기술을 사용한다.

생체에너지요법

생체에너지요법(Bioenergetics)은 미국인 의사 알렉산더 로웬(Alexander Lowen)과 존 피에라코스(John Pierrakos)가 함께 라이히의 신체작업을 바탕으로 개발한 것이다. 로웬은 1940년대에 라이히에 대해 공부하였다. 그러나 라이히가 치료를 하는 동안 환자를 눕히는 심리분석 전통을 따랐던 것과 달리, 로웬은 환자가 선 상태에서 작업을 시작하였다. 그는 다리를 살리고 땅과 확고한 연결을 만들어야 한다고 강조하였으며, 라이히에 비해 성을 덜 강조하면서 움직임, 호흡, 느낌, 자기표현 등을 포함하는 몇 가지 신체적 충동 중 하나로 성을 간주하였다.

로웬은 사람이 자신의 신체로 돌아가 신체 생명력을 가장 충만하게 즐기도록 돕는 기술로 생체에너지를 묘사하고 있다. 치료 시 내담자는 자신의 역사와 도움받고 싶은 것을 이야기한다. 그런 다음 치료사는 내담자의 정서가 어디에 어떻게 갇혀 있는지 파악하기 위해 내담자의 몸 형태와 움직임 그리고 목소리를 검토한다. 이를 위해 내담자에게 '스트레스 자세'로 서도록 권할 수도 있는데, 예를 들어 일어선 상태에서 의자에 앉아 있는 것처럼 동작을 취하게 한다. 이러한 자세는 근육을 굴복시키고 긴장을 떨쳐 버리게 한다. 긴장을 풀기 위해 호흡훈련과 스트레칭 혹은 표현훈련을 결합할 수도 있다. 경우에 따라서는 내담자 혼자 집에서 할 수 있는 훈련을 가르치기도 한다. 이런 종류의 작업은 내담자와 치료사가 협력하여 신중하게 이루어진다.

일레인 스틸러만(Elaine Stillerman)은 생체에너지요법에 대해 다음과 같이 지적하고 있다.

> 생체에너지요법에서 움직임이 제한되는 것은 정서적인 문제의 원인이자 영향이며, 자연스러운 호흡이 제한되는 것은 불안의 원인이자 영향이라는 점을 명심해야 한다. ……생체에너지요법에서 신체적인 긴장은 심리적인 문제의 해결과 동시에 풀어진다.[5)]

하코미

'하코미(Hakomi)' 라는 말은 아메리카 원주민이 사용하는 고대 호피어다. 글자 그대로는 '이렇게 많은 관계 속에서 어떻게 지내나요?' 라는 의미인데 그냥 단순하게 말하면 '잘 지내세요?' 가 된다. 하코미는 고객이 자신의 핵심 신념을 바꿀 수 있도록 도와주는 신체심리치료다. 자신에 대한 핵심 신념이란 자기 제한적인 것으로 어린 시절에 형성되어 의식 아래에 저장된다. '나는 부족해', '아무도 나를 원하지 않아.' 등과 같은 믿음이 여기에 속하며, 이러한 믿음은 어린이가 일련의 자아 개념을 형성할 수 있을 정도로 특정하고 강렬한 느낌과 사고 및 감각을 수반한다. 치료는 어린 시절의 사건으로 거슬러 올라가 당시의 원초적인 대응을 찾아간다. 그리고 어떻게 자신이 그러한 핵심 경험을 구성하는지 스스로에게 초점을 맞추고 검토하도록 돕는다. 고객은 어떤 경험을 찾고, 그것을 몸으로 느끼게 될 것이다. 그런 다음에야 이 경험에 대한 반응을 변화시킬 수 있다.

하코미요법은 1970년대에 론 쿠르츠(Ron Kurtz)에 의해 개발되었다. 쿠르츠는 펠덴크라이스, 게슈탈트, 생체에너지요법, 롤핑, 라이히, 에릭소니식 최면요법(Ericksonian hypnosis), 신경-언어 프로그래밍(NLP) 그리고 불교나 도교와 같은 전통적인 동양철학에 영향을 받았다. 하코미요법은 하나의 총괄적 치료로 다른 치료들을 포함한다. 하코미 치료사는 내담자를 위해 영양이나 정골요법과 같은 도움의 가치를 인정하며 이를 사용하도록 권한다. 그리고 다른 요법들과 마찬가지로 새로운 패러다임을 반영한다. 즉, 환원주의적이고 기계적인 선형모형을 탈피하여 상호 연결되고 다수의 가능성이 존재하는 더욱 복잡한 모형을 추구한다('1. 바디워크치료를 위한 접근' 참조). 하코미 치료사인 에메랄드 제인 터너(Emerald-Jane Turner)는 다음과 같이 말한다.

> 우리 속에 있는 얼어붙은 지점에 접근하는 데에는 수많은 방법이 있으며, 각각의 방법은 그 자체로 유용하다.

론 쿠르츠는 하코미요법의 다섯 가지 원칙을 다음과 같이 정의하였다.

- 유기성: 자연적인 과정이 치유에 포함됨을 의미한다. 개체로서 우리는 성장하고 꽃을 피운다. 문제에 대한 모든 답과 해결책은 우리 자신에게 있다.
- 몸-마음 일원론: 몸과 마음은 상호작용하며, 서로 영향을 준다는 사실을 자각한다.
- 비폭력: 일이 자연스럽게 전개되기를 원하는 방식에 주의를 기울이고 이를 받아들이는 것을 의미한다. 치료사는 내담자에게 바라는 자신의 관념을 떨쳐 버려야 한다.
- 단일성: 자신과 다른 사람들이 소외되거나 대립하고 있는 측면에 주의를 기울이는 것과 관련된다. 우리는 서로 연결되어 있으며 세상과 연결되어 있다.
- 깨어 있는 마음: 현재의 경험에 초점을 맞춘다.

이 작업에서는 내담자가 정서적으로 안전하다고 느껴야 하고, 현재 느끼는 것에 초점을 맞출 수 있도록 속도를 늦추는 것이 중요하다. 하코미요법은 몸과 마음이 접촉되는 곳에서 작용한다. 하지만 몸에서 정보를 알아내어 다루는 것의 중요성을 인식한다는 점에서 몸중심적이다. 자세, 몸짓, 신체구조와 미묘한 습관적인 동작들은 직접 사고와 기억 및 신념체계와 연결된다는 점에서 매우 의미심장하다. 하코미요법에서는 치료사뿐 아니라 내담자 스스로도 치료사의 도움을 통해 자신의 신체적 측면들을 검토한다.

하코미요법은 깨어 있는 마음이라고 부르는 변형된 의식상태에서 수행되는데, 이는 자각이 정확해지고 앎이 깊어지는 상태다. 일레인 스틸러만은 다음과 같이 말하고 있다.

> 깨어 있는 마음은 의식적 정신과 무의식적 정신 사이에 의사소통의 길을 열어 준다. 따라서 개인이 간섭이나 판단 없이 자신의 경험을 관찰하는 것이 가능하다. 치료는 자신이 결정한 제한적인 선택을 탐구하고 내담자에게 새롭고 자기확신적인 선택을 할 수 있는 능력을 제공하는 것이다.[6]

이러한 과정은 비단 한정된 신념과 부정적인 경험뿐 아니라 자신의 재능과 능력에 접촉하도록 내담자를 돕는다.

하코미 치료사는 충고하거나 문제를 해결하려고 하거나 내담자에게 과거를 말하라고 부추기지 않는다. 이들은 안전에 각별히 유념하면서 사고와 느끼는 과정을 늦추면 고객의 무의식 속에서 소재가 떠오른다. 치료사는 정보를 위해 내담자의 몸과 마음에 다가간다. 예를 들어 내담자가 여동생과 관련된 문제를 가지고 있는 경우 치료사는 '지금 몸 어디가 힘든가요?' 와 같은 질문을 할 것이다. 아니면 내담자에게 직접 사고나 기억 혹은 문제를 가진 감각을 찾아보라고 요청할 수도 있다. 이는 모두 이야기를 통해 이루어진다. 접촉은 오직 내담자가 허락할 경우 충분한 자각을 가지고 작업 중인 특정한 문제와 관련해서만 사용한다. 치료는 장기적으로 이루어지기 쉽다. 1주나 2주에 한 번씩 최대 2년까지 이루어지기도 한다. 누군가의 존재 깊숙이 들어가서 하코미요법의 원칙을 구현하는 데는 시간이 걸린다.

주의사항 하코미요법은 동요가 심하고 우울증이 심각한 사람에게는 적합하지 않다. 치료를 시작하기 전에 깨어 있는 마음에 대해서 알거나 알 수 있어야 하는 것은 아니지만 거기에 접근하는 능력을 갖출 필요가 있다. 고통이 심할 경우에는 깨어 있음을 경험할 정도로 충분히 속도를 늦추거나 자신에게 집중하기 어렵다.

셀리아 웨스트는 마흔여섯 살의 여성으로 암을 앓고 있고 현재 뉴질랜드에서 살고 있다. 셀리아의 사례는 현대의학 및 대체보완의학을 통합하면서 하코미가 갖는 다른 치료와의 상호 연결성과 이러한 의학들의 '틈새'를 메우는 생명을 주는 힘을 보여준다. 생명을 유지하기 위해서 그녀는 현대의학의 화학요법과 정묘에너지치유, 중국약초, 침술, 예술치료, 영양치료 등 여러 가지 다른 대체보완의학을 조화롭게 사용하였다.

셀리아는 하코미치료의 경험에 대해 다음과 같이 말하고 있다.

> 나는 뉴질랜드에서 태어나 영국에서 살면서 10년간 심리치료 공부를 마쳤어요. 그중 5년은 신프로이트학을, 5년은 게슈탈트를 배웠어요. 그리고 1993년 뉴질랜드에 돌아온 후 혼자서 새롭게 적응

하기가 어려워 하코미 치료사를 만나기 시작했어요. 그런데 1995년 11월에 하코미치료를 시작하자마자 급성백혈병 진단을 받았어요. 하지만 병원이 처방한 두 차례의 화학요법 외에는 병원에서 해 줄 수 있는 것이 없었죠.

그러고 나서 얼마 지나지 않아 하코미치료를 받는 중에 극도로 중요한 것을 경험하게 되었어요. 그것은 말로 설명하기 힘들지만 그때 나는 거의 명상상태에 빠져 있었어요. 치료사는 '탐사(probes)' 라고 부르는 방법을 사용하여 고객이 명상상태에 있는 동안 메시지를 전달해요. 하코미 치료사는 이를 깨어 있는 마음이라고 부르지요. 나는 문득 놓아 주고, 긴장을 풀고, 신뢰를 주고받는 경험을 했어요. 이전에 한 번도 경험해 보지 못했던 그런 방식으로 말이에요. 그야말로 신뢰와 관련해서 받은 깊은 상처를 치유한 것이었죠. 나는 내면에서 일어나는 많은 싸움을 멈추고, 암으로 인한 상황에 더 평화로워질 수 있었어요. 비치료적인 관점에서 치유에 대해 말하자면 나는 암이 부분적으로는 그런 투쟁에 의해 발생한다고 생각해요. 비록 여전히 암에 걸린 상태지만 병원 의료진들조차 내가 이렇게 오래 살고 있는 이유를 모르고 있어요. 4년 동안 나는 암에서 살아남은 생존자도, 암의 희생자도 아니에요. 단지 나는 암과 함께 살고 있어요. 암과 평화를 유지하면서 말이에요. 의료진들은 내게 "당신이 뭘 하고 있는지는 모르지만 뭔가 제대로 하고 있음은 틀림없어요. 계속 하도록 하세요!" 라고 말해요.

생체역동 심리치료

생체역동 심리치료(Biodynamic Psychotherapy)는 신체 자세와 신체적인 증상이 갖는 기운과 정서적인 의미를 강조하며, 이를 직접 다루는 것이다. 이는 신체와 정서, 심리 및 영적인 존재 영역에 기초했다.

생체역동 심리치료는 저다 보이슨(Gerda Boyeson)에 의해 개발된 것으로 그녀는 노르웨이에서 임상심리학자, 물리치료사, 심리치료사로 일하고 있다. 보이슨은 1968년 영국에 생체역동 심리치료를 소개하였다. 생체역동(biodynamic)에서 '바이오(bio)'는 생명을, '다이내믹(dynamic)'은 움직임이나 추동력을 의미한다. 따라서 작업의 중심은 생명의 움직임이라는 개념인데 몸속에 있는 생명의 움직임이 새로 자연스럽게 흐르도록 만드는 것이다. 보이슨은 생체역동 및 게슈탈트치료와 함께 간접적으로 빌헬름 라이히의 작업에 영향을 받았다. 그녀는 1930년대 스칸디나비아에서 라이히 동아리의 구성원이었던 올라 랙니스(Ola Raknes) 박사와 함께 정신분석을 하였다. 캠브리지 신체심리치료센터장이었던 질 웨스트랜드(Gill Westland)는 다음과 같이 말했다.

> ……말을 통해 무의식에 접근하면서 마사지와 호흡 및 움직임으로 신체와 직접 작업할 수 있다. 심리에 변화가 일어나면 몸에서도 변화가 일어난다…….[7)]

따라서 보이슨은 말과 신체를 함께 사용하는 작업의 중요성을 확신하게 되었다.

생체역동 심리치료의 주요 이론은 에너지가 주기적으로 끊임없이 움직인다는 것이다. 이를 '혈관운동주기(vasomotoric cycle)'라고도 부른다. 하지만 이러한 에너지 주기는 종종 방해를 받고 불완전한 상태로 머무르기 때문에 치료사는 이를 완성할 수 있도록 도와야 한다. 예를 들어 도로를 건너기 위해 필요한 신경에너지를 충전한다. 그런데 만약 갑자기 자동차가 나타나면 본능적으로 긴장하게 된다. 그리고 정말로 안전하거나 길을 건너는 다른 방법을 발견했을 때 다시 침착해지고, 계속해서 길을 건너면서 점차 긴장을 풀게 된다. 그런 다음 집에 도착해서는 대개 가족에게 거의 자동차에 치일 뻔했다는 사실을 말할 것이다. 잠자리에 들기 전에 다시 한 번 그때를 떠올리고는 마지막으로 신체적 · 심리적으로 그 경험의 여운을 떨쳐 버리게 된다. 이로써 완전한 주기가 형성된다.

하지만 주기가 완전하지 않은 경우도 있다. 예를 들어 내가 강력하게 반대하는 의견을 나이든 친척이 말하는 상황을 생각할 수 있다. 당신은 숨을 들이쉰 다음 내 의견을 말하기 위해 의자 앞쪽으로 다가 앉는다. 그런데 또 다른 친척이 말을 하자 당신은 그냥 침묵을 지키는 게 낫겠다고 결심한다. 하지만 집에 돌아올 때까지 머리가 아프고 불만스러우며 분노를 느끼게 된다. 자신을 표현하고 이완하고 에너지 주기를 완성하기 위해 그 상황과 당신의 불만 및 분노를 어떤 식으로든 말할 필요가 있다. 또한 그 경험은 과거에 말하지 않아 문제로 남아 있던 것, 즉 또 다른 불완전한 주기를 계속해서 상기할 수도 있다.

생체역동 심리치료는 내담자와 내담자에 대한 치료사의 대응에 강하게 초점을 맞춘다. 내담자는 앉아서 이야기할 수도 있고 침상이나 소파에 누울 수도 있다. 치료사는 내담자가 스스로 자기 속으로 빠져들어 그 당시 자신의 경험과 함께 머물면서 일어나는 충동을 따르도록 권한다. 또한 충동이 일어나고 자라도록 내버려 둔다. 충동이 일어나면 치료사는 내담자가 그러한 과정에 머물도록 도와준다. 이때 치료사는 치료사 자신의 문제를 부과하지 않아야 한다. 내담자의 충동은 모순적인 경험을 하게 할 수도 있다. 치료사는 이러한 갈등에너지를 통해 내담자 몸속에서 지탱하고 있는 작용방식을 탐색하도록 돕는다. 예를 들어 내담자는 치료사나 다른 누군가와 가까워지고 싶지만 두 살 즈음에 아무도 필요치 않다고 결심했던 것을 민감하게 느낀다고 하자. 이때 치료사는 내담자가 이런 갈등상황에서 생겨난 막힌 에너지와 같이 머물도록 돕는다. 그제서야 이 에너지는 풀려나고 근육 수축은 이완되며, 그 갈등에서 해방된 느낌을 갖는다.

생체역동 마사지

생체역동 마사지(Biodynamic Massage)는 생체역동 심리치료의 한 측면이다. 이는 그 자체로 구체화된 마사지 형태일 수도 있고, 생체역동 심리치료의 한 부분일 수도 있다. 후자의 경우 심리치료를 위해 요구되는 훈련을 마쳐야 한다. 그러나 단지 마사지로 그칠 경우 치료사는 보통 생체역동 심리치료사보다 훈련이 안 되어 있다. 따라서 다른 치료와 마찬가지로 치료사의 자격을 아는 것이 중요하다.

마사지에는 기본적인 접촉, 침착하게 하거나 활기를 주는 결합조직 마사지, 잡기, 깊이 누르기(deep draining), 몸속에 있는 에너지나 기운을 재분배하기 등과 같은 몇 가지 형태가 있다. 각각의 형태마다 이러한 종류의 마사지에 맞는 일련의 독특한 손놀림이 있다.

구체적인 증상들은 기초적인 불균형 신호로 여기지만 언제나 주요한 초점으로 고려되지는 않는다. 생체역동 심리치료와 함께 생명력이 보다 자유롭게 흐르면서 증상이 감소되며, 치료사는 의도적으로 어떤 것을 치료하거나 고치려 하지 않는다. 치료사 자신이 어떤 요구도 하지 않고 내담자와 함께 있는 것이 이 치료는 물론 그 밖의 많은 신체치료의 핵심이 된다.

생체역동 마사지에서 치료사가 내담자의 정서적 과정을 파악하는 데 지침으로 사용하는 것은 내장의 연동운동(배에서 나는 소리)이다. 이완할 경우 우리는 호흡을 늦추고 근육의 긴장을 풀게 된다. 이때 뱃속에서 나는 소리를 들을 수 있다. 연동운동은 또한 의미 있는 변화의 순간에 일어난다. 보이슨은 청진기를 사용하여 소화관 운동을 파악하고, 접촉에 따라 몸이 반응하는 순간마다 마사지를 달리하였다.

이러한 형태의 마사지는 많은 증상에 도움을 준다. 즉, 심장병, 파킨슨병, 노인성 질환, 급성정신병, 말기 질환, 학습장애와 같은 증상에 사용하고 있다. 질 웨스트랜드에 의하면 "이는 신생아와 조기 출생아, 출산자와 출산 동반자들을 위한 산파학에 적용할 수 있다. 간호사들과 직업적인 치료사, 사회사업가 그리고 심리학자와 의사들은 스트레스 해소를 위한 의료진 모임에서 이를 사용해 왔다."[8)]

게슈탈트

> 친구여! 완벽주의자가 되지 마라. 완벽주의는 저주이자 노역이다. 너는 중심점을 놓치지 않으려고 조바심을 낸다. 그냥 내버려 둔다면 당신은 완벽하다. ……친구여! 실수를 두려워하지 마라. 실수는 죄악이 아니다. 실수는 뭔가를 달리 하는 방법이다. 새로운 창조가 될 수 있다(프리츠 펄스(Fritz Perls), 『쓰레기통의 안과 밖(In and Out the Garbage Pail)』).[9)]

독일어 게슈탈트(Gestalt)는 적당하게 번역할 만한 말이 없다. 이는 대략 전체, 구성, 통합, 독특한 유형 등을 의미한다. 프리츠 펄스(Fritz Perls)는 게슈탈트치료의 '할아버지'로 1940년대 심리분석에 혁신적인 진보와 반항을 불러일으켰다. 라이히와 같이 그는 프로이트에게 훈련을 받았지만 심리분석적인 전통을 깨고 나왔다. 그는 심리분석, 라이히식 성격분석, 실존철학, 게슈탈트 심리학 그리고 동양 종교의 다섯 가지 심리분석과 영적 전통에 영향을 받았다(참고로 게슈탈트 심리학은 독일에서 개발된 인지이론으로 펄스가 이를 치료에 도입하였다).

현대 게슈탈트 상담과 심리치료는 광범위하고 통합적인 이론적 기반을 포괄하는데, 다양한 경우의 많은 사람에게 적용할 수 있다. 이 접근은 환경적 맥락에서 자기 삶의 선택에 스스로 책임을 진다는 깊은 믿음을 가지고 있다. 게슈탈트치료의 한 가지 목적은 자각이다. 즉, "미처 자각하지 못하는 존재방식의 측면을 포함하여 환경과 관련된 자신의 현재 기능에 대한 내담자의 인지를 높이는 것이다."[10)]

게슈탈트치료는 억압된 기억에 접촉하는 대신 '지금-여기' 에 초점을 두는 방법이다. 기억은 현재 일어나고 있고 그 순간 의미를 가지는 경험이므로 더 이상 그 경험에 방해받지 않기 위해서 그 기억을 종결하도록 현재에 초점을 둔다. 철학적으로 이러한 접근은 현상학적으로 설명된다. 말하자면 존재하는 것은 존재하는 것이고, 우리는 우리며, 우리는 우리가 느끼는 것을 느낀다.

펄스는 환자들이 자신의 삶을 해석하고 합리화하며 지성적으로 처리하지 못하게 하였다. 이는 특히 자신이 지적이지 않다고 과소평가하는 일부 여성들에게 중요하다. 우리 문화 속에서 해석과 이론은 실제 그 순간의 느낌을 대신하여 강력하게 효력을 발휘하며, 여러 가지 면에서 실제보다 과대평가된다.

우리는 종종 일어난 상황에 대해 스스로 책임지기를 피하며 다른 사람을 탓한다. 또한 실제로는 우리에게 속한 것을 다른 사람에게 투사한다. 예를 들어 누군가가 자신에게 화가 나 있다고 상상하는 것은 사실 우리가 그들에게 화가 난 경우다. 실라 언스트(Sheila Ernst)와 루시 구디슨(Lucy Goodison)은 다음과 같이 말하였다.

> 게슈탈트치료는 우리의 투사를 재소유하고 자신의 힘을 인식하도록 강조한다. 게슈탈트는 사람들이 자기 삶에 스스로 책임을 지고 현재 자신들이 행동을 취할 수 있는 능력을 가지고 있다는 것을 알게끔 고무시킨다. 이는 특히 여성들에게 도움이 될 수 있다.[11)]

사회에는 우리가 필요한 것을 얻지 못하게 가로막는 아주 실질적인 장애들이 있으며, 우리는 종종 자신의 능력을 과소평가하여 그런 장애들과 맞붙어 싸우지 못한다. 게슈탈트치료는 우리 자신의 느낌과 경험 및 행동을 북돋움으로써 삶을 적극적으로 느끼도록 돕는다. 예를 들어 '그것'으로 시작하는 수동형 문장 대신에 '나'로 시작하는 능동형 문장을 사용하라고 권한다. '나'라는 말을 사용함으로써 우리의 사고와 느낌 및 행동에 스스로 책임지는 의미를 만들어 낸다. 왜 그런 일이 일어났는가보다는 어떻게 우리가 그 일이 일어나게 했는지를 보는 것이다. 이런 조정에 대해 '그래서 뭐하자는 거야?'라거나 '그렇게 함으로써 어떤 이익이 있다는 거야?'라는 질문이 생길 수 있다.

한편 펄스가 창안한 이래로 게슈탈트치료 자체는 온갖 다양한 방향으로 개발되어 왔고, 1960년대 후반 캘리포니아의 에살렌연구소에서 숭배의 대상이 됐을 때 펄스는 이미 노인이었음에 주목할 필요가 있다. 또한 펄스는 라이히와 달리 개인적인 것과 정치적인 것을 연결하지 않았다는 비판을 받았다. 하지만 펄스는 심리치료를 지배했던 의학적 모델을 반대하지 않았다. 그는 우리 모두는 건강하게 태어났음을 강조했고, 우리 내면은 자신에게 가장 좋은 것이 무엇인지 알고 있다는 믿음을 가지고 있었다. 따라서 그에 따르면 치료는 우리가 몸속에 있는 내면의 지혜에 더욱 귀 기울이는 법을 배우면서 성장하는 과정이다. 이렇게 보면 신경증으로 간주되는 것도 사실은 어떤 상황에서 우리가 할 수 있는 가장 건강한 반응이라고 재정의할 수 있다. 또 다른 예로 악몽은 '나'라는 유기체가 분노와 공포를 표현하고 그것을 의식하기 위한 최상의 방법이라 간주할 수도 있다.

게슈탈트치료는 내담자의 자각과 당면한 현실(현상학)에 기초를 둔다. 때로 게슈탈트 치료사는 내담자에서 실험을 제안하기도 한다. 예를 들어 내담자가 계속해서 주먹을 쥔다거나 반복되는 얼굴 표정을 짓는 것을 목격한 경우 치료사는 내담자에게 그와 같은 반복 행동에 대해 주의를 환기시킬 수 있다. 내담자가 계속하기 바란다면 꽉 쥔 주먹에서 나오는 것처럼 말해 보라고 요청할 수 있다. 꽉 쥔 주먹은 내담자가 현재 자각하지 못하는 뭔가 중요한 것을 말할 수도 있기 때문이다.

게슈탈트 치료사는 종종 내담자에게 현재나 과거의 경험이나 미래에 대한 환상에 기반을 둔 대화를 하라고 권한다. 이는 내담자가 자신이나 관련된 사람들의 어떤 면을 시각화함으로써 머릿속에서 내면적으로 이루어진다. 경우에 따라서는 선 그리기나 그림 그리기 같은 외면적인 창조활동을 통해 이루어질 수도 있다. 자주 사용되는 게슈탈트 기술은 한두 개의 빈 의자를 사용하는 것이다. 내담자는 의자를 자신의 일부나 다른 사람으로 상상하고 그것과 대화를 나눈다. 이는 우리 머릿속에서 진행되는 내면적인 대화를 외면화하도록 돕는다. 이러한 기술은 또한 인터뷰를 준비하거나 누군가와 어려운 대화를 해야 할 경우 종종 사용한다. 치료사는 내담자에게 다른 사람이나 자신의 어떤 부분을 텅 빈 의자 속에 시각화하고 그에게 말을 걸라고 한다. 그런 다음 의자를 바꾸고 내담자가 그 사람이나 자신의 일부가 되어 반응하도록 한다. 내담자는 자신의 투사를 자각하거나, 갈등 혹은 '끝나지 않는 문제'가 해결될 때까지 의자를 바꾸면서 계속 대화를 이어나간다.

또 다른 유용한 기술로 '자각 연속(awareness continuum)'이라는 것이 있다. 치료사는 내담자에게 '나는 ~을 알아차린다.'와 같은 문장을 완성하게 하여 즉각적으로 알아차리는 것에 주의를 기울이도록 요청한다. 자각은 다음과 같은 세 가지 영역으로 나뉜다.

- 내면: 피부 속에 존재하는 모든 것
- 외면: 피부 밖에 존재하지만 감각을 통해 알 수 있는 것
- 중간: 이 모든 정보를 가지고 사고와 상상을 작동하는 것

예를 들어 다음과 같이 구분할 수 있다. 먼저 내장이 꾸르륵거리는 소리를 느낀다(내면), 아이스크림 차의 종소리를 듣는다(외면). 그리고 두 개의 초콜릿 조각들로 덮인 이중의 구구아이스크림을 상상한다(중간).

육체 제일주의의 관점에서 보면 게슈탈트치료는 우리가 신체적인 감각과 특정한 증상 뒤에 숨어 있는 의미를 더 잘 알아차리도록 돕는다. 하나의 증상은 우리 자신 속에 있는 소외된 부분이다. 이미 지적했듯이 증상은 종종 우리에게 많은 말을 하지만 거기에 주의를 기울이고 우리에게 주는 정보를 듣기 위해서는 시간이 필요하다. 증상은 우리에게 메시지를 보낼 뿐 아니라 마찬가지로 주변 사람들에게도 메시지를 표현한다. 우리의 증상은 다른 사람들에게도 강한 영향을 미칠 수 있다.

다음에 증상과 대화를 나누고 시각화를 이용한 사례가 있다. 코렐 버로즈는 60대 초반의 여성이며 시간제 의료비서로 일하고 있고, 두 명의 성인 자녀를 두고 있다.

> 나는 매주 이틀씩 계속되는 편두통에 시달리고 있었어요. 대증요법 약은 거의 효과가 없었을 뿐더러 개인적으로 그런 약을 자주 먹고 싶지도 않았어요.

그래서 중국 약초와 침술, 동종요법, 바이오피드백 기법 등을 시도했지만 딱히 도움이 되지 않았어요. 그 즈음 나의 치료사가 조심스럽게 시각화를 소개했어요. 그것은 내가 긴장을 풀기 위해 즐겨 썼던 방법이었지만 그때까지 한 번도 집중적으로 사용해 본 적은 없었어요.

나는 편두통 자체에 집중하기 시작했어요. 그것은 크고 못생겼으며 검게 보였어요. 또한 형편없이 생겼고 심술궂은 표정과 날카로운 발톱을 가지고 있었죠. 바로 그 발톱이 나를 파고들어와 오른쪽 머리에 통증과 긴장을 주는 거였죠. 하지만 나는 그것을 떨쳐 버릴 수가 없었어요. 나는 그것을 커다란 종이 위에 그리기 시작했어요. 검은색 색연필을 사용했고, 아이처럼 주먹으로 색연필을 움켜잡고는 힘을 주어 그렸어요. 그 다음 만남에서 나는 그것과 대화를 나누었어요. 반대편 의자에 앉아서 도대체 그것이 뭘 원하는지 물었더니 '통제'라고 대답하더군요. '왜 나를 통제하고 싶은 거지?' '누군가 해야만 하니까.' '왜?' '그렇지 않으면 네가 원하는 대로 할 테니까.' '그게 왜 문제가 되지?' 그것이 흥분하기 시작했어요. '문제가 되고말고. 내 책임이니까. 너는 내가 말하는 대로 하지. 넌 내가 필요해. ……나는 너와 오랫동안 함께 지내왔어.' 그 순간 나는 더 이상 할 말을 잃었어요. 뭐라고 대답해야 할지 몰랐어요. 내가 그것을 멀리 떨쳐 버리려고 할수록 그것은 더 강해졌어요. 어쨌든 나는 그것을 무력화시켜야 했죠.

내가 물었어요. '좋아, 너의 통제가 어떻게 나를 도울 수 있지?' 그 질문이 잠시 그것을 떨쳐 버리는 것 같았어요. '네가 어깨나 머릿속에서 나를 느끼게 되면 그것은 내가 일이 더 어려워지고 있다거나 혼자서 감당하지 못할 만큼 너무 많다고 경고하는 것임을 너는 알게 되지. 일에 압도당하고 있다고 느끼는 거야. 네가 나를 무시하거나 견디면 견딜수록 나는 더 바짝 너를 붙잡게 되는 거야.'

그것이 나를 붙잡고 있었어요. 나는 슈퍼우먼이 되어 모든 것을 혼자서 해야 한다고 느꼈어요. 나는 혼자 하기 어렵다고 느끼는 일이 있음을 인정하기 힘들었으며, 무엇보다 도움을 구하는 일이 무척이나 힘들었어요. 나는 내게 요청되는 어떤 일이라도 할 수 있어야 한다고 느꼈던 것이에요. 지금도 나는 여전히 내면의 목소리에 귀를 기울이는 법을 배우고 있지만 편두통은 사라졌어요. 지금도 그 검은 형체에 대해 생각할 때면 그것이 나와 같은 길 위에 있다는 것을 알아요. 하지만 멀리 뒤에 떨어져 있죠.

스스로 해보기

앞에 제시한 방법은 '증상 대화'라고 부르는 것이다. 이 방법을 다음과 같이 혼자서 시도해 볼 수 있다.

먼저 눈을 감고 당신을 괴롭히는 신체 증상에 대해 생각하라. 가능하면 지금 당장 느끼는 증상이 좋고, 아니면 가장 자수 일어나는 증상에 대해서 생각하라. 이것으로 말미암은 불편한 느낌을 다시 만들어 낼 수 있는지 살펴보라. 이제 그 불편함의 정체를 더 자세히 알아보겠다는 의도를 가지고 증상에 더욱 주의를 기울인다. 정확하게 신체의 어느 부분이 아픈지, 당신이 그 감각을 어떻게 경험하는지를 생각해 보라. 그리고 그 불편함을 과연 받아들일 수 있는지 생각해 보고 그 불편함을 자각하도록 하라. 그런 다음 스스로 증상을 더욱 강화할 수 있는지, 있다면 어떻게 하고 있는지를 파악하여 그 반대로 시도해 보라. 어떤 방식으로든 통증이 사라지게 함으로써 그 증상을 감소시킬 수 있는지를 살펴보라. 가능한 한 자세하게 이 과정을 탐색해 보라.

다음 단계는 실제 당신이 그 증상이 되는 것이다. 자신이 바로 그 증상이라고 느끼고 자신에게 물어보라. 특성이나 태도 그리고 왜 그런 고통을 주는지 물어보라. 그리고 증상으로서 당신이 그 증상을 가진 사람을 위해 수행하고 있는 역할이 무엇인지, 어떤 식으로 통증을 주는지 말하라.

그런 다음 다시 당신 자신이 되어 그 증상이 하는 말에 응답하라. 그에게 무엇이라고 응답하며, 어떤 기분인가? 이제 번갈아 가며 그 증상과 당신 자신이 되면서 대화를 계속하라. 증상으로서 당신은 그 사람을 위해 당신이 하고 있는 일이 무엇인지, 어떤 방식으로 실제 그 사람에게 도움을 주고 있는지에 대해 물을 수 있다. 이때 당신은 순간순간 누가 말을 하고 있는지를 알아차려야만 한다. 이런 과정을 마친 후에는 조용히 앉아 그 경험을 되새길 필요가 있다. 그러고 나서 '나' 라는 주어를 사용하여 다른 사람에게 그 경험에 대해 얘기하거나 기록하는 것이 좋다.

존 O. 스티븐스(John O. Stevens)가 쓴 자각(Awareness) 이란 책은 이런 종류의 작업이 갖는 가치를 조사한 뛰어난 책이다. '증상이 당신을 위해 하는 일이 무엇이라고 파악했든 간에 병들게 된 또 다른 의미가 무엇인가를 당신은 발견하게 될 것이다. 만약 휴식이 필요해서 병이 들었다면 당신의 지친 상태를 자각할 수 있을 것이며, 그러면 질병이 강요하기 전에 휴식을 취할 수 있다. 또 만약 다른 사람들에게서 보살핌과 주의를 받기 위한 것이라면 그런 것을 요청할 수 있는 다른 방법을 찾을 수 있을 것이다.' [12)]

재탄생(혹은 의식과 연결된 호흡)

단순하게 호흡하기, 즉 의식적이고 창조적인 자각으로 호흡하는 것만으로도 이전에 일어난 모든 일을 해결하고 앞으로 일어

날 모든 일을 진전시킬 수 있다.[13)]

재탄생(Rebirthing)은 '의식과 연결된 호흡'이라고 부르는 특정한 호흡기법을 사용한다. 이는 우리 자신의 몸과 마음 및 정서를 자세히 자각하기 위해서다. 이런 종류의 호흡은 멈추지 않고 계속해서 숨을 들이쉬고 내쉬면서 순환적으로 호흡하는 법을 배우는 것이다. 숨 내쉬기는 아무런 노력 없이 이루어져야 하고, 들이쉬기는 가슴을 열고 받아들이려는 의지를 가져야 한다. 이는 현재 존재하는 것으로, 당신이 일어날 수 있다거나 일어나야 한다고 생각하는 것이 아닌 실제를 인정하는 것이다. 이는 곧 숨을 참지 않는 기술이다.

재탄생은 많은 중요한 기본 전제들을 가지고 있다. 우선 존재의 기적에 감사하는 것이다. 그리고 태어날 당시 우리는 근본적으로 순수하며, 사람들은 자기 식으로 해석하고 경험하기를 선택한다는 사실을 인정해야 한다. 또한 우리는 주어진 매 순간 최선을 다하고 있으며(나중에 의식이 향상되면 다른 선택을 할 수도 있다), 우리 모두는 마음속 깊이 '나는 사랑받을 가치가 없어.' '아무도 나를 원하지 않아.' 혹은 '나는 부족해.' '나는 약해.'와 같은 식의 거짓 믿음을 지니고 있음을 인정해야 한다. 바로 여기서 심리적인 방어벽을 세운다. 또 그에 대한 대응으로 더 많이 성취함으로써 과잉보상을 하거나 반복적으로 알코올이나 약물 혹은 성적인 중독 행위를 함으로써 고통을 없애려 한다.

재탄생은 1970년대 중반 캘리포니아에서 레너드 오어(Leonard Orr)에 의해 창안되었다. 그는 자신의 치료는 호흡하기를 가르치는 것이 아니라 호흡 그 자체를 통해 직관적이고 부드러운 호흡을 배우는 것이라고 설명하였다. 재탄생은 몸과 마음이 잠재적으로 행복과 효과성 및 건강을 증진하도록 그 자체를 새롭게 조직한다. 재탄생 치료사는 자신의 출생 충격을 해결하고 다른 사람을 돕게끔 준비된 사람으로 스스로 안전하다고 느낄 만큼 자신 속으로 깊숙이 들어가도록 내담자를 돕는다.

레너드 오어는 또한 '수중 재탄생(wet rebirthing)' 이라는 것을 연구하였는데, 이는 따뜻한 물속에서 이루어진다. 이 방법은 자궁 속에 있을 때의 기억을 느끼도록 자극하는 방법이다.

호흡은 우리 몸이 생존을 유지하는 수단이며, 안전이나 즐거움의 경험을 증가시키고 고통이나 통증의 느낌을 강화하는 수단이 되기도 한다. 생리적으로 호흡은 우리가 언제라도 이용할 수 있는 무한한 생명력과 활기의 원천이다. 호흡의 질은 혈액 내 산소 공급에 영향을 미치는데, 이는 건강한 조직을 만들고 유지하는 데 필수적이다. 또한 화학적 독소와 배설물들을 배출하여 우리 몸의 체계를 청소하고 정화하는 데 주요한 역할을 한다. 호흡을 제대로 하지 않아 몸이 점차 오염되면 독소와 배설물들을 제때에 제거하지 못하게 된다. 따라서 결과적으로 질병이 일어나기 쉽다. 재탄생 치료사인 버나데트 릴리는 이렇게 말한다.

> 불편한 느낌에 대처하기 위해 사용하는 전략은 종종 일어나는 느낌을 피하는 데 목표를 둔다. 이때 우리가 선호하는 방식은 숨을 참는 것이다. 숨을 참게 되면 자각을 잃고 느낌을 억누르며 대답하기보다는 반응한다. 이렇게 우리는 문제에 대한 창조적인 해결책을 차단한다.[14]

낡은 기억을 이런 식으로 놓아 버리는 것은 매우 강력하다. 거넬 미넷(Gannel Minnet)은 다음과 같이 말한다.

> 기억들은 뇌가 충분히 개발되기 전에 신체적인 감각으로 몸의 다양한 부분에 기록되고 저장된다. 마음을 통해 이런 형태의 기억에 도달하는 것은 불가능하다. 이런 초기 기억들은 뇌 속에서 충분히 각인되지 않고 원래의 기억과 관련된 신체 영역에만 남게 된다.[15)]

재탄생치료는 사고가 창조적이라고 단정한다. 재탄생 치료사는 내담자에게 긍정적 선언('2. 바디워크치료에서 질병의 의미' 참조)으로 작업하는 방법을 보여 준다. 하지만 동시에 당신을 억누르지 않으면서 부정적인 메시지를 알도록 지지한다.

재탄생은 개인적으로 할 수 있고, 치료사나 집단을 통해 이루어질 수도 있다. 개인 수업은 약 2시간 동안 이루어지는데, 마루용 침상이나 치료용 침상에 누워서 한다. 치료사는 당신을 안내하고, 근육이나 다른 신체 부위 속에 갇힌 긴장을 이완하기 위해 도움이 된다고 생각되면 호흡의 속도와 형태를 바꾸라고 지시한다. 이때 치료사의 임무는 당신 스스로 자신의 속도를 발견하도록 돕는 것이다

완전히 이완될 만큼 충분히 안전하다고 느낄 때 최초의 호흡에 대한 기억이 일시적으로 일어날 수 있다. 이는 살아 있나는 것에 대한 기쁨과 즐거움은 물론 매우 깊은 영적 경험이 될 수 있다. 안나 본디지오(Anna Bondizio)는 다음과 같이 기록하고 있다.

> 많은 사람은 출생 전이나 후 혹은 출생 동안에 어느 정도 충격을 경험했다. 그들은 고생하면서 산도를 헤쳐 나왔거나 머리를 조이거나 비트는 집게 때문에 강제로 밀려나왔을 수도 있다. 또 이 과정에서 거꾸로 나오거나 산모의 마취에 영향을 받았을 수도 있다. 정서적으로 공포나 외로움을 경험하기도 했을 것이다. ……많은 사람은 부

모의 기대와는 다른 성별로 태어나서 사랑받지 못하고 거절당했다고 느낀다. 이때 계속 호흡을 하고 싶어 하는 것이 종종 일어나는 경험이다.[16)]

효 과 재탄생은 많은 잠재적인 효과를 가지고 있다. 여러 가지 다양한 방법이 있지만 그 효과는 이 장에 기록된 다른 심리치료와 크게 다르지 않다. 구체적인 효과는 다음과 같다.

- 각자 가진 신념과 사고의 한계를 드러내고 여기에 도전하도록 북돋는다.
- 새로운 사고와 통찰력을 얻을 수 있다.
- 지금껏 몰랐던 자신의 새로운 능력을 발견할 수 있다.
- 더 큰 자기 힘 기르기를 경험하고 숨어 있는 힘을 발견하게 된다.
- 더욱 개방적이 되고 타인과 의사소통할 수 있게 된다.
- 욕구가 일어날 때 더 잘 느끼게 되고 근육이 이완됨에 따라 더욱 민감해진다.
- 자신과 다른 사람과의 관계와 우주를 신뢰하게 된다.
- 내면의 영적 자각과 연결되고 원치 않은 상황에 대한 인식 변화가 일어난다.

재탄생과 수년 동안 인연을 맺어 온 50대의 사회사업가인 캐롤라인은 다음과 같이 말하고 있다.

> 물론 사람마다 수업에서 각기 다른 경험을 하고 똑같은 수업이란 없지요. 어떤 일이 일어날지 예측할 수도 없고요. 다음에 치유가 필

요한 곳을 알려면 자신의 몸과 마음을 신뢰해야 해요. 모든 사람의 탄생은 물론이고 어릴 적 기억을 새로 경험하는 것은 아니지만 내 경험상 이 기법은 여전히 효과가 있어요.

앞에서 인용한 현재 훈련된 재탄생 치료사인 50세의 버나데트 릴리는 그녀의 첫 번째 재탄생 경험에 대해 다음과 같이 묘사하고 있다.

처음 재탄생 경험을 시작했을 때 신체적으로 매우 불편했어요. 온갖 종류의 이상하게 조여드는 감각이 일어났고 그걸 멈추고 싶었어요. 나의 재탄생 치료사는 그런 불편함을 어느 정도 감수하라고 권했어요. 그런 다음 나는 마치 숨이 쉬어지고 있는 것처럼 느끼기 시작했고 아무 노력도 없이 쉽게 호흡했어요. 몸에서 느껴지던 불편함이 모두 사라지고 도취감을 느꼈었요. 그리고 부모님 얼굴이 머릿속에 떠올랐어요. 그들은 더 젊어 보였고, 나를 지켜보고 있있어요. 한순간 나는 내가 사랑스럽지 않았다는 분노에 찬 믿음을 몸속 어딘가에 묶어 놓았고, 내가 무시되거나 고립될 경우를 대비해서 그것을 숨겨야 했다는 사실을 깨달았어요. 재탄생 경험은 나의 부모님이 내게 최선을 다했고, 또 지금도 최선을 다하고 있음을 깨닫게 해 준 아주 특별하고 아름다운 경험이었어요. 수업을 계속할수록 나는 무의식적 습관에 눈을 뜨게 되었어요. 그리고 바로 여기, 지금의 경험 및 나의 잠재력과 연결됨으로써 의식적인 선택을 훨씬 더 많이 할 수 있음을 알았어요.

재탄생 치료사들은 재탄생 수업을 통해 사람들을 지도할 수 있는 숙련되고 훈련된 전문가들로 자신만의 안전 감각과 성실성 그리고 동정심을 가지고 있다. 다른 형태의 치료와 마찬가지로 재탄생 치료사는 제대로 훈련받고, 자신이 하는 일에 대해서 명확하게 파악하고 있어야 한다.

스스로 해보기

연속적으로 20번 숨쉬기 방법이 있다. 이는 숨 들이쉬기를 내쉬기와 연결하고 다시 내쉬기를 들이쉬기와 연결하는 것이다. 코를 통해 숨을 들이쉬고 내쉰다. 이 훈련은 재탄생의 창시자인 레너드 오르가 적용한 것이다. 이렇게 하는 데는 30초 정도가 걸리는데, 이를 통해 신선한 생명에너지가 몸과 마음속으로 들어오게 된다.

- 숨을 짧게 4번 쉬라.
- 크게 한 번 쉬라.
- 이런 식으로 5번의 숨쉬기를 4회 반복하라. 즉, 쉬지 않고 4번 짧게 숨쉬고, 한 번 길게 숨을 쉬어서 전체 20번 숨을 쉰다.

최면치료

치료적인 최면치료(Hypnotheraphy)의 주요 배경 이론은 신체적인 문제들을 포함한 대부분의 문제가 잠재의식의 형태에 그 기원을 두고 있다는 것이다. '잠재의식적'이란 아래 혹은 뒤를 의미한다. 마음의 잠재의식 부분은 언제나 존재하며 깨어 있다.

최면상태는 자연스런 마음의 상태다. 매일의 일상상황에서 우리는 저절로, 정상적으로 그리고 자연스럽게 최면상태로 들어간다. 예를 들어 어떤 것을 특별히 잘하거나 못한다는 소리를 되풀이해서 들을 경우 우리는 어느 순간 이를 총체적으로 믿고 일종의 몽환에 빠지게 된다. 최면상태에 빠지는 다른 상황으로 다음과 같은 것들이 있다.

- 공상
- 잠들기 직전
- 잠에서 깨어나기 전
- 폭소, 분노, 공포, 울음 등과 같은 느낌에 완전히 빠져 있을 때
- 어떤 사건, 좋거나 나쁜 소식 등 뭔가로 충격을 받았을 때

이런 상황에서 우리는 자신을 다루기 위해 즉각적으로 우리의 상태를 바꾼다. 최면치료사 훈련 중인 수잔 윌모트에 따르면 "최면치료사와 내담자는 이와 같은 자연상태를 아주 의도적으로 이용하는데, 이러한 상태를 통해서만 우리는 늘 속박되어 있는 것에서 벗어날 수 있다." 스테판 펄더(Stephen Fulder)는 최면상태를 다음과 같이 묘사하고 있다.

> 첫째, 마음을 통제하는 인식력이 느슨해지거나 분리된 상태, 둘째 잠들지는 않았지만 어떤 메시지를 받아 그대로 행동할 수 있는 상태.[17)]

고대부터 최면상태는 치료를 위한 목적으로 사용되어 왔다. 이집트의 성직자들은 치유를 위한 최면상태를 유도하기 위해 주문과 함께 향을 사용하였다. 부족사회에서는 무당, 의료인, 주술

사들이 의례와 치유를 위해 최면적인 몽환을 만들어 냈다. 현대 최면술의 일부 뿌리는 프란츠 안톤 메즈머(Franz Anton Hesmer)의 작업과 같은 영성치유('8. 초물리적 치료' 참조) 최면술과 공통점을 가지고 있다. 그는 18세기 카리스마파 치료사였는데, 깊은 몽환상태를 유도함으로써 수많은 사람을 치료하는 데 성공했다. 그의 체계는 '동물 자기성(animal magnetism)'이라고 부르는데, 그는 인간 몸이 에너지장으로 둘러싸인 자기적인 극성을 가지고 있다고 믿었다. 하지만 과학자들이 그의 방법론을 반대하였고, 교회 역시 인간의 자기성은 사람이 아닌 우주에서 나온다는 믿음 때문에 그의 작업을 미신적인 이단으로 취급하였다. 이처럼 애석하게도 그는 많은 반대에 부딪혔다. 실제 신경계의 수면을 의미하는 신경최면상태는 1841년 스코틀랜드 의사인 제임스 브레이드(James Braid)에 의해 창안되었다.

현대 최면치료사들은 뿌리 깊은 행동 유형을 바꾸려고 시도한다. 이미 언급했듯이 많은 사람이 생각하는 것과는 달리 최면치료는 수면상태로 들어가는 것이 아니다. 하지만 치료사는 깊은 수준에서 작업할 수 있을 만큼 극도로 이완된 상태를 유도한다. 이와 같이 바뀐 의식상태를 종종 몽환 혹은 최면상태라고 부른다. 내담자가 그와 같은 혹은 몽환최면상태에 들어가게 하기 위해 치료사는 느리고 느슨하며 통제되고 확고한 방식으로 말을 한다. 이를 통해 내담자는 초연하고 집중된 상태가 된다. 이를 유도하는 흔한 방법 중 하나는 고객에게 10부터 1까지 숫자를 거꾸로 세게 하는 것이다. 한편 이완과정을 돕기 위해 부드러운 음악을 사용하기도 한다. 이완치료와 창조적 시각화 역시 최면상태를 나타내는 또 다른 방법이다.

모든 다른 치료와 마찬가지로 최면에서도 치료사와 내담자의 상호 지지가 중요하다. 소요 시간은 몇 분 정도로 조금 더 길어질 수 있다. 몽환의 깊이는 치료사가 아닌 내담자에 따라 달라지며 깊이가 결과에 영향을 미치는 것은 아니다. 실제 유명한 최면치료사인 밀턴 에릭슨(Milton Erikson)은 최면상태가 아주 미미해서 치료사와 내담자가 일반적인 대화를 하고 있는 것처럼 보이는 최면방법을 개발하였다. 에릭슨은 최면상태가 얼마나 정상적인지를 관찰하여 이를 긍정적으로 사용했다.

실제 의사들은 1950년대가 되어서야 마음이 유기체 질병에 영향을 미친다는 생각을 고려하기 시작했다. 심신상관상태(psychosomatic conditions)라고 부르는, 하찮게 여겼던 마음이 최근에 들어서야 의미 있기 시작하여, 실제 마음이 건강과 질병에 상당한 영향을 미친다는 사실이 드러나고 있다. 그리고 마침내 영국의료연합위원회는 특정한 의료상태와 행동문제를 위해 최면치료를 인정하였다.[18]

최면치료 과정은 무의식적 마음이나 의식 밖의 마음에 긍정적인 암시, 내면의 갈등을 정리하도록 돕는 암시를 포함하기도 한다. 또한 종종 복창이 사용된다. 치료로서 최면의 효과는 내담자가 깨어 있는 상태에서 얼마나 그 암시를 잊지 않고 있는지에 따라 달라지는 것은 아니다. 일부 내담자들은 깨어 있는 상태에서는 완전히 잊어버리지만 여전히 변화를 알아차린다.

자기최면은 치료사가 환자에게 스스로 최면을 걸도록 훈련시키는 것이다. 이로써 환자는 치료사의 암시를 계속 강화할 수 있다. 이는 통증 완화에는 별 도움이 되지 않을 수 있다. 그러나 의식적 마음을 넘어 무의식적 마음을 명료하게 사용하는 것은 하나의 도전이다. 이를 위해서는 이완되어 판단력이 없어지는 '최면적' 상태에 있을 필요가 있다. 우리는 때로 정신의 비판적인 목소리를 멈출 수 없다. 하지만 다행스럽게도 그 목소리는 무의식에는 영향을 미치지 못한다. 따라서 무의식은 이러한 비판적 메시지에도 불구하고 변화할 수 있다. 이를 자각하게 되면 자기최면을 쉽게 배울 수 있다.

효 과 최면치료는 다음과 같은 증상에 효과적이다.

- 강박적 습관, 특히 흡연치료
- 천식
- 불면증
- 불임
- 이명
- 습진과 건선
- 알레르기
- 불안과 갑작스런 발작
- 생리불순
- 편두통과 긴장성 두통
- 만성통증

최면치료는 사람을 특별한 정신상태에 들어가게 하므로 말기상태에 있는 사람들을 돕는 데 사용하고 있다. 이는 단지 증상을 감소시킬 뿐 아니라 불안과 공포를 완화시킨다. 산모를 이완시키고 통증을 줄이거나, 약물을 사용하지 않고 산모와 태아 모두가 깨어 있도록 돕기 위해 출산 시 자기최면을 사용하기도 한다. 이러한 자기최면은 수십 년 동안 마취제에 알레르기 반응을 일으키는 산모의 제왕절개술에 사용되어 왔다.

주의사항 최면치료 수업은 보통 전체 병력을 살펴보는 것에서 시작한다. 이는 심각한 심장질환과 같은 금기사항이 있는지,

혹은 더 적절한 치료가 있는지를 결정하기 위해서다. 이러한 치료는 매우 안전하기는 해도 최면치료사에 의해 위험 영역이 조작될 가능성이 있다. 최면치료사는 심리치료 훈련을 확실하게 받을 필요가 있으며, 높은 윤리적 기준에 따라 작업해야 한다. 따라서 무대 위 연기자로서 최면술사와 임상적 최면치료사 간의 차이를 아는 것이 매우 중요하다.

10. 에너지 운동체계

운동을 통한 치유는 자연스러운 일이다. 운동은 표현되지 못해 오랫동안 쌓여 있는 감정을 풀어낼 수 있게 도와주고, 매순간 진실하게 임할 수 있게 한다. 여기에서는 가장 흔한 체계를 포함한다. 또한 이런 바디워크 형식에는 개인이 움직임과 자세의 특정 연결동작을 익히는 것을 포함한다. 주로 동양에서 수세기 동안 시속되어 온 이 방식들이 안전하고 효과적인 것이 되기 위해서는 훌륭한 교사를 선택하는 것이 가장 중요하다.

요 가

요가(Yoga)는 수천 년 전 인도에서 시작된 것으로 삶에 대한 완전한 과학이다. 요즘에는 다른 접근을 하는 다양한 학파가 있지만, 요가의 존재에 대한 가장 오래된 고고학적 증거는 많은 석

조상에 나타난 요가 자세들이다. 이는 기원전 3000년경의 것으로 인더스 계곡에서 많이 볼 수 있다. 요가는 기원전 2500년경의 것으로 추정되는 베다 경전에서 처음 다루었다. 베다의 후반부를 구성하는 우파니샤드는 베단타 철학과 요가교습의 중요한 기본을 보여 준다. 베단타 철학의 중심 사고는 전 우주의 바탕은 브라만으로 알려진 하나의 절대 실재 혹은 의식이라는 것이다.

요가경전으로 가장 잘 알려진 것은 브야사(Vyasa)에 의해 6세기경 씌어진 『바가바드기타(Bhagavadgita)』와 파탄잘리(Patanjali)가 쓴 『요가수트라(Yogasutras)』다. "감각의 세계에서 움직이면서도 감각을 조화롭게 유지하는 영혼은…… 침묵 속에서 휴식을 발견한다(바가바드기타)." 요가 수련의 또 다른 목적은 개인(지바)과 절대 혹은 순수의식(브라만)의 결합이다. 요가란 단어는 사실 '결합한다'는 의미를 지닌다. "이런 변화하지 않는 실재와 결합하는 것은 모든 분리감에서 영혼을 자유롭게 하여 시간, 공간 그리고 인과율의 환영에서 벗어나게 한다. 우리의 진짜 본성을 깨닫지 못하게 방해하는 것은 실재와 비실재를 구별하지 못하는 우리의 무지다."[1] 『요가수트라』의 저자인 파탄잘리에 대해서는 2세기경에 살았다는 것 외에는 거의 알려진 바가 없다. 그러나 몇몇 사람들은 그가 이 세계를 떠받치고 있는 신성한 뱀인 아난타의 화신이라고 믿고 있다.

『요가수트라』가 어디에서 영감을 얻었는지는 더 확실하다. 이는 고대 현자들에게서 시작된 인도철학의 여섯 개 학파의 이론이 모두 집대성되어 있는 베다에서 유래되었으며, 베다는 모든 인도의 주요 경전에 영향을 끼치기도 한다.

수트라의 언어들은 한 문장의 형태로 끊어지지 않고 결합되어 있는데, 이런 형식은 구전으로 가르침을 이어가기 위해 간결하고 짧게 압축한 것이다. 파탄잘리는 요가를 "마음의 혼란 없이 대상을 향한 마음을 주시하고 그것을 유지하는 것이다."라고 정의하였다.[2] 데시카차르에 의해 번역된 파탄잘리의 책은 이런 상태에 도달하기 위한 수단과 방법이 되는 요가의 8단계에 대해 다음과 같이 언급하고 있다.[3]

- 야마(Yama): 우리가 살고 있는 세계와의 관계
- 니야마(Niyama): 우리 자신과의 관계
- 아사나(Asana): 특정 동작을 통한 신체의 훈련
- 프라나야마(Pranayama): 호흡 조절을 통한 호흡훈련
- 프라티야하라(Pratyahara): 감각에 대한 제어훈련
- 다라나(Dharana): 마음에 집중하는 훈련
- 디야나(Dhyana): 집중하는 대상에 대한 보다 깊은 주목
- 사마디(Samadhi): 집중하는 대상과의 완전한 통합

고대의 요가는 육체를 마음의 존재로 파고들기 위한 수단으로 보았고, 행위, 감정, 지성을 육체를 움직이는 세 가지 힘이라고 하였다. 이 세 가지 힘이 균형을 잃지 않을 때 우리의 건강이 보장된다.

요가의 다양한 형식 요가에는 몇 가지 스타일이 있다. 하타 요가(Hatha Yoga)는 서양에서 일반적으로 많이 사용하는 형식으로 신체에 초점을 맞추느냐, 마음에 초점을 맞추느냐에 따라 몇 가지로 나뉜다. 그중에 중요한 것들은 다음과 같다.

- 아쉬탕가 요가(Ashtanga Yoga): 요즘 가장 유명한 것으로 마돈나와 같은 세계적 스타들 사이에 유행하고 있다. 지속적으로 자세와 호흡훈련을 하는 좀 더 역동적이고 속도감 있는 요가다. 이 요가로 몸에서 만들어지는 열은 몸을 정화하고 유연하게 만든다. 수업의 끝에는 마음을 이완하기 위한 명상이 포함되어 있다. 1시간에서 1시간 반 동안 계속되는 움직임은 근육 긴장도를 형성한다. 이는 체조선수와 같은 몸을 갖기 원하거나 강한 몸을 원하는 사람의 관심을 충족시켜 줄 것이다. 정서적인 면에서는 공포 같은 감정을 해결할 수 있다.
- 아엔가 요가(Iyenger Yoga): 특히 자세의 훈련을 강조하며, 정지동작이 많은 요가다. 예를 들면, 하나의 자세를 몇 분 동안 지속하기도 한다. 자세는 개인의 능력에 따라 움직임의 범위를 조정한다. 아엔가 요가는 정신과 신체의 인식을 향상시키고 몸의 막힌 부분을 풀어 준다. 또한 휴식을 주고 호흡, 근육상태, 심장과 폐의 기능을 향상시키며, 정력을 증진시키고 정서적인 안정을 준다.
- 시바난다 요가(Sivananda Yoga): 호흡과 명상을 좀 더 강조한다. 이 요가는 집중을 위해 만트라를 읊조린다('옴'과 같은 소리를 반복하는). 이 요가는 동적인 활동을 잘하지 못하는 사람들에게 적당한 부드러운 요가다. 그러므로 모든 연령대에서 가능하다. 다른 요가처럼 유연성을 향상시키고 힘을 길러 주며 면역체계를 강화한다. 정서적으로는 정신을 또렷하게 하여 영혼을 한층 고양한다.
- 비니요가 요가(Viniyoga Yoga): 이 요가는 개인의 필요에 따

라 움직임과 호흡을 통합하기도 하고, 영적인 자각뿐 아니라 육체적 · 정신적인 건강을 위해 정신적인 것에 초점을 맞추기도 한다. 이 요가는 사람과 상황에 적절하다. 특히 자세를 취하는 동안 아주 정확하게 호흡한다면 한 개인의 정신적 · 육체적 건강과 명철함, 통찰력을 향상시키는 강한 도구가 된다. 나는 비니요가의 개인수업을 통해 요통을 완화시켰던 경험이 있다. 교사는 오로지 당신의 특별한 문제를 위해 프로그램을 만들 것이며, 당신은 교사와 매우 가치 있는 시간을 가질 것이다. 그룹작업을 더 좋아하고 특별한 제한이 없는 사람들은 소그룹 수업도 권할 만하다. 이 요가 역시 다른 요가가 가진 장점들을 가지고 있다.

요가의 생리 요가철학에 따르면 노화는 사람들이 만들어 낸 결과로 대부분 우리가 먹는 음식, 운동부족, 공해, 스트레스와 고요하게 있는 시간의 부족에서 만들어지는 독소로 말미암아 일어난다. 요가는 몸의 각 부분을 깨끗하고 부드럽게 만듦으로써 세포의 변질과정을 더 효과적으로 줄일 수 있다. 우리는 대부분 호흡과 자세훈련, 스트레칭과 근육 다듬기와 같은 신체적인 상태를 향상시키기 위해 요가훈련을 하지만, 이것은 신체훈련 이상을 의미한다. 명상과 식이요법을 가미하면 인생 전체를 다루는 것이 된다. '아사나(asanas)' 라고 부르는 요가훈련은 몸의 모든 부분을 사용하여 근육과 관절, 척추를 포함한 전체 골격체계를 스트레칭 하고 조절한다. 이는 몸의 외적인 틀에 대한 작업일 뿐 아니라 내장조직과 내분비샘, 신경에 대한 작업이기도 하다. 임신상태에서 할 수 있는 특정한 아사나도 있다.

효 과 앞서 요가의 다양한 형식을 다루면서 말한 것처럼 규칙적으로 요가를 훈련할 때의 이점은 매우 광범위하다. '프라나야마(pranayama)' 라는 요가의 호흡훈련은 몸에 활기를 줄 뿐 아니라 마음을 조절할 수 있게 한다. 또한 몸의 에너지체계인 차크라('8. 초물리적 치료' 참조)에 대한 훈련이기도 하다. 수기요법과 같이 몸의 모양과 크기가 어떠하든 자신의 몸을 사랑하고 존중할 수 있게 해 준다. 효과를 극대화하기 위해서는 매일 훈련할 필요가 있다. 그러나 기본적으로 건강하다면 규칙적으로 일주일에 한 번만으로도 효과를 볼 수 있다. 물론 일주일에 두 번 한다면 더 좋다. 다음에 몇 가지 일반적인 효과들을 열거하였는데, 대부분은 의학적인 연구에서 그 효과가 입증된 것들이다. 규칙적인 훈련은 다음과 같은 증상의 해결에 도움을 줄 수 있다.

- 고혈압
- 관절염
- 만성피로
- 심장상태
- 긴장과 요통

요가훈련을 열심히 하면 체온, 심장박동, 혈압과 같은 불수의 기능들을 의식적으로 조절할 수 있는 능력을 개발할 수 있다는 연구 결과도 있다.

6개월 이상 하타 요가를 실시한 효능에 대한 연구는 다음과 같은 효과가 있다고 보고하였다.

> 폐의 기능과 호흡능력이 눈에 띄게 향상되었고, 체중과 허리둘레가 줄었다. 또한 스트레스에 견디는 힘을 키워 주었고, 콜레스테롤과 혈당량이 줄어들었다. 모든 결과에서 요가가 몸의 자연체계에 대해 원기를 회복시키고 안정되게 하는 것으로 나타났다.[4)]

전체 만성질환을 치료할 수 있는 것은 아니지만, 생활의 질을 눈에 띄게 향상시킬 수 있다. ME를 가진 사람들은 부드럽게 움직이고 호흡하는 것을 통해 에너지를 자극하고 만성피로를 물리칠 수 있다. 즉, 이는 몸 상태를 좋게 유지하고 유연하게 하는 확실한 방법이라고 할 수 있다.

주의사항 만약 척추에 문제가 있거나 심장질환이나 고혈압이 있다면 많은 요가 자세들이 위험할 수 있기 때문에 충분한 자격을 갖추고 경험도 풍부한 요가교사에게 배워야 한다. 또 몇몇 요가 자세들은 임신 중이거나 생리 기간 중에는 적합하지 않을 수 있다. 그리고 식사 후 2시간 정도 지난 다음이나 간단한 간식 후 1시간 반 정도 지나서 요가 훈련을 해야 한다.

다음에 소개된 루의 사례는 요가가 심각한 문제에 어떻게 도움을 줄 수 있는지를 잘 보여 준다. 그녀가 개인 요가수업을 받은 것에 주목하길 바란다. 만약 당신이 심각한 상태에 있다면 일주일에 한 번씩 하는 일반적인 요가수업은 그다지 좋은 것이 아닐 수 있다. 그래도 그렇게 하려면 요가교사에게 그 사실을 말하고 그가 당신의 움직임을 지속적으로 관찰하도록 요청해야 한다.

나는 현재 마흔여섯 살이고 스물일곱 살과 열여섯 살의 두 아이를 둔 기혼 여성이에요. ……4년 전부터 어릴 때 경추 부위를 다친 것이 다시 나를 괴롭히기 시작했어요. 그 상처는 5/6번째 척추에 디스크를 일으켰고, 이를 제거하고 금속으로 대체했어요. 그래서 6/7번 디스크가 헐거워져 유착되고 말았지요.

척수가 손상되었기 때문에 항상 근육이 피로했고 통증이 일어났는데, 주로 어깨, 손, 팔 그리고 다리에 통증이 있었어요. 방광에 뭔가 약간 문제가 있었고, 경련과 발작 등의 이상 증상이 나타나기도 했어요.

나는 12년 전부터 요가수업을 받기 시작했어요. 상담도 받고 있었는데 이 두 가지를 꽤 꾸준히 해 오고 있었죠. 요가는 여러 면에서 도움이 되었어요. 나는 내 몸을 더 잘 인식할 수 있게 되면서 스스로 자세를 개선할 수 있었으며, 요가훈련을 통해 통증이 있는 근육을 완화시킬 수 있었어요. 내 몸의 건강을 스스로 조절하기 위해 이완, 호흡, 자가치료, 시각화 등의 기법을 사용했어요. 이런 상황에서 척추의 손상은 충격으로 다가왔지만 요가는 나에게 확신과 긍정적인 태도를 유지할 수 있게 해주었어요. 내게는 치료 요가의 경험이 많은 개인 요가교사가 있어요.

정골요법사는 처음에 내 척추의 상해를 진단했어요. 나는 내 손에 박힌 핀과 바늘, 무릎의 통증 때문에 일반의를 찾았지만 별 효과를 보지 못했기 때문에 정골요법사를 찾게 되었죠. 지난 3년간 적어도 2주에 한 번은 치료를 받았어요. 두개정골요법사의 도움을 많이 받았고 척수의 흐름을 향상시키고 근육을 쉽게 당길 수 있을 정도로 훈련되었기 때문에 내 몸의 정렬을 규칙적으로 바로잡을 수 있었어요.

나의 요법사와 요가교사는 모두 여자예요. 만약 그들이 남자였다면 작업에서 그렇게 좋은 관계를 유지할 수 있었을까 하고 생각해 봅니다. 그들 모두는 내 건강을 조절하고 책임질 능력이 내게 있음을 강조하였고, 좌절하고 있는 나에게 용기를 주었어요. 나는 모든 사람에게 요가와 정골요법을 추천합니다. 물론 교사와 요법사는 자격을 갖춘 사람이어야 하죠. 요가수업은 매우 다양한데 자신의 필요에 맞는 것을 골라야 해요.

고통을 자가치료하기 위한 요가의 이완과 시각화 기법은 간단해요. 이완을 충분히 한 후에 절벽을 따라 걸어서 동굴이나 숲, 폭포와 같이 치유의 힘을 가진 장소로 가고 있다고 상상을 하는 거예요. 그리고 그곳에서 치유의 힘을 가진 영약을 가지고 기쁘게 돌아오는 상상을 하면 되는 거예요.

20여 년 동안 허리 통증으로 시달려 왔다는 매럴린 커비는 다음과 같이 쓰고 있다.

내가 가장 최근에 받은 치료는 즉각적인 효과를 나타냈는데, 그것은 바로 요가예요. 단지 3주를 했을 뿐인데 자유롭게 허리를 굽혔다 폈다 할 수 있을 정도로 눈에 띄는 변화를 경험했어요. 아침에 일어나서 걸을 때 더 이상 딱딱하게 굳은 관절의 통증 때문에 괴롭지 않았어요. 요가교사는 나에게 매우 중요한 요가의 영적인 측면을 알려 주었어요. 지금 나는 에너지 수준이 한 단계 높아졌다고 느끼며 매일 요가를 합니다.

스스로 해보기

요가 자세와 호흡연습은 모두 능력을 갖춘 요가교사를 통해 배우는 것이 좋다. 만약 당신이 만성질환에 시달리고 있거나 심리적인 문제를 가졌다면 더욱더 그러하다.

호흡을 연습하기 위해서는 우선 등을 똑바로 펴고 앉아야 한다. 그러나 너무 딱딱하게 긴장하는 것은 좋지 않다. 건강하다면 가부좌를 틀면 된다.

예를 들어, 심장이 약하거나 기력이 떨어져 있다면 의자에 앉아도 괜찮다. 긴장하지 않되 깨어 있어야 한다.

호흡을 하는 동안 두 번째 필요한 것은 지켜보기다. 호흡하는 동안 몸과 마음의 반응을 인식해야 한다. 요가 자세 훈련으로 호흡은 꾸준히 좋아질 것이다. 그러니 당신의 능력 이상을 스스로에게 요구하지 마라. 다른 많은 호흡기법이 있고 제각기 치료적인 가치를 갖고 있다. 그러나 안전을 위해서는 처음에 숨을 들이쉴 때 배의 움직임과 내쉴 때 가슴의 움직임을 느끼고 관찰하는 단순한 기법을 사용하는 것이 좋다. 이런 기법을 매일 훈련한다면 호흡이 당신의 마음을 고요하게 하고 이완시킬 뿐 아니라 집중력을 더 강화시킨다는 것을 곧 알게 될 것이다.

몸을 이용한 간단한 자가훈련법은 움직임과 호흡을 결합하는 것이다. 서거나 앉아서(똑바로 하되 경직되지 않게 한다) 호흡과 함께 팔을 옆으로 들어올려라. 가능한 한 느리게 호흡과 움직임 모두에 집중하라. 팔을 내릴 때 숨을 내쉬고, 이것을 몇 차례 반복하라. 천천히 호흡과 움직임을 연결하라.

태극권

태극권(Tai Chi Ch'uan)에는 각기 다른 가문(양가 태극권, 유가 태극권과 같은)에서 시작된 다양한 스타일이 있다. 태극권은 타이치보다 무술적인 형태로 '권'의 의미는 '최상의 궁극적 주먹'이라는 의미를 갖는다. 타이치 자체는 싸움기술이라기보다는 기를 생성하고 발달시키는 데 더 주력한다.

13세기 도가의 수행승인 장상평이 학과 뱀이 싸우는 것을 보고 부드러움이나 양보가 싸우는 상황에서 얼마나 효과적인지를 보고 충격을 받아 개발한 움직임이라는 이야기가 전해 온다. 이것은 예전에는 비술(秘術)이었지만 현재는 건강과 명상, 즐거움을 위한 것에서 호신술에 이르기까지 중국과 전 세계의 수많은 사람들이 실행하고 있다.

태극권의 여러 형식은 식(式)이라 부르는 자세의 연결 스타일에 따라 다르다. 동작은 주로 느리게 이어서 행하며, 물이 흐르듯이 하고 정신은 단전*)에 집중한다. 그리고 체중은 하체로 끌어내린다. 이것이 바로 '중심이 잡힌' 상태로, 이때 기가 자유롭게 움직일 수 있다.

동작들은 도가철학에서 말하는 자연과의 조화를 반영한 것이다. 예를 들면, 모든 체중이 땅 속 깊이 뿌리박힌 나무처럼 서는 것을, 허리는 하늘을 가로질러 흐르는 구름처럼 유연하게, 마음은 산처럼 부드럽고 조용하게, 그리고 영혼은 날개를 펴고 나는 학처럼 우아하게 비상하는 것을 배운다. 중국에서는 태극권을 의사가 다른 치료와 결합하여 처방한다. 이는 노인과 어린이, 신체 허약자에게 적당하게 부드럽기 때문이다. 중국에서는 새벽에 공원에서 사람들이 태극권을 연습한다. 중국철학에 의하면 자연의 기는 해가 떠오를 때 가장 강하기 때문이다.

효 과 규칙적인 태극권 수련의 효과는 매우 광범위하다.

- 근육을 강화하여 혈액과 임파체계의 순환을 향상
- 관절 특히 무릎관절의 관절염과 류머티즘 증세를 호전시키

*) 차크라 시스템에서는 배꼽 1/2에서 2인치 아래인 이 지점을 하라 혹은 천골센터라고 한다('8. 초물리적 치료' 참조).

는 관절을 열어 줌

- 허리 강화
- 내장기관을 마사지
- 창자를 강하게 하여 배설을 도와줌
- 진정효과를 통해 신경의 불안정이나 염증을 완화
- 깊은 호흡을 하기 때문에 심장기능이 향상되고, 혈액과 뇌에 더 많은 산소를 공급하기 때문에 혈관이 확장되고 유연해짐
- 집중, 확신, 자기통제, 평온함, 깨어 있음을 증진함

태극권은 노인의 건강과 장수를 도와주므로 노인에게 더 좋다. 규칙적인 수련은 몸의 에너지 흐름을 증가시키고 면역체계를 강화시켜 질병을 예방한다. 또한 척수액의 순환을 향상시킨다. 규칙적인 수련은 노인이나 파킨슨병을 앓고 있는 사람, 뇌경색증 환자 등에게 필요한 움직임의 균형과 협응을 향상시킨다. 규칙적인 수련에 대한 연구와 개인적 체험담을 통해 태극권은 천식과 그 밖의 폐, 호흡문제, 다발성 경화증, ME, 경직성 척추염에도 효과가 있음이 입증되었다.

이 태극권에는 양극이 서로 보완적이라는 음양이론('7. 신체구역, 경락, 압점치료' 참조)이 기본적으로 깔려 있다. '활동적인 이완'이 바로 그 예다. 태극권의 움직임은 머리끝부터 발끝까지 몸을 중앙선으로 나누어, 몸의 반은 오른쪽으로 나머지 반은 왼쪽으로 나누어서 동작을 하는 중간에도 중심선을 완벽하게 유지한다. 심지어 태극권이라는 명칭 자체에도 음양의 이념이 들어 있다. 일레인 스틸러만(Elaine Stillerman)은 이에 대해 다음과 같이 묘사하였다.

태극권이라는 것은 사실상 부드러움의 원칙을 요구하는데…… 외적인 충만함과 내적인 안정성은 폭력적인 동작을 이길 수 있다. 마치 바람에 풀이 눕는 것처럼.[5)]

즉, 이는 어떤 것으로도 무장하지 않고 애쓰지 않는 기술이다. 우리는 세계를 노력하고 투쟁해야 할 대상으로 생각한다. 태극권에서는 저항하는 대신 후퇴를 통하여 부드러움과 양보라는 방법으로 움직인다. 천천히 움직임으로써 몸의 습관적인 반응을 피하는 것이다.

수련은 집에서 혼자 할 수 있지만 강의를 통해 배울 수 있다. 태극권 교사인 다이앤 스펜서에 따르면 태극권은 "자기 혼자 시간을 정해 놓고 스스로 할 수 있지만 다른 사람과 함께 하면 더 많은 것을 배울 수 있다. 이때 에너지의 확대가 일어나는 것 같다."

베티 펄스톤은 마흔네 살의 여성으로 무릎 문제와 ME와 레이노병*)으로 오랫동안 고통을 받아왔다. 여기 그녀의 사례가 있다.

젊었을 때는 운동을 많이 했지만 열아홉 살경이 되자 왼쪽 무릎이 많이 아파오기 시작했어요. 20대 초반까지 상태가 계속 안 좋아져서 수술을 받았어요. 통증은 사라지지 않았고 무릎을 두 번 더 수술해야 했어요. 한 번은 1993년에 슬개연골을 갈아끼우는 수술이었고, 다른 한 번은 1997년에 찢어진 연골을 제거하는 수술이었죠. 또 오른쪽 무릎의 연골 수술도 받았어요. 그러나 문제는 그뿐이 아

*) 레이노병은 뚜렷한 동맥장애 질병이 없는데도 추위를 느끼며, 간헐적으로 손, 발가락이 창백해지거나 파래지는 증상이다.

니었어요.

1987년에는 지독한 독감에도 걸렸죠. 나는 새로운 직업을 갖게 되었고 조금의 휴식도 갖기 싫어 계속 일만 했어요. 결국 나는 몸을 침대에서 일으키지도 못할 지경이 되었죠. 휠체어에 의지하지 않고는 너무 어지러워서 일을 할 수조차 없었어요. 기억력은 무서울 정도로 감퇴하고 쇠약해져서 내 딸의 머리를 빗겨 주는 일을 이웃에게 부탁해야만 할 정도였지요.

치료방법이 없다는 말을 들었지만 1988년 ME를 앓고 있다는 것을 알게 된 것은 다행이었어요. 그때쯤 나는 요통이 있었고 레이너병도 앓고 있었어요. 게다가 1989년 남편은 나를 떠났고, 그 때문에 많은 정서적인 스트레스를 받았어요. 1990년에는 나중에 어깨 통증으로 시달리게 될 팔의 심한 골절도 있었죠.

그런데 1993년에 MS를 앓고 있던 내 친구가 자신이 영국 태극권회를 통해 태극권을 배우기 시작했다고 말했어요. 그녀는 균형감이 훨씬 향상되었다고 말했는데, 그녀가 할 수 있다면 나도 할 수 있을 거라 생각하고는 시작하기로 마음을 먹었어요. 처음 시작했을 때 2시간 동안 계속해서 서 있을 수도 없었어요. 집으로 돌아와서는 배운 것이 기억이 나지 않아 연습할 수조차 없었죠. 초급반이 끝나기도 전에 나는 그 전보다 잠을 잘 잔다는 것을 알았고, 전에는 등을 펴고 똑바로 눕기 위해서 옆으로 누워 있어야 했지만 지금은 쉽게 똑바로 누워서 잠잘 수 있다는 것을 알 수 있었어요.

나는 초급 순서를 한 번 더 반복해 주는 초급 2반을 시작했고 발차기를 위해 한 발로 서 있을 수 있을 정도로 균형감이 좋아졌다는 것을 발견했어요. 여기서 나는 확신을 가지기 시작했죠.

그러나 모든 것이 쉽지는 않았어요. 1994년에 나는 쓸개에 물혹이 있다는 것을 발견하고 이를 제거하는 수술을 받았으며 임신했다는 것도 알게 되었어요. 임신 당뇨가 생기면서 아들을 한 달 먼저 제왕절개로 분만했지만 이전 출산보다 더 수월하게 느껴졌어요. 두 딸의 경우에는 등의 통증이 너무 심해 출산 몇 주 전에 입원을 해야 했지만 조쉬의 경우에는 출산 2주 전까지 태극권을 하고 있었으니까요.

혈액순환이 많이 좋아져서 레이너병도 약간 호전되었는데, 태극권이 정서적으로도 나를 많이 도와준 것 같아요. 태극권을 하는 동료들에게서 정서적인 지지를 받았기 때문만이 아니라 내 스스로 차분해지도록 도왔기 때문이라고 생각해요.

나는 아직도 공식적으로는 환자예요. 일을 할 수도 없고 항시 무릎 통증으로 시달려요. 그러나 등과 어깨는 많이 좋아졌고, ME는 상당히 호전되었어요. 또 이상하게도 태극권은 매일 할 수 있어요. 일주일에 5일에서 7일은 수업에 나가고 혼자 수련하기도 해요. 그렇지만 아직 멀리 걸어 나갈 수는 없어요. 신기한 것은 태극권을 할 때 몸의 불편함을 느끼지 않고 정상인과 다름없이 한다는 것이에요.

기 공

기공(Chi Gung; Qi Gong)은 수천 년 동안 이어져 내려온 중국 의학의 한 부분으로 총체적인 운동과 명상체계다. 기공은 침술에서 사용하는 몸에 흐르는 경락을 따라 에너지(기)가 잘 통하게 하기 위한 것이다. 침술이 그런 것처럼 심한 질병이든 약한 병이든, 정신적인 문제든 육체적인 문제든 이들 문제는 경락을 흐르는 에너지가 정체되거나 균형을 잃을 때 나타나는 결과다. 기공 호흡을 하거나 신체운동을 하는 것은 온몸에 기의 흐름이 건강하게 흐르도록 돕는 것이다.

기공은 정확한 동작과 정지된 자세에 호흡기법과 정신집중을 연결한다. 매 순간의 움직임, 호흡 혹은 자세를 쉽게 같이 할 수 있게끔 이들의 주의를 기울이는 데 초점을 둔다. 한 동작으로 된 연습도 있고 짧은 형식으로 구성된, 동작이 연결된 연습도 있다. 움직임은 부드럽고 정확하고 우아하다. 특정 장기를 시각화하여 상상하거나 자연스러운 움직임이 일어나도록 이완하는 형식도 있다.

다른 움직임을 통한 운동체계처럼 기공에서도 호흡을 이용하는 것이 효과의 열쇠다. 깊은 호흡은 몸에 쌓여 있는 독소를 정화하고 폐활량을 증가시킨다. 그런 다음에는 더 많은 에너지를 창조한다. 『초강력 치료(Supertherapies)』를 쓴 제인 알렉산더(Jane Alexander)는 중국에서 기공을 통해 결핵에 걸린 사람들을 완전하게 치료한 경험에 대해 쓰고 있다. 또한 보통 사람들이 1분에 16회 호흡하는 반면, 규칙적으로 기공을 수련한 사람의 호흡은 1분에 5, 6회 정도로 느려지고 깊어진다고 하였다.

사람들은 하루에 10~20분, 일주일에 한 번 기공수업을 받는 것으로 즐거움을 얻고 도움을 받는다. 기공전문가와 함께 수련을 하는 것도 권할 만하다. 이런 수업은 개인이나 단체로도 할 수 있다. 일단 배우기만 하면 혼자서도 충분히 할 수 있다. 혼자 스스로 할 시간을 확보하기 어렵거나 유지하기 어렵다면 매주 한 번씩 수업에 참가하는 것도 권할 만하다.

환자를 포함하여 누구라도 기공을 할 수 있다. 동작들이 느리고 신체의 많은 힘을 요구하지 않으며 개인의 신체적 한계에 맞게 조절할 수 있기 때문이다. 이것은 또한 임신 중에도 상당히 효과가 있으며 산모의 분만을 도와주어 아기의 탄생에도 좋은 영향을 준다. 그러나 기공전문가에게 자문을 구하는 것이 좋은데, 어느 정도 해야 할 것인지, 현재 자신에게 도움을 주는 기공은 무엇인지를 자신의 깊은 감각을 따라 결정하는 것이 중요하다.

만약 특정 질병 때문에 기공을 하고 싶다면 가장 좋은 방법을 찾기 위해 전문가를 만나 보라. 몇몇 침술사는 기공술사이기도 하여 두 가지 원칙을 하나의 치료과정으로 통합할 수도 있다.

기공수련은 중국 약초학과 같이 다른 대체의학과 연결해서 사용할 수 있는 훌륭한 자가요법이다. 당신의 문제를 교사나 전문가와 의논하는 한 어떤 주의사항도 필요하지 않다.

필라티스

필라티스(Pilates)는 근육을 강화하고 자세를 바로잡으며 몸 전체의 유연성을 안전하게 향상시키는 조절기법이다. 근육에 힘을 주지 않고 다치지 않게 움직임을 조절하면서 느린 속도로 진행하여 근육을 강화하는 데 중점을 둔다.

필라티스는 조셉 필라티스(Joseph Pilates)의 이름에서 따온 것으로 원래는 조절학(contrology)을 일컫는 말이었다. 조셉 필라티스는 어린 시절 허약했지만 훌륭한 스포츠맨이 됨으로써 자신의 신체적 허약함을 극복하였다. 그는 독일인이었기 때문에 영국에 억류되어 있던 제1차 세계대전 동안 신체를 건강하게 만드는 프로그램을 고안하였다. 그는 1918년에 그와 함께 억류되었던 동료들이 그의 건강관리 원칙 덕분에 수많은 사람을 죽음으로 몰아넣은 유행성 인플루엔자에 전혀 감염되지 않게 되자 명성을 얻게 됐다. 종전 후 그는 무용계로 다시 돌아왔고, 자신의 방법을 무용단과 경찰청 같은 기관에서 사용하였다. 뉴욕에 살고 있는 탭댄서, 배우, 운동선수, 부자와 유명인들은 '부담 없이 힘을 기르고 유연성을 가진 힘과 균형, 마음과 근육의 완벽한 조화'에[6] 많은 매력을 느꼈다. 지금 미국에는 500여 개 이상의 스튜디오가 있다.

필라티스를 영국에 가장 먼저 소개한 사람은 런던 중심에 스튜디오를 세운 앨런 허드먼(Alan Herdman)이다. 1975년경 무용가이며 배우였던 고든 톰슨(Gordon Thomson)은 이 방법을 가르치기 위해 스튜디오에서 훈련을 받았다.

린 로빈슨(Lynne Robinson)은 이 새로운 바디워크의 대중화를 이룬 여성이다. 린은 요통으로 오랫동안 고통받아 왔다. '그녀는 요통과 목의 통증에서 벗어나는 것을 거의 포기한 상태였으며, 아주 부드러운 요가를 포함한 어떤 운동도 상태를 악화시키기만 했다.'[7] 그녀는 필라티스 교사인 페니 레이틀리와 그녀의 남편이자 정골요법사인 필립의 도움을 받았는데, 지금 그녀의 등은 모양이 완전히 바뀌었다.

교습되는 필라티스에는 많은 종류가 있다. 이는 필라티스를 가르칠 때 개인에 맞게 적용하는 데 초점을 두기 때문이다. 또한 이것은 지금도 새로운 운동이 개발되고 있다는 것과 역시 상해나 자세의 문제를 해결하기 위한 새로운 도구들이 개발되고 있다는 것을 의미한다. 필라티스의 '제자'들은 그들 자신만의 방법론을 만들어 가고 있다. 나는 정해진 규칙에 고정되어 있는 것보다 이렇게 새로운 생각을 받아들이고 조직적으로 성장할 수 있는 기회를 열어 준 필라티스 이념을 좋아한다.

필라티스의 운동들이 정해진 근육 강화나 스트레칭법과 다른 점은 섬세하게 자세의 정렬을 배려하지 않고서는 어떤 움직임도 갖지 않는다는 데 있다. 필라티스에는 여섯 가지 기본 원칙이 있는데, 어떤 운동에도 적용할 수 있는 두 가지를 덧붙이면 다음과 같다.

- 집중
- 호흡
- 몸을 바르게 하기
- 중심을 잃지 않기
- 조절
- 이완
- 스태미너
- 움직임이 자연스럽게 흐르게 하기

효 과 필라티스는 특히 다음과 같은 사람들에게 유용하다.

- 부상당한 운동선수들: 자세의 정렬이 중요한 스케이트 선수나 승마선수
- 무용가, 배우, 음악가와 같이 좋은 자세가 필수적인 공연예술가: 자세의 문제 때문에 생긴 요통으로 고통받는 사람
- 운동을 처음 시작하거나 운동을 한동안 쉬다가 다시 시작하는 사람
- 반복적으로 관절이 삐는 부상을 입는 사람
- 운동성과 독립성을 유지하고 싶은 노년층
- 스트레스와 스트레스 관련 질병으로 고통받는 사람

당신이 만성적인 근골격계의 문제를 가지고 있다면 필라티스 교사는 이 새로운 운동체계를 시작하기 전에 주치의와 상의하는 것이 중요하다는 점을 항상 일깨워 줄 것이다.

주의사항 잔 몰리는 서른일곱 살의 디자이너다. 여기 그녀의 필라티스 경험담이 있다.

필라티스는 시작하는 데 부담을 주지 않는 아주 부드러운 운동이에요. 할 수 있는 만큼 모든 것을 다 배울 수 있고, 좀 더 어렵게 하고 싶다면 얼마든지 선택할 수 있는 운동이죠. 나는 등이 지나친 긴장으로 굳어져 있었고, 정골요법사도 나의 자세 때문이라도 필라티스를 할 것을 권했어요.

나는 똑바로 서 있지 못했기에 그것이 다리에 문제를 일으켰는데, 근육의 긴장이 내 몸 전체에 영향을 주었어요. 연습을 통하여 등 근육은 풀어지고 곧아졌으며 훨씬 좋아진 것을 느꼈어요. 또 등과 무릎도 더 이상 아프지 않게 되었어요. 필라티스는 근육을 다시 교육하고 올바른 자세를 유지할 수 있게 해 줄 거예요. 필라티스는 당신을 놀랍도록 바꿔 줄 거예요.

펠덴크라이스

펠덴크라이스는 새로운 방법으로 움직일 수 있는 세계로 당신을 초대한다. ……이는 허리가 안 아프면서 컴퓨터 책상 앞에 어떻게 앉아 있을지, 팔을 휘두른 후에 동작을 어떻게 할지, 남 앞에서 발표

할 때 어떻게 할지, 관객과 신체적인 친숙함을 어떻게 형성할지를 배우는 것이다.[8)]

펠덴크라이스(Feldenkrais)는 자유로운 움직임과 유연성을 향상시킨다. 또한 움직임이 어떤 과정을 거치는지, 움직임이 어떻게 일어나는지, 움직임 안에 잠재되어 있는 것이 무엇인지를 토대로 감각적 경험을 통하여 몸의 인식력을 향상시킨다. 이는 자세에 관심을 갖는 것이 아니라 기능에 초점을 두는 것으로, 어떻게 힘을 덜 들이고 제한을 느끼지 않으면서 편안하고 우아하게 기능할 수 있는지를 탐구한다. 펠덴크라이스에서 훈련받은 사람들은 자신의 움직임뿐 아니라 다른 사람의 움직임에 대해서도 꿰뚫어 보는 눈을 갖게 된다.

모쉐 펠덴크라이스(Moshe Feldenkraise)는 1904년 우크라이나에서 태어나 1984년에 죽기까지 축구로 말미암아 만성적인 무릎 부상을 가지고 있었다. 이러한 이유로 그는 인간의 움직임을 물리학적이고 공학적으로 연구했다. 그는 두뇌가 몸에게 행동하도록 명령한다는 자신의 발견을 근거로, 몸 역시 가장 편안하고 가장 효과적인 방법으로 움직임으로써 뇌에 명령할 수 있다는 것을 발견했다. 그 다음에는 이것을 뇌에서 다시 프로그램하였다. 이 방법론의 중요한 원칙 중 하나는 '힘은 덜 들이고, 무엇이 일어나는지는 가장 민감하게' 라는 생각이다.

챈털 킥즈(Chantal Kickz)는 다음과 같이 설명하였다.

> 냉장고를 등으로 운반한다면 그 위에 설탕 반 파운드를 더 얹는다 해도 그 차이를 못 느낄 것이다. 그러나 만약 내가 하나의 깃털을 손가락 사이에 끼고 있는데, 그 위에 벌 한 마리가 날아와 앉는다면 눈

을 감고 있더라도 그 차이를 느낄 것이다.[9]

이 말은 근육에 힘을 덜 사용한다면 우리의 신경체계는 더 잘 느끼고 더 잘 깨어 있게 된다는 것이다. 펠덴크라이스 교사인 스코트 클라크는 그의 작업에 대해 다음과 같이 말하였다.

> 우리는 학생들에게 움직임에 있어 명확한 대안을 제시한다. 그것은 그들에게 편안함을 주고 선택할 수 있는 다른 힘을 준다. 만약 대안들이 명확하게 감각에 수용된다면, 그건 하나의 생각이나 개념이 아닌 움직일 수 있게 하는 것이다. 이 과정은 수수께끼 같은 과정으로 우리 몸이 지성을 작동시켜 방해하기 전에 감각에서 수용된 내용이 뇌에 먼저 도달하도록 만든다는 것을 말한다.

펠덴크라이스에는 두 가지 형식이 있다. 하나는 기능통합훈련이라고 부르는 것으로 이는 손을 대는 개인 세션과 움직임을 통한 인식이라 부르는 움직임 재교육과정이 있다. 기능통합훈련은 호흡과 몸의 정렬을 향상하기 위해 부드럽게 뼈를 누르고 근육을 만져 주는 내용으로 되어 있다. 펠덴크라이스는 이것을 "기능적인 지식을 가지고 몸이 어떻게 움직이는가를 보여 주는 것"이라고 하였다. 네샤마 프랭클린(Neshama Flanklin)은 그의 저서 『새로운 전일론적 건강 돌보기(The New Holostic Health Handbook)』에서 다음과 같이 기술하였다.

> 그러나 그것은 단지 몸을 만지고 뼈를 눌러 주는 것 이상이다. 세션 후에 나는 한쪽 어깨가 다른쪽보다 높다는 것을 발견했다. 나는 영원히 이 상태로 있지 않을까 우려했지만 나의 전문가는 만약 낮아진 어깨가 어떻게 느껴지는지 좋아하게 되면 높아진 어깨 쪽이 점점 내

려올 것이라고 나를 안심시켰다. 며칠 뒤에 내 어깨가 그전보다 훨씬 이완되어 있는 것을 발견했다.[10)]

움직임을 통한 인식은 수업으로 진행되는데, 개인 세션보다는 가격이 싸다. 이 수업에서는 몸과 감각의 지각에 초점을 맞추어 부드러운 무산소운동을 진행하면서 당신 몸의 어디에 긴장이 있는지 찾아내는 것과 사지의 불균형을 비교하는 것을 배운다. 당신은 교사의 언어적 지시에 의해 부드럽고 느리게 움직이도록 인도된다. 대부분의 시간은 마룻바닥에 누워서 진행하는데, 가끔은 앉거나 서서 진행하기도 하며, 머리 들어올리기 같은 하나의 특정한 기능에 초점을 맞추어 지각하는 일을 배운다.

몇 년 전 펠덴크라이스를 해 본 나의 경험에 의하면 수업 후에 내 몸이 훨씬 가벼워진다는 것을 느꼈고 나 자신이 어떻게 움직이는지를 더 잘 알게 되었다. 나는 이 작업이 부드럽지만 꽤 많은 집중을 요구하고 놀라울 정도로 힘을 키워 준다는 사실을 알게 되었다.

효 과 펠덴크라이스는 특정한 신체질병을 치료하는 방법은 아니지만 발작이나 다발성 경화증, 뇌성마비 등의 신경근육계 문제를 가진 사람들은 이 전문가에게 종종 의뢰된다. 모든 사람들이 느끼는 펠덴크라이스의 효과는 다음과 같다.

- 자세가 바르게 된다.
- 발성의 질과 높이가 향상된다.
- 허리와 몸, 어깨의 통증이 완화된다.
- 반복적으로 삐는 것을 막는 방법을 배운다.

• 일할 때나 발표할 때 자기자각을 개선한다.
• 자각력이 점점 좋아지고 유연해진다.

주의사항 펠덴크라이스는 스스로 참여하거나 자각하지 않고도 교정되고 치료되길 원하는 사람들에게는 적당하지 않다. 만약 당신이 너무 성질이 급해서 잠깐이라도 느려지는 것을 즐기지 못한다면 효과가 없을 것이다.

춤 · 동작치료

> 춤을 비롯한 다른 모든 예술을 통해서 우리는 우리 자신의 심연과의 만남을 경험할 수 있을 뿐 아니라 타인과의 만남과 소통을 깊고 만족스럽게 할 수 있다(로자 쉬리브스, Rosa Shreeves).[11)]

어느 시대건 춤은 치유 의식의 한 부분이었다. 정신병리학 분야에서 무용치료가 발전하기 시작한 것은 1940년대 들어와서다. 메리언 체이스(Marion Chace)는 이 분야의 선구자로, 미국 워싱턴의 성 엘리자베스 병원에서 환자들과 성공적으로 작업한 최초의 무용치료사였다. 요즘 춤 · 동작치료(Dance Movement Therapy: DMT)는 학교, 병원, 복지관 그리고 개인수업과 집단수업을 진행하고 있는 개인 연구소와 같은 공공기관에서 폭넓게 수용하고 있다. 춤 · 동작치료는 정신치료적 접근의 다양한 부분을 포함하고 있다. 이런 형식의 바디워크에서 개인은 움직임을 통해 움직임이 언어라는 통찰을 갖게 된다.

'우리 몸이 어떻게 느끼는지에 대한 자각을 깨우는 것'으로 불안과 제한을 덜 느끼면서 육체적 · 정서적 자유를 더 잘 느낄 수 있기 위해 어떻게 움직여야 하는지를 알게 된다. 또한 유연성과 힘, 다른 사람과 환경에 더 잘 반응하는 것에 대한 새로운 감각을 찾을 수 있다. 직관은 더 날카로워지고 선택과 가능성에 대해 더 많은 걸 알 수 있게 되어 '더 잘 기능하면서 살아 있다고 느낄 수 있다.'[12)]

하루가 시작될 때 10~15분 정도만 몸을 움직여도 몸이 움직이길 원하는 게 무엇인지를 느껴 그것에 따라 움직이기만 해도, 우리가 사용할 수 있는 에너지가 얼마나 많은지를 알게 되는 큰 변화를 맞을 수 있다. 당신은 무용치료 모임이나 수업을 들을 필요 없이 자기 자신을 자연스럽게 움직일 수 있다. 그러나 당신은 다른 사람과 함께 하는 것을 선택할 수도 있다. 이것은 확실히 당신의 경험을 풍부하게 해 줄 것이다. 케티야 블룸(Katya Bloom)과 로자 쉬리브스(Rosa Shreeves)의 『움직임들(Moves)』에 따르면 "많은 사람은 다른 사람의 몸을 만지지 않는 것에 익숙하다. 그래서 자신의 몸도 만지지 못한다. 우리 모두는 너무 자주 머리로만 생각한다. 고장나지 않으면 거의 의식도 못하면서 우리 몸을 옷가방처럼 들고 다닌다."[13)] 이 책은 신체지각과 창조적인 움직임에 관한 여러 생각을 담은 아주 훌륭한 책이면서 매우 쉽게 춤을 출 수 있게 해 준다.

춤 · 동작 치료사는 내담자가 자신의 움직임을 발견하고, 표현하고, 스스로 개발할 수 있게 다양한 종류의 춤과 즉흥의 구조를 사용한다. 예컨대, 뻣뻣한 목과 같은 신체적 증상을 살펴보기 위해서는 이런 형태의 치료를 선택할 수 있다. 아니면, 움직임에 대한 욕구를 갖고 있거나, 질투의 감정과 같은 특별한 문제를 생각해 보기 위해서나, 다른 사람과 친하게 지내기 위해서 선택할 수 있다. 또는 바람이나 불과 같은 요소의 이미지를 탐색해 볼 수도 있다. 한 세션에서 특정한 주제나 소재를 선택할 수도 있고, 이것이 자연스럽게 생길 수도 있다. 자발적인 표현은 높게 움직이기, 낮게 움직이기, 뛰기, 기기 등과 같이 움직임 그 자체에서 출발할 수도 있다.

춤 · 동작치료에서 당신은 감정과 행동의 양식 그리고 자기 자신과의 관계, 자신을 둘러싼 것들과의 관계를 탐색해 볼 수 있다. 치료사는 매우 다양한 방법으로 작업을 할 것이고, 각 개인과 집단에 맞게 반응할 것이다. 내담자의 요구나 치료사 개인의 스타일에 따라 신체적 · 정서적 · 영적 측면 중 특정한 것을 강조할 수도 있다.

춤 · 동작치료는 몸의 언어가 표현하는 것에 관심을 갖는다. 아니타 그린(Anita Green)은 다음과 같이 말하였다.

> 그것은 무엇보다 가치 있는 일이고 정화를 시키고 말로 바꾸기에는 너무 강렬한 감정을 표현하는 매체가 된다.[14)]

온갖 것이 움직임을 통해 드러나게 되고 움직임의 양식과 생활에서 행동도 인지할 수 있게 된다. 당신이 집단작업을 했다면 치료가 이루어지는 부분은 치료자와 경험을 나눌 때, 함께 했던 다른 사람과 경험을 나눌 때다. 춤 · 동작치료의 좋은 점은 많지만 무엇보다 치료를 경험하고 나면 몸이 탄탄해진 느낌을 받거나 생활을 더 즐겁게 할 수 있다는 것이다.

개인의 신체적 · 정서적인 안정감은 춤 · 동작치료의 고유한 요소다. 치료사는 자신의 내담자를 매우 세심하게 관찰하는데,

그의 임무 중 하나는 자신과 작업하고 있는 사람들을 잘 돌보는 일이다. 사람들은 자신이 움직일 수 있는 범위 내에서 움직이도록 권유받고, 수업에서 자신의 안전을 스스로 지켜 나가도록 배려한다.

캐롤라인은 서른세 살의 독신여성이다. 그녀는 춤·동작치료를 3년 반 전에 시작했다. 처음에는 일주일에 한 번 수업에 갔는데 나중에는 한 달에 두 번으로 줄었나. 그녀는 앞으로 더 줄일 예정이며, 현재는 치료사의 스튜디오에서 일 대 일 수업을 받고 있다.

춤·동작 치료사와 만든 치료 공간에서 나의 생각을 몸의 느낌이나 감각과 통합시키기 시작했어요. 이런 과정을 따라 춤·동작치료는 나를 둘러싼 바깥세계, 즉 내가 시작하는 곳이자 끝나는 곳이며, 편안한 공간을 만들어 주는 내 피부를 볼 수 있었어요. 그 다음에 나는 나 자신의 몸에 대한 정의를 다시 평가하기 시작했어요. 몸은 내게 힘을 주었고 내가 누군지를 결정할 수 있게 해 주었으며, 내가 원하는 게 뭔지, 나 자신을 위해 무엇을 선택해야 할지 결정하는 것을 도와주었어요. 예를 들면, 치료사는 나의 몸을 이해하도록 하기 위해 나에게 거울기법을 사용했어요. 치료사 자신의 몸을 사용해서 내가 어떤 식으로 하고 있는지를 보여 주었지요. 그녀의 몸을 본다는 것은 곧 나를 보는 것이나 다름없었고, 나는 그것을 통해 다른 방식으로 움직여 볼 수 있었어요.

춤·동작치료는 몸의 미묘함, 즉 몸의 긴장과 흥분 그리고 역사에 귀 기울일 수 있도록 내게 힘을 주었어요. 나의 역사는 몸에 그 흐름을 그려 내고 있었죠. 몸의 생물적인 힘이 나 자신의 콤플렉스들을 안전하게 정돈할 수 있게 해 주었어요.

가브리엘 로스의 다섯 가지 리듬으로 된 움직임 훈련

미국 무용가 가브리엘 로스(Gabrielle Roth)는 그녀의 인생을 춤, 연극, 치료예술을 연구하는 데 바쳤다. 그녀는 움직임의 형식을 개발했는데, 이것은 다섯 가지 스타일의 무용이면서 깊이 들어가 보면 우리 자신의 춤 예술로 치유를 일으킬 수 있다.

> 우리가 연습에 집중하고 초점을 맞추어 전념한다면, 이 작업은 정신 전체를 움직임으로 변성시키는 인생의 여행이 될 수 있다(로랜드 윌킨슨(Roland Wilkinson)과 수잔 퍼크스(Susanne Perks)의 『두 번째 파도(Second Wave)』에서).

다섯 가지 리듬은 우리 자신의 독특한 춤을 찾고 움직임과 표현의 모든 범위를 구성하기 위한 틀을 제공한다. 이것은 흐르는 리듬, 스타카토, 카오스 리듬, 서정적인 리듬과 정지다. 로스는 우리가 누릴 수 있는 어떤 수준의 건강에도 이것이 필수적이라 믿었고, 이런 리듬이 저절로 나타나게 하는 것을 배웠다.

- 흐르는 리듬: 확신을 갖고 움직이는 것과 세상을 편하게 대하고 믿을 수 있으며, 우리에게 가장 도움이 되는 것을 선택하여 사용하는 상태를 나타낸다.
- 스타카토: 타악기 리듬에 맞는 움직임을 포함하는 것으로 경계선을 만드는 일, 즉 어디까지가 나의 몸이고 어디서부터

가 남의 것인지를 아는 것을 말한다. 이는 타인과 정직하고 단순하게 소통하는 능력을 구체화한 것이다.

- **카오스**: 경이로움과 제한, 인생의 패러독스를 통하여 움직일 수 있다. 그리고 위협보다는 도전으로 경험을 담아낸다.
- **서정적인 리듬**: 더 잘 움직일 수 있게 하고 눈물이나 웃음 또는 우리에게 편안함을 주는 다른 표현의 형식들로 나아갈 수 있도록 뒷받침한다.
- **정지**: 멈춰 있지만 고정되거나 생기가 없는 것이 아니라 끊임없이 진동하고 우리 자신의 진실과 사랑 안에서 생겨나는 것을 말한다.

모든 사람 안에는 이런 리듬이 존재한다. 이 각각의 리듬은 각기 다른 신체적 방법으로 당신을 움직이게 하는데, 몸과 감정과 생각 안에서 직접적인 움직임으로 드러나도록 요구한다. 이 과정은 춤을 자유롭게 추는 것에서 시작하여 스스로를 경험하고 우리를 둘러싼 것들을 경험하는 방식을 변화시킬 수 있다. 이는 한 사람의 움직임의 양이 얼마나 많든 적든, 젊은 사람이든 나이든 사람이든 혹은 휠체어에 앉아 있는 사람이든 간에 이 훈련을 통해 자신의 몸을 조금 더 자유롭게 만들 수 있다.

이 훈련은 움직임과 춤 경험이 있는 사람뿐 아니라 전혀 춤을 춰 본 적이 없는 사람에게도 유용하다. 나이는 결코 장애가 되지 않는다. 배운 경험이 많은 사람이나 외모가 좋지 않은 사람도 상관없다.

주디 하그리브스는 쉰두 살의 두 자녀를 둔 엄마로 드럼에 맞춰 춤을 춘 경험이 있다. 그녀는 그 경험에 대해 이렇게 썼다.

가브리엘 로스의 작업이 내 자신의 춤을 출 수 있도록 도와주는 매우 강력한 것이라는 것을 경험했어요. 이 작업을 하거나 일할 때, 아프리카 드럼을 배우는 과정 등은 모두 나를 머리에서 벗어나게 해 주었어요. 북을 치는 것은 나에게는 완전히 바디워크 그 자체였어요. 지금 나는 감기에서 회복 중이에요. 하루에 한 시간씩 밖에 나가 며칠 동안 다섯 가지 리듬의 춤을 추기에는 너무 추웠거든요. 그러나 이것은 내가 이 땅과 연결되어 있다는 느낌을 갖게 도와주고 치유할 수 있게 해 주었어요.

스스로 해보기

가능하다면 매일 규칙적으로 신체지각 움직임이나 춤을 추는 것이 좋다. 혼자 아니면 다른 사람과 함께, 목을 부드럽게 돌려 주는 것으로 시작하여 목을 풀어 주고 다음은 어깨를 돌려 준다. 그러면 바로 몸이 당신에게 움직이고 싶은 부위를 '말하기 시작' 할 것이다. 엉덩이에서 시작해서 몸통을 돌리면 골반에 있던 긴장이 풀린다. 가끔 당신은 가능한 몹시 느리게 움직여 볼 수도 있다. 그러면 당신은 바로 그 자리에서 달리기나 뛰기 같은 활기찬 뭔가를 할 필요가 있다는 것을 느끼게 된다. 이 작업을 할 때 보통은 자신이 좋아하는 음악을 튼다. 그 시간 동안 당신의 몸에 온 마음을 담도록 노력하고 몸이 스스로를 표현하도록 허락하라. 그럴 때 당신은 자신의 내부에서 목소리를 들을 수 있는데, 이것이 그대로 드러나도록 내버려 두라. 가끔 그 소리가 분노에 가득 찬 소리라면, 의식하지 못했겠지만 당신의 몸 안에는 좌절과 욕구불만이 있다는 것을 보여 주는 것이다.

만일 당신이 '춤춰 볼 만한' 어떤 증상을 갖고 있다면 당신이 그 증상 자체인 것처럼 생각하고 춤을 추라. 또는 자신의 꿈, 기억, 특별하게 느꼈던 분위기에 대해 춤춰 볼 수 있다. 이를 통해 그것에서 자유로워져 가볍고 행복한 상태가 될 수 있다.

11. 수렴치료

어떤 치료들은 신체구조, 초물리적 그리고 정서적 과정들의 접점에 있기 때문에 아직은 범주화할 수 없다. 이런 치료들을 나는 '수렴치료(convergence therapies)' 라고 부르는데, 적절한 용어는 아니라고 생각한다. 이는 '교량치료(bridging theapies)' 라고 부를 수도 있겠다. 다시 한 번 말하지만 이들은 교량 이상의 역할을 한다. 여기서 다루는 치료들은 모두 부드러우며 때로는 가벼운 접촉이 있다.

로젠요법

당신 자신의 방식으로 존재하게끔 내버려 두지 않는다면 몸은 제 기능을 할 수 없다. 정서도 마찬가지다. 자신이 되는 유일한 방법은 내맡김(surrender)과 자기수용(self-acceptance)이다(마리온 로젠, Marion Rosen).[1)]

마리온 로젠은 독일 뉴렘버그에서 태어났다. 1940년대 초 그녀는 간신히 대학살을 피해 스웨덴으로 이주했고, 그 후에는 미국으로 이민을 갔다. 그녀는 샌프란시스코에 정착하여 자신의 일을 지속하였고, 1983년 미국에서 로젠연구소가 만들어졌다.

독일에서 그녀를 가르친 두 명의 교사는 루시(Lucy)와 구스타프 헤이어(Gustav Heyer) 박사였다. 헤이어 박사는 융의 동료이자 과거에는 학생이었다. 헤이어 가족은 정신분석과 함께 마사지, 호흡, 이완을 사용하는 무니치에 있는 어떤 모임의 멤버였다. 로젠은 몇 가지 이러한 훈련을 함께 사용하면 정신분석에 드는 치료시간을 상당히 줄일 수 있다는 생각에서 시작하여 공식적인 물리치료 훈련을 받았고, 일생 동안 무용에 대한 관심을 지속하였다.

마리온 로젠은 50년간의 물리치료사로서 경험을 토대로 억압된 감정은 충분히 호흡하는 개인의 능력을 제한시켜 신체에 만성적 긴장을 일으킨다는 것을 깨달았으며, 이를 기초로 한 접촉법을 개발하였다. 이것이 로젠요법(Rosen Method)으로 신체적·정서적 자각을 일으키기 위해 억눌려 있는 근육들을 작업하는 것이다. 부드럽고 방해받지 않는 접촉을 통해 치료사는 긴장에 대한 자각을 일깨운다. 억압된 감정들은 의식의 표면으로 떠오를 기회를 갖게 되고 스스로 억압되었다는 것을 인지한다. 이는 깊은 이완과 함께 진정한 자아를 만나는 느낌을 유도한다.

나는 '무의식적 혹은 잠재의식적 마음' *)에 대한 마리온 로젠의 접근법을 좋아한다. 그녀는 우리 의식의 이런 부분을 의식적 자각 '아래'가 아닌 밖에 있다고 하였다. 내게 있어 이것은 '숨

*) '9. 신체심리치료와 재탄생 및 최면요법'의 프로이트와 비교해 볼 것.

겨지고' '잠재된' 의식에서 드라마를 끄집어 내는 일이다.

로젠요법은 특히 정서의 역할을 강조한다. 왜냐하면 로젠은 이완을 통해 정서가 나타난다는 사실을 작업을 통해 반복해서 발견하였기 때문이다. "마음과 신체는 뒤얽혀 있으므로 로젠 시술사는 하나를 통해 다른 것에 도달한다. 그들의 특별한 재능이 신체와 접촉을 통해 마음과 몸에 영향을 준다. 시스템으로 들어가는 문은 신체를 통해서다."[2)]

로젠요법 철학의 중요한 부분은 시술사는 고객에게 아무것도 하지 않고 자기 자각과 고객의 삶에서 일어나는 추후의 변화를 위한 촉진자로 봉사하는 데 있다. "종종 장벽이라고 부르는 단단한 근육과의 접촉을 통해 시술사는 마치 근육에게 스스로 억눌려 있고 이완될 내적 가능성이 있다는 것을 상기시키듯이 그 수준에서 억눌려 있는 것을 만난다. 고객의 자각은 시술사의 손을 따라가고 이완은 하나의 선택이 된다."[3)]

나는 '1. 바디워크치료를 위한 접근'에서 기술한, 몸-마음이 보이는 지성과 수축하고 이완하는 삶의 지속적인 약동을 기억한다. 켈리먼(Keleman)이 형성심리학(formative psychology), 트래거(Trager)기법, 태극권과 같은 상이한 부류의 치료에서도 이런 개념들을 발견할 수 있다.

치료 중의 반응은 상당히 다르다. 어떤 사람은 유쾌하고 명상적인 경험을 하지만, 어떤 사람은 웃거나 울거나 말을 한다. 신체는 표현할 준비가 되어 있는 것만을 허용한다.

효 과 로젠요법은 다음과 같은 경우에 특히 효과가 좋다.

- 긴장과 근육통으로 고통받을 때

- 이완이 어려울 때
- 이유를 모르는 피로를 느낄 때
- 좀 더 깊이 몸을 자각하고 싶을 때
- 자신에 대해 더 알고 싶을 때

다음은 브렌다의 이야기다.

개인적인 과정에서 로젠요법은 나에게 강력하고 유익한 도구였어요. 그것은 예민하고 효과적으로 경청되는 것과 유사한, 몸만이 내게 말할 수 있는 것을 만나는 방법이었죠.

그것은 직접적이었지만 직면해야 하는 것은 아니었어요. 마치 파트너십처럼 느껴졌어요. 시술사는 나를 만져도 되는지 항상 물었고, 작업하면서 보았거나 주목한 것을 나에게 설명했어요. 많은 존경심을 보여 주어서 침입받는다는 느낌이 안 들었어요. 시술사는 그녀의 감수성을 통해 삶의 흐름이 제한되고 정체된 내 몸 부위를 찾아내고 밝혀내도록 유도하였으며, 그녀의 접촉을 통해 일정한 방식으로 고통에게 말을 걸게 했어요. 내 몸은 거기에 대답하였고 종종 직접적인 안도감도 느꼈어요.

세션 중에 내 몸은 어린아이로서 느꼈던 끔찍한 슬픔, 공포, 분노, 갈망을 토해 내는 것 같았는데, 어떤 합리화도 없이 때로는 물들지 않은 어린아이 같은 언어로 표현되었어요. 이것은 시술사가 최초의 접촉에서 안전함과 많은 존경심을 내 몸에 전달하지 않았다면 가능하지 않았을 거예요. 나는 마치 내 몸속에 존재할 권리가 확실하게 회복된 것처럼 구체적이고 정결한 우주의 일부임을 느꼈어요. 가볍고 안전하고 자유롭고 평화로웠으며, 종종 강한 신성감이 찾아왔죠.

제로밸런싱

제로밸런싱(Zero Balancing: ZB)은 고객이 옷을 입은 채로 치료대에 누워 시행하는, 손을 대는 바디워크다. 접촉의 양상은 신체구조와 몸 에너지 사이의 관계를 조화시키는 방식으로 이들이 동시에 작용한다. "제로밸런싱에서 작업의 초점은 뼈, 관절, 연조직의 구조와 이를 통해 흐르는 에너지 사이의 접점에 있다."[4] 이 방법은 바디워크에 대한 기계적이고 구조적인 접근과 생명에너지에 대한 인식 사이에 중요한 교량 역할을 한다. 그러므로 제로밸런싱을 범주화하기는 어렵다. 손을 대는 다른 치료들과 차이점은 초점이 우리 구조의 가장 근본적인 수준, 즉 뼈에 있다는 것이다. 치료받는 사람은 뼈를 통해 영적인 수준에서 자신의 존재와 접촉하고 있다고 느낄 수 있다.

제로밸런싱은 미국의 내과의사, 침술사, 정골요법사인 프리츠 스미스(Fritz Smith) 박사에 의해 1973년경부터 발달하였다. 스미스 박사는 특정한 방식으로 접촉한다면 신체의 에너지와 구조가 서로 접촉할 수 있다고 믿었다. 제로밸런싱을 이용한다면 더욱 선명하고 강한 에너지장을 개인에게 끌어올 수 있다. 시술사는 훈련 전에 침술, 정골요법, 카이로프랙틱과 같은 다른 형태의 건강관리 공인 자격을 취득해야 한다.

제로밸런싱은 불균형이 일어날 수 있는 기초 관절이라 부르는 특정 관절에 초점을 둔다. 이것은 신체의 구조(관절과 인대)와 에너지를 평가하고 균형을 맞추고 재평가하는 끊임없는 과정이 있다. 시술사는 손가락으로 누르거나 잡아당겨서 지렛목이라 부르는 고요점(a point of stillness)을 유도한다. 이 주변에서 신체는 이완하게 되고 동시에 불편함과 통증이 사라지는 기회를 가져 새로운 수준의 통합을 경험한다.

실제로 제로밸런싱이라는 이름은 고객 자신의 경험에 대한 진술에서 나왔다.

> 완전히 균형 잡힌 것처럼 느껴져요. 마치 내가 거의 제로밸런스인 것 같아요.

고객은 보통 작업이 자리 잡고 제대로 형성되기 위해 주 간격으로 3회 정도 세션을 갖는다. 그런 다음 경험을 좀 더 심화하려면 3~4주 간격으로 세션을 계속할 수 있다. 아니면 필요할 때마다 시행할 수도 있다.

제로밸런싱 시술사가 사용하는 접촉 유형은 다음과 같다.

- 혼합(blending): 당신의 에너지체와 다른 사람의 에너지체 간의 경계를 일부러 희미하게 만든다. 당신과 타인의 장 간에 융합이 있으며, 이런 접근은 정묘에너지치유와 두개천골요법에서도 사용한다.
- 흘려넣기(streaming): 시술사는 자신의 에너지가 고객에게 흘러들어가도록 한다. 시술사는 경락을 따라 침을 놓는 위치나 특정 차크라로 에너지 방향을 돌릴 수 있다. 이 경우 에너지는 시술사의 에너지에서 직접 나온다. 이는 정묘에너지치유에서도 일어날 수 있다.
- 채널링(channeling): 시술사는 자신보다 위에 있는 힘을 향해 자신을 열어 놓음으로써 타인을 위한 연결통로가 된다. 이는 정묘에너지치유에서도 일어난다.

• **접점**(interface): 시술사는 자신의 경계가 끝나고 고객의 경계가 시작되는 분명한 에너지적 · 구조적 경계를 유지한다.

효 과 제로밸런싱은 깊은 수기요법을 좋아하지 않고, 옷을 입고 하기를 원하는 운동선수들에게 탁월하다. 이는 특히 두통, 목과 어깨의 통증, 허리의 문제에 성공적이다. 또한 신체의 유연성을 높이고 삶의 스트레스와 변화에 적응하는 능력에 도움을 줄 수 있으며, 안녕감을 높이고 싶어 하는 사람들에게도 아주 좋다.

주의사항 제로밸런싱은 간질, MS, 암, 최근의 골절상, 최근의 중요한 수술이나 병에서 회복 중인 사람 그리고 정신분열증이나 다른 정신장애가 있는 사람에게는 맞지 않다.

제니 스탠튼은 40대 후반으로 두 아이가 있는 이혼녀다.

이전에 제로밸런싱이라는 말을 들은 적이 없어서 호기심에서 첫 세션을 예약했어요. 그때 나에게 다가왔던 것 하나는 마사지처럼 상태가 좋아도 해 볼 수 있는 일종의 특별한 즐거움일거라는 생각이었죠. 나는 어떤 '치료' 도 필요하다고 생각하지 않았어요(사실상 나는 일로 꽤 스트레스를 받고 있었고 관계가 정리되지 않았지만요). 나는 또한 '밸런싱' 이라는 생각, 내 몸에 주의를 기울인다는 생각, 몸과 마음을 통합한다는 생각에 끌렸어요. 내 몸은 오랫동안 먹이고 마구간에 넣어 두었다가 일을 시킬 때만 끌어낼 수 있는 사역마와 같았어요. 중요하게 여기는 유일한 부분은 머리였어요.

첫 세션의 형태는 그 다음 모든 세션들과 동일했어요. 우선 팸(나의 제로밸런싱 시술사)은 내게 말을 걸어 내가 어떤지를 묻고 노트에 기록했어요(그녀는 나중 세션에서 종종 이전의 기록들을 보고 나의 두통, 혹은 내가 잊어버렸을지도 모르는 다른 경미한 문제들이 어떻게 되었는지 물었어요. 왜냐하면 나는 그녀의 조언을 따랐고 그것을 극복했기 때문이죠. 혹은 그렇지 않을 수도 있겠지만). 그런 다음 그녀는 나를 치료대 모서리에 앉히고 척추와 골반이 붙어 있는 위치를 만지면서 양쪽으로 몸을 흔들었어요. 그 후 나는 옷을 입고 누웠고 그녀는 말 그대로 내 다리를 잡아당겼죠. 갑자기 당긴 것은 아니고 일정하게 당겨서 다리가 약간 길어진 느낌이 들었어요.

그녀는 또 척추를 따라 뼈가 돌출된 양쪽 부위를 만진 후에 매우 강하게 위쪽 천골 쪽을 눌렀어요. 매우 강한 감각을 느꼈는데, 마치 척추 안에서 액체의 흐름이 그 지점에서 흘러내리면서 그녀가 누른 부위는 언덕 꼭대기보다 높이 치솟는 것 같았어요(그 후로는 그렇게 강력한 느낌이 일어나지 않았어요). 그녀는 엉덩이와 무릎관절에 집중하면서 내 다리를 부드럽게 만지고 난 후 발 작업을 했어요. 팔에는 시간을 덜 쏟았지만 어깨뼈와 목에는 상당한 주의를 기울였죠.

마사지와는 아주 달랐는데, 초점이 관절에 있었기 때문이에요. 내가 즐긴 다양한 간지러운 느낌 외에도 엄청난 평화의 느낌, 놓아 버리는 듯한 느낌이 들었어요. 나는 다음 세션을 예약했어요. 무엇을 하는 건지는 정확히 몰랐지만 기분이 좋았어요.

무엇보다도 첫 세션에서 일련의 환상(어떻게 불러야 할지 모르겠어요)을 경험했어요. 내가 있었던 장소들의 영상이 너무나 생생해서 내가 실제로 거기에 있는 것 같았으며, 팸이 움직여 가며 내 몸의 다른 부위에 압박을 가할 때마다 각각의 영상이 일어났어요. 그중 하나는 그녀가 내 가슴뼈를 눌렀을 때였어요. 나는 한편으로는 그녀의 접촉을 느꼈고 다른 한편으로는 콘월에 있는 고대 영국의 정착지였던 치소세스터의 안개 자욱한 빗속에 서 있었어요. 이끼가 지나치게 낀 돌을 볼 수 있었고, 축축한 고비의 냄새도 맡을 수 있었어요. 그 세션의 손을 대는 부분의 거의 초기부터 무아지경에 있었던 것 같아요. 후에 온갖 종류의 장소에 있었다고 팸에게 말했지만 그녀는 대꾸를 많이 하지 않았어요. 그래서 이러한 현상이 흔히 일어나는 것인지, 아니면 제로밸런싱에 대한 나의 특별한 반응인지는 잘 모르겠어요. 그녀는 또 세션 후에 에너지가 충만함을 느낀다 하더라도 일을 많이 하지 말라고 경고했어요. 어떤 사람들은 에너지가 충만함을 느끼고 어떤 사람들은 피로를 느낍니다.

세션을 더 받고 제로밸런싱에 대해 더 알아갈수록 나는 이것이 에너지와 깊은 관계가 있다는 것을 깨달았어요. 팸은 다양한 유형 에너지에 대해 언급했고, 댐에 막힌 강물처럼 막혀 있던 에너지의 심상을 불러일으켰어요. 그래서 나의 불만스런 삶이 에너지의 자유로운 흐름을 막고 있다는 것을 알게 되었어요. 그러나 나는 제로밸런싱 세션에 가는 것 말고는 내게 좋아 보이는 것들을 이전처럼 계속했어요. 그리고 약간의 주요한 변화에 대해 팸에게 이야기했어요. 팸은 그것을 격려했지만 나는 실행하지 않았어요. 머리는 아직 무거웠기 때문에 어떤 일을 지나치게 하는 것에 겁이 났어요.

그러고 나서 허리가 망가졌어요. 일주일에 약 세 번씩 일하러 옥스퍼드에서 런던으로 출퇴근하는 긴장과 관련이 있었죠. 허리가 좋아졌다 나빠졌다 했어요. 6~7개월간 계속되는 만성통증의 끔찍한 기간이 있었는데, 일하러 가기 어려울 정도로 심하지는 않았어도 꽤나 무력하게 되어 버렸어요. 이런 와중에 4년 동안 때때로 만났던 남자와 아주 좋지 않은 일주일(몇 가지 의미에서 고통스러운)을 보낸 후에 놀라운 제로밸런싱 세션을 가졌어요(누울 수 없이 심한 통증이 있다 해도 어쨌든 제로밸런싱을 받아야 한다는 것을 알았죠). 팸이 나의 척추작업을 하고 있을 때 언제나처럼 이완되어 일종의 무아지경으로 빠져들었어요. 그러고 나서 장소-환각(place-hallucination)이 시작되었어요. 나는 서부 아일랜드의 매사티엄팬 산 꼭대기까지 끔찍하게 짙은 안개와 맹렬한 빗속에서 애를 쓰며 올라가고 있었어요. 이것이 잠시 동안 지속되었어요. 그리고 다른 쪽으로 내려오기 시작하였고, 가파른 산허리의 진흙 속에 미끄러지면서 주저앉고 말았어요. 팸은 계속하였고 나는 좀 더 평범한 장소로 옮겨갔어요. 마지막 즈음 팸이 내 머리를 움직이자 나는 알프스에 있는 다른 산의 꼭대기에서 모퉁이를 돌아 찬란한 마운트 로사와 매터혼을 보고 있었어요. 공기는 순수하였고 눈 덮인 산 정상들은 투명한 빛에 빛나고 있었죠. 나는 그 남자와 더 이상 엉망진창으로 쓸데없는 짓을 하지 않겠다고 결심하고는 그 세션을 마쳤어요.

내가 한 번도 다녀와 보지 않은 장소에 대한 유일한 환상은 부두에서 소용돌이치는 조수에 대한 것이었어요. 갇혀 있는 분노에 찬 물이었는데 윗문을 열었을 때 수로 속에 있는 혼잡한 물과 같았죠.

내 삶에서 더욱 고질적인 문제는 일과 출퇴근과 관련된 것이었어요. 허리 통증은 그것에 묶여 있는 것 같았죠. 나는 제로밸런싱이나 그 외 어떤 치료도 곤경에 빠진 관계와 같은 내 딜레마를 풀어줄 것이라고는 생각지 않았지만 결국 제로밸런싱이 계속 나아가도록 도울 것이라고 생각했어요. 그것은 내 자신의 직관적 부분과 접촉할 수 있게 도왔는데, 이는 대부분의 내 삶 속에서 불가능하지 않았지만 매우 어려운 것이었어요. 그것은 내게 매우 삐뚤어지게 작용하여, 어떤 것도 직접적으로는 아니지만 어쨌든 자양분을 주는 것처럼 보이는 장소-심상과 관련이 있었어요. 나는 놀랄 만큼 고요하고 회복된 느낌을 갖고 세션을 마쳤는데, 이는 항상 직접적인 이득이 되었어요.

팸 자신은 스스로 자신의 기법에 대한 놀라운 광고가 되었어요. 그녀는 내 또래였지만 훨씬 젊어보였는데, 평화로우면서도 활력이 있었기 때문이죠. 그녀는 제로밸런싱을 더 배우기 위해 계속 과정을 밟으면서 다른 사람들에게 제로밸런싱을 훈련시키는 데 관여하고 있었고, 국제적인 연결망을 형성하고 있었어요. 온갖 종류의 문제에 대한 그녀의 현명한 조언, 의사소통하는 그녀의 손을 통해 나는 이상하게 분열된 삶을 통합할 수 있었어요.

바웬기법

바웬기법(Bowen Technique: Bowtech)은 호주 빅토리아 질롱의 톰 바웬(Tom Bowen)이 개척한 기법이다. 톰 바웬은 1982년에 사망하였고, 그의 작업은 정골요법사 오스왈드 렌치(Oswald Rentsch)와 그의 아내 일레인(Elaine)에 의해 계승되었다. 톰 바웬은 혼자서 1년에 약 3,000명의 환자를 치료했는데, 이 중 90%는 단지 2~3회의 처치만을 받았다. 이는 실로 놀라운 사실이다. 톰 바웬은 일레인과 오스왈드 렌치에게 자신의 작업을 상세하게 기록할 권한을 주었으며, 그들은 이 기법을 여러 나라에 소개하였다.

바웬기법은 '신체동종요법(physical homeopathy)' 이라고도한다(〈부록 2〉 참조). 여기에는 몸 전체에 걸친 근육, 건, 인대를 가로지르는 일련의 가벼운 움직임이 있다. 표면적인 근막에 가하는 작업은 깊지만 때로는 고통스러운, 가볍게 두드리기가 주는 것과 동일한 심오한 변화를 주기도 한다. 근육을 좌우로 굴려 신체 안에 진동적 교란을 만들어 내기 위해 엄지와 나머지 손가락들로 가볍지만 확고하게 압력을 가한다. 이 처치는 단단한 조직을 만지거나 조정하지 않으면서도 매우 부드럽고 정교하여 이완감을 준다. 바웬기법은 시술사의 의지가 고객에게 부과되지 않고, 신체가 스스로를 치유하는 데 필요한 일을 하도록 허용한다. 시술사는 고객의 상태를 치료하지 않는다.

바웬기법은 옷을 가볍게 입고 치료받을 수 있으며 매우 부드럽다. 그러므로 아이들, 노약자들에게 매우 좋다. 세션 중에 시술사는 접촉을 통해 들어온 정보가 신체에 동화되게끔 잠시 동안 방을 떠난다. 대다수 고객은 혼자 있을 때 깊은 상태의 이완과 '사태가 진전되는' 느낌을 받는다고 한다.

방법이 어떻게 작용하는지에 관한 몇 가지 가능성 있는 이론이 있다. 건강하지 않음, 상해, 질병은 단지 뇌와 신체 간의 소통이 결핍된 것이다. 이 균형이 돌아오면 모든 것이 가능하게 된다. 시술사가 가하는 부드러운 움직임은 수용기와 신경종말을 통해 몸이 자신의 시스템을 스스로 점검하게 만든다. 그리고 뇌와 정보를 교환하게끔 한다. 일단 무언가 문제가 있다고 뇌가 알아채면 그 문제를 추려 낼 것이다. 이것은 일종의 세포 의사소통으로 각 세포는 신체의 주파수에 맞추어 조율된 무선 축소물과 같다. 어떤 부분이 조율되지 않으면 질병이나 상해가 생긴다. 재조율은 신체가 스스로를 치료한다는 것을 뜻한다. 영적 치유나 정묘에너지치유와 유사하게 시술사는 하나의 통로가 된다('8. 초물리적 치료' 참조).

치료를 하면 신체는 그것을 최대한 얼마나 사용할 것인지를 결정한다. 바웬기법은 의학적 조언을 대체할 수는 없다. 그러나 그것은 신체에 가하는, 때로는 인위적인 일련의 개입보다는 환자의 신체가 선택할 수 있는 기회가 된다.

효 과 산파의 경우 바웬기법을 출산 중에 사용한다. 이는 신생아나 노인들에게도 좋다. 또 다음과 같은 증상에도 효과적이다.

- 요통
- 경직된 어깨
- 테니스 엘보
- 천식
- 목뼈의 골절
- 스포츠 상해
- 건초열이나 기관지 증후군
- 손목뼈 증후군(손으로 가는 주된 신경 공급의 압박)
- 반복적인 접질림 부상(repetitive strain injury: RSI)
- 일반적인 이완과 신체 밸런싱

주의 사항 이것은 임신 중에 해서는 안 되는 동작이 있다.

마흔세 살의 수지 모튼은 성장한 아들 둘을 둔 엄마로 열일곱 살 이후로 간호사 일을 해 왔다.

대략 16년 전 나는 신경학자에게서 양 손에 손목뼈 증후군을 앓고 있다는 진단을 받았어요. 이 병은 기본적으로 손으로 가는 주된 신경 공급의 압박으로, 신경의 혈류 공급을 감소시키고 손과 팔뚝에 핀과 바늘 같은 감각을 유발하며, 손가락과 엄지손가락에 간헐적인 통증과 손 근육의 소모가 있어요. 마침내 아이들이 자랐을 때 나는 전통적인 치료를 받기로 결심하고 오른손에 외과수술을 받았어요. 약 3개월이 지나도 상태가 개선되지 않자 왼손의 수술 계획을 취소하고 대체치료를 해 보기로 결심하게 되었어요.

나는 카이로프랙틱 치료사를 방문했는데 그는 바웬기법을 시도해 보자고 했어요. 이 기법은 전혀 고통스럽지 않은, 매우 부드럽고 아주 기분 좋은 경험이었어요. 근육을 따라 피부를 움직이고 가벼운 압력을 가해 다시 근육을 따라 제 자리로 당기는 기법이었어요. 어쨌든 이것은 무언가를 방출하는 것처럼 보였으며, 4주를 치료하는 동안 상태가 크게 개선되었어요.

이제는 어떤 증상이 생기면 치료를 받는데, 이는 항상 문제를 진정시켜 줍니다. 이 치료를 수년 전에 받았다면 상태를 완전히 치료할 수 있었으리라 믿어요. 수년 동안 증상을 겪으면서 아무것도 하지 않아서 신경에 어느 정도 영구 손상이 생겼거든요.

트래거기법

심신통합과 정신단련 운동교육(Psychophysical Integration and Mentastics Movement Education)으로도 알려진 트래거기법(Trager Approach)은 밀턴 트래거(Milton Trager)가 발견하였다. 그는 1908년 미국에서 태어나 1930년대에 플로리다 마이애미에서 젊은 권투선수자 체조선수로 활동하였다. 그 당시 그는 신체적 한계 상황에 스스로를 밀어 넣기보다는 가장 부드러운 방식으로 점프하고 착지하는 방법이 무엇인지 찾으려고 하였다. 그러던 중 최대한의 노력을 목표 삼았던 것에서 최대한 노력 없는 상태를 찾는 것으로 사고를 전환하였다. 이것이 그의 인생 과업이 되었다. 그는 다른 사람들에게 쉽고 편안함을 주는, 흔들거나 잡아당기는 것과 같은 섬세하고 부드러운 일련의 동작들을 개발하였다. 그는 후에 의사로 훈련받았는데, 그 이유는 자신의 바디워크 형태에 과학적인 근거를 제공하기 위한 것이었다.

이 접근에서 사용하는 용어들은 흥미롭다. 잡아당기기(stretching)와 흔들기(rocking)는 아주 간단히 상상할 수 있지만, 시술사는 또한 굴리기(rolling), 튀어오르기(bouncing), 가볍게 흔들기(shimmering)라는 것도 행한다. 굴리기는 앞뒤로 움직이는 동작으로 마치 밀방망이를 사용하거나 요람을 움직이는 방법과 같다. 튀어오르기는 마치 공이 튀듯이 '던지고 돌아오는' 움직임이다. 이는 또한 압박과 관련있는데, 예를 들어 풍선을 누르면 모양이 변하고 손을 떼면 다시 돌아오는 것을 생각하면 된다. 굴리기와 튀어오르기는 팔다리에 사용한다. 예를 들어 당신의 다리는 조여지다가 유연히게 튀어오른다. 가볍게 흔들기는 중추신경계를 매우 편안하게 한다. 시술사는 손을 움직여 하나의 근육이나 한 무리의 근육을 매우 빠르고 아주 부드럽게 앞뒤로 움직인다. 이 접근에는 힘을 준다거나 아픔 같은 것은 전혀 없다.

트래거 시술사인 애그니 엑크로이드는 이 재교육 과정을 다음과 같이 묘사하였다.

> 우리는 문제로 들어가서 문제를 해결하기보다는 어떻게 하면 몸이 편안하고 유연하며 쉬워지는지를 신체에게 보여 주려 한다. ……

> 이는 마치 신체 속에 있는 마음에게 말을 거는 것과 같다. 시술사는 어떻게 하면 그 부위가 부드럽고 자유로워지는지에 대한 자신의 생각을 결코 주장하지 않는다. 그런 주장에서 일부러 후퇴하여 자신의 손운동을 통해 '이것보다 더 가볍고 자유로운 것은 무엇일까? 그래. 그것보다 더 가벼운 것은? 좋아. 그것보다 더 자유로운 것은?' 라는 질문을 던진다.

트래거 세션은 보통 한 시간 반 정도 걸리는데, 이때 고객은 수천 번의 부드럽고 리듬 있는 접촉을 받는다. "당신은 마치 엄마의 품에 안전하게 안긴 아이처럼 흔들리는 느낌을 받으면서 침대를 떠난다."[5] 고객으로서 당신은 얼마나 자주 치료받을 것인지를 스스로 결정한다. 이는 2주에 한 번 혹은 몇 달에 한 번일 수도 있다. 경험을 통합할 시간이 필요하기 때문이다.

1998년 3월에 나는 보완치료 박람회에서 15분 동안 '맛보기' 트래거 세션을 받았는데 아주 좋았다. 이 치료의 초점은 고통보다 즐거움의 경험을 기억하게끔 몸을 재교육하는 데 있다. 초물리적 치유방법과 마찬가지로 트래거 시술사는 이완된 명상의식 상태에서 작업한다. 트래거 박사는 이를 '접속(hook-up)' 이라고 불렀다. 존재의 이런 방식은 시술사가 치료받는 사람과 비강제적인 방식으로 매우 깊이 연결될 수 있고, 가장 사소한 반응을 지속적으로 의식하고 있다는 것을 의미한다. 이는 또한 지치지 않고 효과적으로 일할 수 있음을 의미하기도 한다.

생리적 효과는 이완되는 동시에 수없이 많은 상황에서 통증이 완화된다는 것이다. 이완효과와는 별도로 이는 관절의 유연성을 상당히 증가시키기도 한다. 부드럽게 흔드는 동작은 몸 전체에

퍼지므로 내장기관에도 주의를 기울일 수 있고 아주 깊은 느낌을 경험할 수 있다.

세션의 정신단련학(Mentastics) 부분에서 당신은 스스로 도울 수 있는 방법을 배운다. 이는 세션 중에 경험했던 감각들을 재창조하도록 돕는 동작들이다. 이것이 '정신체조(mental gymnastics)'다. 예를 들어 타이핑을 하면서 앉아 있을 때 긴장을 느끼는 자신을 포착한다면 1초 동안 멈추고 스스로에게 '내 척추의 길이는 얼마지?' 라고 묻는다. 이에 대한 특정 대답이나 '나는 똑바로 앉아야 해.' 와 같은 판단 없이도 단순히 이런 질문을 던지는 가운데 자동적으로 구부정한 자세를 고치게 된다. 그러면 당신은 '나는 내 척추를 얼마나 사랑할 수 있지?' 라고 물을 수 있다(바로 당신의 실제적인 대답은 30분 동안 미루어 왔던 휴식을 취하는 것이다).

트래거기법의 지도자인 딘 후안(Deane Juhan)은 말한다.

> 이것은 긍정적인 조직변화를 가져온 기분 좋은 감각상태를 기억하게끔 고객을 교육하는 수단입니다. 우선 긍정적인 조직반응을 유발하는 것은 이런 감정상태이기 때문에 이 느낌을 분명하게 회상할 때마다 변화는 깊어지고 영구적이 됩니다. 그리고 고객은 더 많은 긍정적 변화를 수용하게 됩니다.[6)]

이것은 비록 영국에서는 비교적 새로운 기법이지만 앞으로 성장할 기법이라고 생각한다. 시술사들이 주로 남부 해안에 모여 있고, 영국에 매년 훈련과정이 있는 트래거 멤버십은 현재 전국적으로 성장하고 있다. 이것은 다른 나라에서도 훈련이 가능하다.

트래거기법은 의료적 치료라기보다는 학습체험이라는 점에서 알렉산더기법과 꽤 유사하다고 할 수 있다. 치료받는 사람은 몸에서 더 자유롭고 가벼운 것이 어떤지, 통합되고 조화되어 있는 느낌과 당신을 지탱하고 있는 에너지와 연결된 느낌이 어떤지를 배운다. 일상생활의 모든 활동을 도울 수 있도록 정신단련학을 적용할 수도 있다.

주의사항 급성 혈전증 정맥염, 수술한 지 얼마 안 된 경우(3달까지), 임신 초기, 염증을 일으킨 관절염, 몇몇 암 종류에는 트래거기법을 사용하지 않는다. 심각하거나 만성적인 질병상태에 있는 경우 시술사는 항상 세션 전에 주치의의 허락을 받아야 한다.

스스로 해보기

정신단련학 혹은 '정신체조' 는 마음을 이용하고 신체적 자각을 계발한다. 앞에서 말한 내 자신의 예에 더해서 건강 저널리스트인 제인 알렉산더의 글에서 발췌한 예를 여기에 소개한다.

부드러워지고 넓어지는 것을 생각하라. 당신의 몸을 확장하고 신장시킨다고 생각하라. 더욱 가벼워진다고 생각하라. 한 팔을 옆으로 떨구고 손가락이 흔들리게 두어라. 그리고 팔의 무게에 주목하라. 팔을 이완함에 따라 무슨 일이 일어나는가를 자각하면 팔이 실제로 길어질 수 있다. 반대쪽도 똑같이 하라.

앉아서 당신의 머리가 커다란 고무밴드로 천정에 매달려 있다고 상상하라. 이것이 어떻게 당신에게 영향을 주는가에 주목하라. 당신의 자세는 더욱 바르게 되지만 경직되지는 않을 것이다. 머리가 고무밴드에서 흔들릴 때 어깨가 부드러워지고 내려가는 것을 느껴 보라. 이제 당신 머리 꼭대기에 그림붓이 고정되어 있어 그 붓으로 천장에 부드럽게 그림을 그린다고 상상하라. 작은 동작으로 머리가 양쪽으로 흔들리게 두라.

변용기법

> 생명은 창조며 창조에서 움직임이 생긴다. 이 움직임은 변화다. 그리고 나무가 되었든, 행성이 되었든, 인간이 되었든 존재의 수많은 순환 속에서 이 변화를 지탱하는 것은 생명력이다. ……이 생명력을 넘어 시술사가 작업하는 원리는 단지 생명이라는 점을 변용기법은 강조한다.[7]

역사적으로 변용기법(Metamorphic Technique)의 기원은 반사학과 신체구역치료다. 그러나 1960년대에 로버트 존(Robert St. John)이라 부르는 자연요법사는 질병으로 이끄는 스트레스가 두 가지 뚜렷한 범주로 구분된다는 사실을 인식하였다. 즉, 생명에서 멀어져 가는 것과 생명으로 강하게 이끄는 것이 그것이다. 반사학을 공부한 후 그는 자신만의 치료를 개발하였으며, 특히 그 심리적 효과를 관찰하는 데 매혹되었다. 이 기법은 부드러운 접촉 마사지라는 매력적인 형태인데, 초점은 주로 발에 있다. 시술사는 손과 머리에도 작업을 한다.

변용기법의 특징적인 점은 변용기법이 우리가 태어나기 전의 삶과 관련된다는 것이다. 태아의 성장은 의식의 발달에 상응한다고 믿는 것이다. 태아는 뇌에서 척추 끝까지 발달한 후 척추에서 사지로 뻗어나간다. 인간 생명의 잠재력이 생기는 것은 수태한 아홉 달 동안이다.

발, 손, 머리의 척추반사에 작용함으로써 임신 전, 임신 중, 임신 후 그리고 소생, 출생 전, 출생을 포함한 이런 형성시기에 초점을 두면 '시간구조(time structure)'가 느슨해진다. 이런 시간구조는 태아의 발달 측면이 '저지'되는 시간상의 점을 말한다. 삶 자체는 시간, 공간, 물질에 묶여 있지 않기 때문에 '시간에서 벗어나' 작업하는 것이 가능하다. 이는 시술사가 '스스로 방해하지 않는 것'인데, 즉 작업에 어떤 종류의 지시도 부과하지 않는 것이다. 건강하게 되거나 더욱 전체적으로 혹은 더 큰 잠재력에 도달하기 위해 무엇을 해야 하는지 아는 것은 치료받는 사람의 생명력이다. 작업 그 자체는 목표지향적이지 않다. 이런 식으로 변용기법은 치유와 유사하다('8. 초물리적 치료' 참조).

태내에 있을 때 막혔던 에너지를 푸는 것은 치료받는 사람의 본질적인 생명력이라는 것을 이 작업을 통해 믿게 된다. 우리의 의식은 본질적으로 임신시기에 존재하는 모든 영향의 결과로 임신 중에 발달한 의식이다. 이러한 영향들은 부모나 문화 혹은 환경에서 온 것일 수 있다. 이것은 인간이 도달한 진화단계와 관련될 수도, 보다 우주적인 영향과 관련될 수도 있다.

이렇게 발달 면에서 초기시기에 중점을 두고 있기 때문에 이 기법은 학습장애가 있는 어린이와 성인, 신체적 장애가 있는 사람들에게 특히 유용하다.

변용기법 시술사는 증상에 주된 관심을 기울이지 않는데, 이 점에서 다른 수많은 치료들과 차이가 있다. 개인은 그 자체로 완전하며 동시에 인간으로서 자신의 잠재력을 실현하는 방향으로 움직이는 생명력을 갖고 있다고 본다. 이것이 무엇인지는 다른 그 누구도 알 수 없다.

이 기법은 배우기 쉽고 누구나 다른 사람에게 가르칠 수 있다. 학습장애가 있는 사람들에게도 가르칠 수 있기 때문에 이들 역시 다른 사람을 가르칠 수 있다. 발등의 측면과 발끝에서 발목에 이르는 발등을 손가락의 둥근 부분으로 가볍게 마사지 하는 것이 이 기술에 포함된다. 손은 엄지손가락 끝에서 손목까지, 또 손목 위를 동일한 패턴으로 실시한다. 머리는 이마의 중앙에서 정수리까지 두개골 기부의 양측을 따라 마사지 한다.

이 기법을 받을 때는 흔히 눕거나 시술사와 수직으로 앉는다. 그리고 맨발로 실시하는데 시술사의 무릎에 한 발을 올려놓는다. 이때 TV를 보거나 독서를 해도 되고, 대화를 하거나 이완할 수도 있다. 그 효과에는 차이가 없다. 과정은 단순해서 아무 일도 일어나지 않은 것처럼 생각되기도 하지만 그 효과는 매우 심오할 수 있다. 나는 이 치료에는 추상적인 성질이 있어서 지성이 포착하기 어렵다고 느낀다. 이런 류의 마사지를 받은 후 나는 내가 우주에서 '올바른' 위치에 있는 것처럼 내 자신과 깊이 연결되어 있음을 느꼈다.

펄 싱

펄싱(Pulsing)은 '동작 속의 마사지' 라고 할 수 있는데, 그 기원은 트래거 작업과 후나 바디워크(Huna Bodywork)에 있다(〈부록 2〉 참조). 이는 지속적으로 리듬감 있는 흔들기와 잡아당기기, 들어올리기, 돌리기와 같은 동작이 결합된 매우 즐거운 형태의 바디워크다. 이는 적어도 1980년대 초 이후부터 런던에서 받을 수 있었다.

런던의 개방센터(Open Center)에 있는 가이 글래드스톤(Guy Gladstone)과 실케 지엘(Silke Ziehl)이라는 다년간의 경력을 지닌 두 사람이 이 치료를 실시하며 훈련교사로 일하고 있다. 이 두 사람은 캘리포니아 출신의 자세통합 훈련교사로 1978년 트래거 시술사인 커티스 터친(Curtis Turchin)의 가르침을 받았다. 커티스는 전통적인 트래거기법을 확장한 것으로 '펄싱' 이라는 기법을 제시하였다. 펄싱은 트래거기법을 신라이히치료의 맥락에서 정립한 것이다('9. 신체심리치료와 재탄생 및 최면요법' 참조).

가이 글래드스톤은 「펄싱-동작 속의 마사지(Pulsing-Massage in Motion)」라는 자신의 논문에서 우리가 살고 있는 진동의 장을 기술하였다.

> 심장박동, 정맥과 동맥의 근막을 통해 유지되는 혈류의 진동, 이런 통로들의 탄력 있는 중층적 성질…… 림프의 순환, 침술가에게는 익숙한 경락에너지의 보다 섬세한 진동, 호흡의 진동하는 성질…… 신체의 중심부에서 표면으로 전달되는 에너지의 움직임인 충동의 의미도 생각해 보라. 자유롭게 느낄 수 있는 신체의 충동은 정서로 번역된다.[8)]

펄싱 시술사는 한 손이나 양손을 사용하여 리듬감 있게 움직임을 시작한다. 종종 '어머니' 손으로 사용하는 한쪽 손은 부드럽게 잡고 지지하는 동작을 하며 다른쪽 손은 움직이는 손이 된다. 치료사는 흔들고 굴리는 동작을 이용하여 양측으로 부드럽게 움직이면서 당신 속에 잠재되어 있는 진동의 전체 장과 관계를 맺으며 시작한다. 그러면 지속적인 리듬이 형성되고 당신은 외부와 내부 모두에서 스스로 움직이도록 허용한다.

수년 전 펄싱 세션을 받았던 나의 경험은 강력하고 기분 좋은 기억으로 남아 있다. 나는 부드럽게 흔들리는 느낌을 받았으며, 내 몸의 각 부분이 정확하게 올바른 양의 접촉과 자극을 받는다고 느꼈다. 아주 깊이 이완되어 마치 자궁 같은 공간에 떠 있는 듯한 느낌을 받았다. 정말로 아주 좋았다.

애쉴리 몬테규(Ashley Montague)는 어린아이를 기르는 과정에서 요람의 사용에 대해 묘사하면서 접촉자극을 주는 데 흔들기가 얼마나 중요한지를 설명하였다. 그는 흔드는 사람들은 곧 자궁 속에서 태아의 자연스러운 흔들기를 재현하는 것임을 시사하였다. 흔들기는 스스로 위안을 주는 가치가 있어 어떤 문화에서는 기도나 애도 시에 흔히 흔들기도 한다.

흔들기는 아기나 어른 모두에게 심장 출력을 증진하고 순환에 도움을 준다. 이는 호흡을 증진하고 허파의 울혈을 낮춘다. 또한 근육 긴장도를 자극하고 연결되어 있다는 느낌을 유지한다. 특히 아기는 흔들기를 통해 자신이 혼자가 아니라는 것을 알게 된다. 일반적인 세포와 내장자극은 흔들기에서 비롯된다.[9)]

정서적인 문제가 표면에 떠오를 때 생체에너지학, 게슈탈트, 창조적 시각화와 같은 치료들과 병행하여 펄싱을 사용할 수 있다.

맺으면서

이 책에서 설명하였고 또 내 자신이 직접 경험해 본 많은 바디워크치료(신체심리치료, 신라이히치료와 게슈탈트, 재탄생, 마사지, 치유, 두개정골요법, 요가)들은 내 삶에 말로는 표현하기 어려운 많은 변화를 일으켰다. 또한 다른 대체보완치료들도 경험하였는데, 특히 동종요법, 영양학적인 치료 그리고 자석치료(〈부록 2〉 참조)가 그런 예다. 지금 나의 건강은 이런 치료들의 도움을 받았기 때문에 바디워크치료는 아니어도 이들도 역시 바디워크에 포함시키고자 한다. 이런 치료들이 없었다면 지금 내가 누리는 신체적인 편안함, 정서적인 안정감, 영적인 충만함의 수준에 도달할 수 없었을 것이다. 나의 치유과정은 최근까지 20여 년이 넘게 계속되고 있으며 지금도 발견하는 여정에 있다.

무엇보다도 이 책을 위해 도움을 준 여성들은 그들이 시도해 보고 상당한 도움을 받아 온 치료들에 대해 매우 긍정적이었다.

가끔 치료가 전혀 도움이 안 되는 것처럼 보일 때도 있었다. 또 만성적이고 심각한 고통을 겪고 있는 사람들은 수많은 치료를 시도하고 여러 수준의 도움을 경험한다. 그러나 많은 여성들은 이런 치료들을 통해 자신의 삶을 더욱 향상시켰다. 중요한 것은 우리 자신의 건강에 대한 우리의 관계와 신념이고, 치료와 치료사는 우리가 얻을 효과를 위해서 없어서는 안 될 부분이다.

사라는 다음과 같이 썼다.

나는 내가 시도했던 여러 치료를 통해 많은 도움을 받았어요. 개인적인 경험에서 나온 추천이 아닌 경우에는 그 치료를 선택하는 데 매우 조심스러워요. 만약 당신이 치료비를 지불할 능력이 없다면 치료를 받을 수 없다는 사실은 매우 유감스러운 점이죠. 나의 주치의는 침을 맞으러 가려는 내 생각을 매우 환영했고, 나는 더 많은 의사들이 보완치료기술의 상보성에 대해 알게 될 거라고 생각해요. 자문을 구했던 모든 사람은 훌륭한 전문 지식을 가지고 있었고, 전문협회에 속해 있었으며, 그들에 대한 나의 신뢰를 확인할 수 있는 방법으로 경력을 쌓아 가고 있었어요.

광범위한 치료들에 접근하는 것은 고통에서 벗어날 수 있는 가능성을 아주 넓혀 준다. 나의 희망은 이 책이 당신에게 적합한 치료를 찾고 발견하는 데 영감을 주었으면 하는 것이다. 아무쪼록 당신이 가질 수 있는 최고의 삶을 누리기를 바란다.

미 주

제1부 바디워크치료와 건강에 대한 전일적 접근

1. 바디워크치료를 위한 접근: 전일적 접근

1) Dr. Christiane Northrup, *Women's Bodies Women's Wisdom*(Piatkus, 1995), p. 12.
2) Lynne McTaggart, *What Doctors Dont's Tell You*(*Thorsons*, 1996), back cover.
3) Ted Kaptchuk, *Chinese Medicine; The Web That Has No Weaver*(Rider & Co., 1983), p. 2.
4) Sarah Cant & Ursula Sharma (Eds.), *Complementary and Alternative Medicines; Knowledge in Practice* (Free Association Books, 1996), Introduction.
5) Ibid.
6) Daniel Garger, Science & Certainty in Descartes, in Michael Hooker (Ed.), *Descartes*(Johns. Hopkins University Press, 1978), quoted in Beinfield & Korngold (Eds.), *Between Heaven and Earth; A Guide to Chinese Medicine* (Ballantine, Books, 1991), p. 17.
7) Fred Sommers, Dualism in Descartes: The Logical Ground, In Michael Hooker (Ed.), *Descartes*(Johns Hopkins University Press, 1979).
8) Barbara Ann Brennan, *Hands of Light*(Bantam Books, 1987), p. 22.
9) Ibid., p. 23.
10) Ibid, p. 25.
11) Fritjof Capra, *The Tao of Physics*(Fontant/Collins, 1975), p. 23.
12) Ashley Montagu, *Touching: The Human Significance of the Skin*(Harper & Row, 1971, 1997), p. 261.
13) Alexander Lowen, *The Betrayal of the Body*, pp. 2-3.
14) Novalis, quoted in Thomas Carlyle, *Miscellaneous Essays*, Vol Ⅱ.

2. 바디워크치료에서 질병의 의미

1) Ken Wilber, *Grace and Grit*(Gill & Macmillan, 1991), p. 40.
2) Caroline Myss, *Anatomy of the Spirit*(Bantam, 1997), p. 48.
3) Lesley Doyal, *What Makes Women Sick*(Macmillan Publishing Ltd., 1995), p. 73.
4) Dr. Christiane Northrup, *Women's Bodies Women's Wisdom*, Introduction
5) Ibid., p. 4.
6) Myss, op. cit., p. 47.
7) McTaggart, op. cit., p. xxviii.
8) Steven Levine, *Healing into Life and Death*(Gateway Books, 1989, 1996), p. 5.
9) Myss, op. cit., p. 57.
10) 예를 들면, 체약병리 혈액검사와 필수건강진료소(Essential Health Clinic)의 Schweitzer 교수의 작업을 들 수 있다. http:www.davidschweitzer.com
11) Bernie Segal, *Love, Medicine and Miracles*(Arrow Books, 1988), p. 69.
12) Wayne W. Dyer, *Manifest Your Destiny*(Thorsons, 1998), p. 57.
13) Ibid., p. 57.
14) Deepak Chopra, *The Seven Spiritaul Laws of Success*(Bantam Books, 1996), p. 70.

3. 바디워크치료와 접촉

1) Bernd Eiden, The Use of Touch in Psychotherapy, *Self and Society*, Vol. 26, No. 2(May 1998), pp. 3-8.
2) Kate Williams, *Recognising the Importance of Being Touched*(unpublished paper, May, 1998).
3) Ashley Montague, *Touching, The Human Significance of the Skin*(Harper & Row, 1971), p. 100.
4) M. D. S. Ainsworth, *Infancy in Uganda*(Johns Hopkins University Press, 1967), p. 451.
5) R. James de Boer, The Netsilik Eskimo and the Origin of Human Behaviour (1969), p. 8, in Ashley Montague, *Touching, The Human Significance of the Skin*, p. 297.
6) O. Schaeffer, When the Eskimo Comes to Town, *Nutrition Today*(November 1971), pp. 8-16, in *Touching, The Human Significance of the Skin*(Harper & Row, 1971).
7) Montague, op. cit., pp. 322-323.

4. 내게 필요한 바디워크 치료사 찾기

1) Tittany Field, Maria Hernandex-Reif, Sybil Hart, Olga Quintino, Levelle Dros, Tory Feld, Effects of sexual abuse are lessened by massage therapy, in *Journal of Bodywork and Movement Therapies*(January 1997).

제2부 바디워크치료의 여러 가지 기법

5. 마사지치료

1) Jane Alexander, *Supertherapies*(Bantam Books, 1996), p. 447.
2) 암관리에 보완치료를 이용하는 자선기구의 예를 들면 Cancer Care, North Lanc & South Lakeland Support & Information Service와 Wandsworth Cancer Support Center가 있다.
3) Mel Cash, *Sports and Remedical Massage Therapy*(Ebury Press, 1996). p. 59.
4) Patricia Dawis, *Aromatherapy A-Z*(CW Daniel Co. Ltd., 1988); Jane Dye, *Aromatherapy for Women and Children*(CW Daniel Co. Ltd., 1992).
5) Allison England, *Aromatherapy for Mother and Baby*(Vermillion, 1993).
6) E. Burns & C. Blamey, Soothing Scents in Childbirth, *International Journal of Aromatherapy, 6*, 24-8 (1994), in Stephen Fulder, *Handbook of Alternative and Complementary Medicine*(Vermilion, 1996), p. 228.

6. 수기요법과 가세교육

1) Hilary Dewey, Osteophathy, in *Part 2, A-Z of Conglementary Therapies in Medical Marriage*, p. 378. 힐러리 듀이는 정골요법사가 되기 전에 자격을 갖춘 간호사며 산파였다.
2) Kathy Webster Bates, Rolfing; Structural lntegration, in *Medical Marriage*, p. 461.
3) Rosemary Feitis, in *Bone, Breath and Gestures*, Don Hanson Johnson, Ed., (North Atlantic Books, 1995), p. 163. Ida Rolf의 Gravity: an Unexplored Factor in a More Human Use of Human Being, in Systematics, Vol. 1, No. 1. (June 1963)을 인용.
4) F. M. Alexander, Notes of lnstruction, in Edward Maisel, *Essential Writing of F. M. Alexander*.

7. 신체구역, 경락, 압점치료

1) Ted Kaptchuk, *Chinese Medicine; The Web That Has No Weaver*(Rider & Co., 1983), p. 2.
2) Beinfeld & Korngold (Eds.), *Between Heaven and Earth; A Guide to Chinese Medicine*(Ballantine Books, 1991), p. 17.
3) 기원전 2세기에 씌어진 의학 고전서 내경(Ne Jung)에서 발췌.
4) Ray Ridolfe & Susanne Franzen, *Shiatsu for Women*, p. 3.
5) Nicola Hall, *Reflexology for Women*(Thorsons, 1994), p. 62.
6) lbid., p. 67.
7) Dr. Stone, in *Supertherapies*, p. 286을 인용하면서 Jane Alexander가 씀.
8) Rosamund Webster, Polarity Therapy, in *Medical Marriage*, p. 392.
9) Maggie La Tourelle with Anthea Courtenay, *Principles of Kinesiology* (Thorsons, 1997), p. 5.
10) John Thie는 *Touch for Health*의 원저자다. Lori Forsyth는 Kinesiology, *Medical Marriage*, p.307에서 그의 글을 인용하였다.
11) Ibid., Forsyth, p. 307.
12) Ibid., forsyth, p. 312.

8. 초물리적 치료

1) 다양한 형태의 영적 치유에 관한 뛰어난 과학적 증거 자료들을 보려면 Dr. Daniel Benor, *Healing Research*(Helix Editions Ltd., Centrepoint, Chapel Square, Deddington, Oxfordshire, 1993)를 참조하라.
2) Anthea Courtenay, *Healing Now*(Dent & Sons Ltd., 1991), p. 1.
3) Barbara Ann Brennan, op. cit. 오라에 관한 추천서들은 이 책을 참조하였다.
4) Dolores Krieger, *Accepting Your Power to Heal*(Bear & Co. Publishing, 1993)의 책표지 안쪽에 인용된 *American Journal of Nursing*.
5) Jean Sayre Adams, 'Therapeutic Touch; Principles and Practice', in *Complementary Therapies in Medicine*(1993, 1), pp. 96-99.
6) Ibid., pp. 96-99.
7) Jane Alexander, *Supertherapies*, p. 328.
8) Theo Gimbel, *Healing with Colour*(Gaia Books Ltd., 1994), p. 20.
9) Ibid., p. 12.
10) Kate Williams는 마사지 요법사이자 치유사며 심리치료사다. 그녀는 The Rowan School of Healing and Personal Development의 공동교장이다.
11) Olivea Dewhurst-Maddock, *Healing with Sound*, p. 11.
12) Lawrence Buchan, 'Sound Therapy', in *Medical Marriage*, p. 482.
13) Dewhurst-Maddock, op. cit., p. 13.

14) Babara Ann Brennan, op. cit., p. 241.
15) Fabien Maman, *Technique of Pure Sound: Healing, Mind, Body and Spirit* (Caduceus, 1988, 5) pp. 5-6.
16) Lawrence Buchan, 'Sound therapy', in *Medical Marriage*, p. 486.

9. 신체심리치료와 재탄생 및 최면요법

1) Stanley Kelemen, *Your Body Speaks Its Mind*(Center Press), p. 13.
2) Chiron Centre web site. http://www.chiron.org
3) Bernd Eiden, Reich's Legacy, in *Counselling News - the voice of counselling training*(January 1999).
4) Richard Hoff, *Overview of Reichian Therapy*, p.338 in Berkeley Holistic Health Center, *The New Holistic Health Handbook*(The Stephen Green Press, 1985).
5) Elaine Stillerman, *The Encyclopaedia of Bodywork*, p. 35.
6) Stillerman, Ibid., p. 106.
7) Gill Westland, in *Complementary Therapies in Nursery and Midwifery*.
8) Westland, Ibid.
9) Frederich S. Perls, *In and Out the Garbage Pail*(Real People Press, 1966).
10) Jennifer MacKewn, Modern Gestalt-an Integrative and Ethical Approach to Counselling and Psychotherapy, *Counselling*(May 1994).
11) Sheila Ernst & Lucy Goodison, *In Our Own Hands*, p. 59.
12) John O. Stevens, *Awareness*, p. 83.
13) Michael Sky, *Breathing: Expanding your Power and Energy*, p. 126.
14) Bernadette Riley, 'Breathing', in *Cahoots*, Issue 57.
15) Gunnel Minnet, *Breath and Spirit*, p. 20.
16) Anna Bondizio, 'Rebirthing', *Medical Marriage*, p. 433. 또 '3. 바디워크치료와 접촉' 참조.
17) Stephen Fulder, *The Handbook of Alternative and Complementary Medicine*, p. 211.
18) R. Asher, 'Respectable Hypnosis', *British Medical Association Journal*, 1, 309-13(1956).

10. 에너지 운동체계

1) Lucy Lidell, Narayani, & Giris Rainovitch, *The Book of Yoga*(Ebury Press, 1983), p. 15.
2) TKV Desikachar, *Patanjali's Yogasutras*, Ch. 1, Yogasutras, Sutra No. 2.

3) Ibid., ch. 2, Sutra 29.
4) Lucy Lidell et al., *The Book of Yoga.*
5) Elaine Stillerman, *The Encyclopedia of Bodywork* 3종, p. 229.
6) Lynne Robinson & Gordon Thomas, *Body Control, The Pilates Way*, p. 11.
7) Ibid., p. 12.
8) Barbara Barnes, *Positive Living Magazine*, Issue 23. (1997).
9) Chantal Kickz, 'Feldenkrais Method', *Medical Marriage*, p. 233.
10) Neshama Franklin, *The New Holistic Health Handbook*, p. 333.
11) Rosa Shreeves, *Imaginary Dances*(Wardlock Educational Co. Ltd., 1998). Rosa는 무용가이며 치료사로서 움직임과 창조적인 예술이 갖는 자가치유와 표현의 힘을 신봉하였다.
12) Katya Bloom과 Rosa Shreeves, *Moves*(Harwood Acadenic Publishers, 1998)의 서론. 이 책을 통해 신체자각과 창조적 움직임에 관한 아이디어를 얻을 수 있다.
13) Ibid.
14) Anita Green, 'Dancing Towards Health', *Nursing Times*(Sept. 13, Vol. 85), No. 37(1989).

II. 수렴치료

1) 마리온 로젠은 Elaino Loomis Mayland, *The Rosen Method*(1984), p. 13에서 인용하였다.
2) Elaine Lomis Mayland, op. cit., p. 15.
3) Ibid., p. 16.
4) Paul Cohen, Zero Balancing, *Positive Health*(July 1988).
5) Jane Alexander, *Daily Mail*, 27, 1, 96.
6) Deane Juhan은 트레거 시술사며 교사로 *Job's Body: Handbook for Bodywork*를 저술하였다.
7) Gaston Saint-Pierre & Debbie Boater, *The Metamorphic Technique*, p. 16.
8) Guy Gladstone, Pulsing-Massage in Motion: Energy and Character, *The Journal of Biosynthesis*, Vol. 16, No. 2(August 1985).
9) Ashley Montagu, op. cit., p. 128.

참고문헌

Alexander, J. (1996). Supertherapies; New Ways to Rejuvenate Body. *Mind and Spirit*. London: Bantam Books.

Angelo, J. (1995). *Your Healing Power; A Comprehensive Guide to Channelling Your Healing Energies*. London: Piatkus.

Bass, E., & Davis, L. (1990). *The Courage to Heal; A Guide for Women Survivors of Child Sexual Abuse*. New York: Harper & Row Publishers(1988); London: Mandarin(1990).

Beinfield, & Korngold (1991). *Between Heaven and Earth; A Guide to Chinese Medicine*. New York: Ballantine Books.

Benor, D. (1993). *Healing Research; Holistic Energy Medicine and Spirituality*. Deddington, Oxfordshire. Helix Editions Ltd.

Bloom, K., & Shreeves, R. (1998). *Moves; A Sourcebook of Ideas for Body Awareness, and Creative Movement*. UK: Harwood Academic Publishers.

Boyne, G. (1989). *Transforming Therapy; A New Aproach to Hypnotherapy*. Glendale, CA: Westwood Publishing Co. Inc.

Brennan, B. A. (1987). *Hands of Light; A Guide to Healing Through the Human Energy Field*. USA and Canada: Bantam Books.

Brooke, E. (1992). *Women Healers Through History*. Lodon: The Women's Press.

Brown, C. (1998). *Optimum Healing; A Life-Changing Approach to Achieving Good Health*. London: Rider.

Brown, L. (1999). *Alternative Medicine; Teach Yourself Books*. London: Hodder & Stoughton.

Cameron, E., & Callen, K. (1993). *Cosmopolitan; One-to-one Massage; Expert Techniques to Relax and Stimulate*. London: Ebury Press.

Cant, S., & Sharma, U. (Eds). (1996). *Complementary and Alternative Medicines; Knowledge in Practice*. London and New York: Free Association Books Ltd.

Cash, M. (1996). *Sports and Remedial Massage Therapy*. London: Ebury Press.

Chopra, D. (1989). *Quantum Healing; Exploring the Frontiers of Mind/Body Medicine*. New York & Toronto: Bantam Books.

Courtenay, A. (1991). *Healing Now*. London: Dent & Sons Ltd.(out of pirint).

Davies, B., & Jones, H. (1999). *Total Well-Being; The Whole Treatment for the Whole You*. London: Hodder & Stoughton.

Davies, B. (1998). *Rainbow Journey; Seven Steps to Self Healing*. London: Hodder & Stoughton.

Davis, P. (1988). *Aromatherapy; An A-Z*. Saffron Walden, England: CW Daniel Co. Ltd.

Dewhurst-Maddock, O. (1997). *Healing with Sound, Gaia Books Limited*. London.

Doyal, L. (1995). *What Makes Women Sick; Gender and the Political Economy of Health*. London: Macmillan Publishing Ltd.

Dye, J. (1992). *Aromatherapy for Women and Children*. Saffron Walden, England: CW Daniel Co. Ltd.

Elman, D. (1970). *Hypnotherapy*. Glendale, CA: Westwood Publishing Co. Inc.

Ernst, S., & Goodison, L. (1985). *In Our Own Hands; A Book of Self-*

Help Therapy. London: The Women's Press.

Featherstone, C., & Forsyth, L. (1997). *Medical Marriage; The New Partnership between Orthodox and Complementary Medicine*. Scotland: Findhorn Press.

Ferguson, M. (1982). *The Aquarian Conspiracy*. London: Granada Publishing Ltd.

Fulder, S. (1996). *The Handbook of Alternative and Complementary Medicine; The Essential Health Companion*, London: Vermilion.

Gerber, R. M. D. (1988). *Vibrational Medicine; New Choices for Healing Ourselves*. Sante Fe, New Mexico: Bear & Company.

Gienger, M. (1988). *Crystal Power, Crystal Heading*. London: The Complete Handbook, Blandford.

Gimbel, T. (1994). *Healing with Colour*. London: Gaia Books Limited.

Hall, N. (1994). *Reflexology for Women; Restore Harmony and Balance Through Precise Massaging Techniques*. London: Thorsons.

Jones, H. (1998). *What's The Alternative?; Everything You Need to Know about Complementary Therapy*. London: Hodder & Stoughton.

Kaptchuk, T. J. (1983). *Chinese Medicine; The Web That Has No Weaver*. Rider & Co.

Keleman, S. (1981). *Your Body Speaks Its Mind*. CA: Center Press, Berkeley.

Keleman, S. (1985). *Emotional Anatomy*. CA: Center Press, Berkeley.

Keleman, S. (1994). *Love*. CA: Center Press, Berkeley.

Kenton, L. (1995). *Passage to Power; Natural Menopause Revolution*, London: Ebury Press.

Krieger, D. (1993). *Accepting Your Power to Heal; The Personal Practice of Therapeutic Touch*. Sante Fe, New Mexico: Bear & Comany.

Levine, S. (1997). *Healing Into Life and Death*. England: Gateway Books, Bath.

Lidell, L. (1984). *The Book of Massage; The Complete Step-to-Step Guide to Eastern and Western Techniques*. London: Ebury Press.

Maggie La Tourelle with Anthea Courtenay (1997). *Principles of Kinesiology; The Only Introduction You'll Ever Need*. London: Thorsons.

Mallon, B. (1999). *Creative Visualization with Colour; Healing Your Life with the Power of Colour*. Shaftesbury: Element.

McTaggart, L. (1996). *What Doctors Don's Tell You; The Truth about the Dangers of Modern Medicine*, London: Thorsons.

Milton Trager with Cathy Hammond. (1987, 1995). *Movement as a Way to Agelessness; A Guide to Trager Mentastics*. Station Hill Press.

Minett, G. (1994). *Breath and Spirit; Rebirthing as a Healing Technique*, London: The Aquarian Press.

Montagu, A. (1997). *Touching; The Human Significance of the Skin*. New York: Harper & Row.

Morningstar, J. (1994). *Breathing in Light and Love; Your Call to Breath and Body Mastery*. US: Transformations Incorporated.

Myss, C. (1996). *Anatomy of the Spirit; The Seven Stages of Power and Heading*. London: Bantam Books.

Northrup, C. (1995). *Women's Bodies Women's Wisdom; The Complete Guide to Women's Health and Wellbeing*. London: Piatkus.

Perls, F. S. (1996). *In and Out of the Garbage Pail!*. Real People Press.

Ridolfe, R., & Franzen, S. (1996). *Shiatsu for Women*. London: Thorsons.

Robinson, L., & Thomson, G. (1997). *Body Control; The Pilates Way*. London: Boxtree.

Rutter, P. (1990). *Sex in the Forbidden Zone; When Men in Power-Therapists, Doctors, Clergy, Teachers and Others-Betray Women's Trust*. London: Mandala Unwin Paperbacks.

Saint-Pierre, G., & Boater, D. (1985). *The Metamorphic Technique, Principles and Practice*. Shaftesbury, England: Element Books Ltd.

Simpson, L. (1997). *The Book of Crystal Healing*. London: Gaia Books Limited.

Sky, M. (1990). *Breathing; Expanding your Power and Energy*. Santa Fe, New Mexico: Bear and Co.

Stein, D. (1996). *Essential Reiki; A Complete Guide to an Ancient Healing Art*. The Freedom, CA: Crossing Press Inc.

Stevens, J. O. (1989). *Awareness; Exploring, Experimenting, Experiencing*. Moab, Utah, US: Real People Press(1971); London: Eden Grove Editions.

Stewart, M., & Stewart, A. (1997). *Every Woman's Health Guide; The Women's Nutritional Advisory Service Handbook for Drug-Free Health*. London: Headline.

Stillerman, E. (1996). *The Encyclopaedia of Bodywork; From Acupressure to Zone Therapy*. New York: Facts on File, Inc.

Tebbetts, C. (1985). *Miracles on Demand; The Radical Short-Term Hypnotherapy*. The Hypnotism Training Institute of Washington, Edmonds, WA.

The Boston Women's Health Book Collective (1999). *Our Bodies, Ourselves for the New Century*. Touchstone.

Tse, M. (1995). *Qigong for Health and Vitality*. London: Piatkus Books.

Walker, P. (1995). *Baby Massage; A Practical Guide to Massaging and Movement for Babies and Infants*. London: Piatkus.

West, O. (1983). *The Magic of Massage; A New and Holistic Approach*. London: Century Publishing.

White, R. (1993). *Working with Your Chakras*. London: Piatkus.

Wilber, K. (1991). *Grace and Grit; Spirituality and Healing in the Life and Death of Treya Killam Wilber*. Boston, US: Gill & Macmillan.

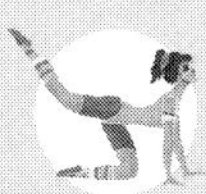

부 록

1. 현대의학과 대체보완의학의 비교
2. 신체치료에 관한 용어해설

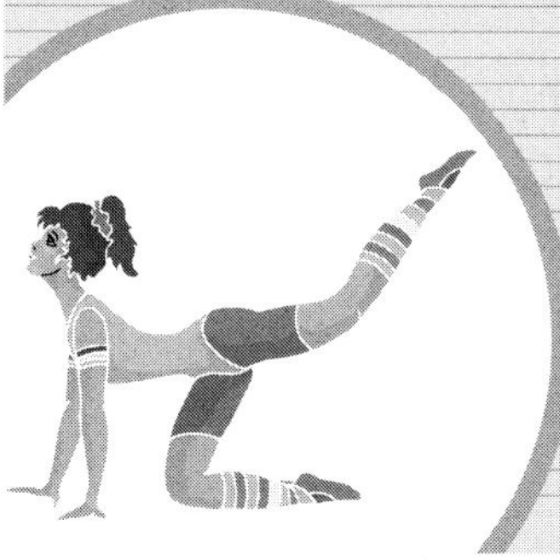

부록 1

현대의학과 대체보완의학의 비교

여기에서는 현대의학과 대체보완의학(Complementary and Alternative Medicine: CAM)을 세부적으로 비교하였다. 이러한 비교를 통해 의사와 환자 간의 직업적 관계에 대한 이론 모형과 철학, 의식, 행동 등에서 앞으로 필요하다고 생각되는 변화에 대한 이해를 돕고자 하였다. 이미 변화가 일고 있는데도 이 두 종류의 접근법 사이에는 여전히 균열이 있으며, 일반인들은 의료제도 밖에 있는 도움과 정보의 혜택을 제대로 받지 못하고 있다.

이러한 점들은 두 접근법 간의 차이를 부각시키기 위해 어느 정도 극단화된 것이다. 현대의학계는 점점 전일적 접근의 영향을 크게 받고 있다. 반면에 대체보완의학 치료사들은 의료모형에 있어 자신의 조건화에 의해 상당한 영향을 받으며, 자신들이 환자나 고객보다 더 잘 알고 있는 것처럼 행동한다.

철 학 현대의학에서는 신체를 부위별로 나누어 세부적으로 접근한다. 지식과 연구의 초점이 점점 더 제한되고 있으며 개별 사례에서도 마찬가지다. 대체보완의학에서는 인간 전체를 대상으로 한다. 신체의 각 부위를 가능한 한 많이 통합하고, 환자나 고객의 정서, 정신 그리고 영적인 삶을 통합한다. 따라서 최고의 건강을 성취하는 데 초점을 둔다.

신 념 현대의학과 과학에서는 일반적으로 모든 것이 설명 가능하다고 믿는다. 반면, 대체보완의학에서는 이해를 추구하면서도 불가사의를 허용하고 이를 인간 경험의 일부로 파악한다.

강조점 현대의학에서는 효율성을 강조하며, 이를 위해 제도화된 체계를 만들고 개인을 통제한다. 물론 관심을 요구하는 환자 수가 많은 것이 일부 원인이기도 하다. 이에 비해 대체보완의학에서는 인간의 가치를 강조하며 치료의 수혜자가 되는 것이 어떤 느낌인지를 강조한다. 이러한 점에서는 대체보완의학이 1차 의료보호체계가 아닌 제한된 사적인 차원에서 이용되고 있는 현실이 도움이 된다. 치료사들이 하루에 소수의 환자나 고객만을 돌보면서 그들과 더 많은 시간을 나눌 수 있기 때문이다.

몸을 보는 시각 현대의학에서는 몸을 손질이 잘 되어 있거나 수리가 필요한 하나의 기계처럼 간주한다. 반면에 대체보완의학에서는 몸을 사회적이고 문화적인 맥락을 가진 하나의 역동적인 체계로 본다. 즉, 몸은 역동적인 에너지장으로 구성된 유기적 · 지적 · 자기 치유적인 하나의 완전한 상태다.

질병이나 장애를 보는 시각 현대의학에서는 질병이나 장애를 하나의 물질 혹은 실체로 본다. 하지만 대체보완의학에서는 질병이나 장애를 특정한 목적과 의미를 나타내는 한 과정으로 간주한다.

치료나 도움의 초점 현대의학은 증상을 치료하는 데 초점을 두어 이를 전적으로 부정적인 것, 어떤 대가를 치르더라도 반드시 없애야 하는 것으로 본다. 일차적인 치료로는 대증요법 약물이나 수술 혹은 두 가지 모두를 함께 실시한다. 대체보완의학에서는 전체성의 유형을 파악하는 데 초점을 두며, 충돌이나 부조화를 드러내는 정보로 증상을 간주한다. 또 증상은 내외적인 고통에 대한 몸의 반응이며, 종종 스스로 치유를 시도하는 몸의 반응이라고 생각한다. 기술을 최소한으로 사용하고 가능한 한 비공격적인 방법을 이용한다.

자료 이용 현대의학은 일차적으로 도표, 검사, 기간 등과 같은 양적인 정보를 신뢰하며 점점 더 기술에 의존하고 있다. 몸을 통해 옳고 신뢰할 만한 정보를 얻어 내는 데 강조점을 둔다. 그러나 대체보완의학에서는 일차적으로 환자나 고객의 주관적인 기술과 전문가의 직관을 포함한 양적인 정보를 신뢰한다. 양적인 자료는 유용한 보조자료로 활용된다. 어떻게 환자의 말을 경청하는지 배우고, 새로운 개념에 마음을 열고 평가하는 데 강조점을 둔다.

마음의 역할 현대의학에서 몸과 마음은 분리되어 있고 마음은 유기체의 질병에서 부수적인 요인이다. 그러나 대체보완의학에서 마음은 질병의 원인과 회복에 일차적이거나 몸과 같은 수준의 비중이 있다. 정신신체 증상이 중요시 된다.

위약효과 현대의학에서 위약효과는 암시의 힘으로 설명되는 반면에 대체보완의학에서는 마음의 역할이 어떻게 질병 혹은 치유와 통합되어 있는지를 보여 주는 것으로 파악한다.

건강관리 종사자와 환자 및 고객의 관계 현대의학에서 전문가는 상당한 정도의 권력을 가지고 있어 환자는 의료진에게 완전히 의존한다. 둘의 관계에서 일반적으로 의사가 최종적인 진단을 하고 권위를 갖는다. 대체보완의학에서 전문가는 환자나 고객의 자가치유와 자율권을 지지하고 고무하는 치료적인 동반자여야 한다.

건강관리 종사자에게 요구되는 것　현대의학에서 건강관리 종사자는 정서적으로 중립적이어야 하며, 환자에게 일어나는 것과는 동떨어진 초연한 전문가다. 이들은 종종 과도하게 일을 하기 때문에 환자와 함께 할 시간이 없다. 또한 고통과 통증을 다룰 때 느낄 수 있는 정서적인 반응을 처리하거나 완화할 필요성도 인정하지 않는다. 대체보완의학에서 건강관리 종사자는 일어나는 일의 일부며, 자신의 존재가 치유의 한 부분이다. 따라서 치료에 중요한 영향을 미친다는 사실을 알고 있다. 또 전문가로서 건강관리 종사자 자신의 욕구를 인정한다.

전문가의 참석　현대의학에서는 반드시 의료 전문가가 직접 환자를 보아야 하지만, 원격치유와 래디오닉스와 같은 일부 대체보완의학에서는 멀리서도 환자나 고객이 도움을 구할 수 있다.

예 방　현재 식이요법이나 운동, 금연 등이 크게 강조되고 있는데도 현대의학에서 예방은 여전히 부수적인 역할을 한다. 그러나 대체보완의학에서 예방은 전일성과 같은 뜻으로 휴식, 운동, 금연뿐 아니라 노동 유형과 인간관계 혹은 개인적인 목표까지도 그 대상에 포함한다. 비타민이나 보조식품의 복용 그리고 일반적인 영양공급이 훨씬 더 많이 포함된다. 현대의학과 치과학에서 필수적이고 안전하다고 생각되는 의료행위가 대체보완의학에서는 심각하게 논란이 될 수 있다. 그 예로 면역성의 장단기적 위험, 치과에서 충치치료의 충전물인 아말감에서 나오는 수은중독의 유해성 등이 있다. 덧붙여 지역 및 세계적인 환경문제가 대체보완의학 건강관리의 한 부분으로 고려되고 있다.

죽 음 현대의학에서는 죽음을 끝으로 간주한다. 그러나 대체보완의학에서는 삶의 한 과정으로 간주하므로, 죽음이 불가피한 경우 환자나 고객들은 이런 식의 사고전환을 통해 기운을 얻을 수 있다.

부록 2

신체치료에 관한 용어해설

인지학 의료(Anthroposophical medicine) 이는 환생이 존재한다고 믿었던 오스트리아의 과학자며 철학자인 루돌프 슈타이너(Rudolph Steiner)의 작업에 기초하고 있다. 인지학 의료의 치료사들은 의료적으로 자격을 갖춘 사람들인 동시에 인간을 육체, 자아 혹은 자기, 에테르와 아스트랄로 알려진 정묘체의 네 가지 특징적인 측면을 가진 존재로 파악한다.

미술치료 미술도구를 사용하여 자기를 탐험하는 방법이다. 말로 하기 어려운 표현을 발견하는 데 아주 효과적이다.

아유르베딕의학(Ayurvedic medicine) 인도에서 수천 년간 사용된 치유의 한 형태로 약초치료, 마사지치료, 식이요법을 의술 및 약물치료에 접목시키고 있다. 이는 하나의 생활방식이라고 할 수 있는데, 인도에서는 주된 의학의 한 형태로 자리 잡고 있다. 정통 현대 의사들과 아유르베딕 물리사들 그리고 동종요법 작업이 나란히 함께 공존한다.

베이츠요법(Bates method) 시력과 인지를 향상시키고 시력을 보살피는 연습과 기술을 사용하는 전일적 접근법이다.

바이오단자(Biodanza) 일종의 무용치료로, '바이오스(bios)'는 생명을, '단자(danza)'는 의미로 가득찬 통합된 움직임을 뜻한다. 결론적으로 바이오단자는 '삶의 춤'을 의미한다. 동작훈련과 치료 과정을 통해 새로운 의사소통 방법을 발견하고 스스로를 표현할 수 있도록 돕는다. 바이오단자체계는 1960년대 롤란도 토로 아라네다(Rolando Toro Araneda)에 의해 만들어졌다. 그는 칠레 산티아고 가톨릭 대학의 심리학과 의료인지학 강사였다. 1991년 캐롤라인 추르바(Caroline Churba)의 도움을 받은 영국 심리치료사 패트리샤 마르텔로(Patricia Martello)가 이를 영국에 도입하였다.

바이오피드백(Biofeedback) 민감한 전자기구를 사용하여 자동적인(비자발적인) 생리적 과정을 감시하는 방법이다. 육체적인 기능과 반응에 주의하도록 사람들을 훈련하여 이를 통제하는 방법을 터득하게 한다.

생체자기치료(Biomagnetic therapy) 작은 자석을 경락에 놓고 에너지 흐름을 재조절하여 균형 있게 만드는 방법이다.

생통합(Biosynthesis) 심리치료의 일종으로 데이비드 보아델라(David Boadella)라는 심리치료사에 의해 개척되었다. 이는 라이히의 생체치료(vegetotherapy)를 발전시킨 것이다. 또한 생체에너지학과 생체역학 심리치료, 라반(Laban) 무용치료, 스탠리 켈리먼(Stanley Keleman)의 신체정서치료, 심리학자 프랭크 레이크(Frank Lake)의 작업 그리고 정묘해부학 치유사인 로버트 무어(Robert Moore)의 작업에 영향을 받았다.

신체조화치료(Body harmony) 신체조화치료는 비공격적인 방법으로 종종 '접촉에 귀기울이기'라고 언급된다. 다른 신체치료들과 마찬가지로 우리의 존재를 모양짓는 기억과 삶에 작용하여 삶을 만들어 내는 방법이 우리 몸의 조직에 저장된다는 개념에 기초하고 있다. 이는 강력하고 유쾌한 치료며, 자신에 관한 한 고객 각자가 전문가라고 가정한다. 치료사는 접근 가능한 모든 감각에 열중하는데, 종종 손을 이용하며 고객의 몸이 원하거나 나타내는 지시에 따른다. 관절염, 중독, 우울증 같은 상태를 영구적으로 이완하는 데 도움이 된다. 또한 임신, 출산과정과 산후에 탁월한 효과가 있다.

부테코요법(Buteko method) 러시아 과학자인 K. P. 부테코(K. P. Buteko) 교수는 20세기 초반에 역기능적인 호흡이 일종의 질병을 유발한다는 사실을 발견하였다. 그의 방법은 호흡 형태를 재훈련하여 혈액과 조직 속의 산소를 증가시키는 것이다. 1994년 호주에서 실시된 조사에서 천식환자들에게 이 방법이 상당한 도움이 된다는 사실이 밝혀졌다.

핵심 에너지 요법(Core energetics) 라이히의 제자였던 존 피에라코스(John Pierrakos)가 아내 에바와 함께 만든 방법이다. 이는 핵심에 도달하기 위해 개인의 방어체계를 관통하여 변형시키는 방법이다. 이때 핵심이란 사랑이 표현의 중심이 되는 높은 삶의 질을 나타내는 의식 수준이다. 이 핵심은 '사랑의 자리'라고 부른다. 몸을 심층적으로 다루고 고객이 인생에서 자신의 주요 임무를 발견하여 운명을 만족시킬 수 있도록 의식을 확장한다.

꿈치료 모든 형태의 심리치료가 실제 꿈을 이용하여 작업하는 방법을 제시한다. 꿈은 상징적인 것으로 꿈을 다루는 몇 가지 방법이 있다. 먼저 전통적인 심리분석 접근에서는 꿈을 회고적인 것으로 간주한다. 즉, 꿈에 나타나는 것들은 검열되고 왜곡된 방식이기는 해도 무의식에서 올라오는 것을 표현한다. 다음으로 현재에 관한 것으로 꿈을 파악하는 방법이 있다. 예를 들어, 게슈탈트 치료사들은 고객이 차례로 꿈속에 나타난 주요한 소재나 사람이 되어서 각각에게 말을 걸고 하고 싶은 말을 하도록 유도한다. 이러한 작업은 꿈이 어떻게 자기 속에 있는 각기 다른 심리들 간의 관계를 상징하는지 고객이 파악하도록 돕는다. 한편꿈을 미래에 대한 것으로 보는 방법도 있다. 이는 융식 접근으로 꿈을 온전한 자기로 향하는 인생 여정을 나타내는 것으로 본다. 즉, 꿈은 인생에서 우리의 열망과 방향을 나타낸다. 춤·동작치료에서도 꿈에서 나타나는 하나의 특정한 질, 분위기, 행동이나 되풀이되는 영상을 다룬다. 다른 접근법들과 함께 좀 더 직접적으로 동작을 통해 꿈꾸는 듯한 감각 속으로 들어가서 갇혀 있는 꿈에 순간적으로 접근하는 방법도 있다.

자신의 꿈을 그대로 글로 묘사하거나 친구에게 이야기함으로써 내면에 대한 통찰을 얻을 수 있다. 종종 꿈에 주의를 기울임으로써 문제를 해결할 수 있는데, 꿈을 순간적으로 놓치지 않기 위해서는 침대 옆에 종이와 연필이나 녹음기를 준비해 두는 것이 좋다.

에너지 통합 잭 페인터(Jack Painter)와 빌헬름 파펠리어즈(Wilhelm Poppeliers)가 라이히식 작업을 혁신적으로 발전시킨 방법이다. 이는 생체에너지 분석이나 핵심 에너지 요법, 게슈탈트 과정, 충격치유와 같은 현대적인 치료법뿐 아니라 라이히의 선구적인 작업에 뿌리를 두고 있다. 광범위한 영역의 마음과 몸 중심적인 접근법들을 취하는데, 신체지각하기, 호흡하기와 충전 및 방출의 순환, 표현적인 동작, 게슈탈트 연기, 몸-마음 표식론, 성격분석 과정 등을 포함한다. 이는 개인 혹은 사람 간의 에너지 과정 모두에 초점을 맞춘다.

부력치료 밀폐된 물통 속에 들어가 외부의 자극에서 몸과 마음을 분리하는 방법이다. 물통 속에 물과 함께 미네랄과 소금을 넣어 몸이 쉽게 뜰 수 있도록 한다. 물은 체온 정도로 유지한다. 이를 통해 깊은 이완을 경험할 수 있으며, 한 시간 동안 부력치료를 지속하면 6시간 수면과 같은 효과가 있다고 한다.

꽃 추출액 치료 수많은 꽃 추출액 치료체계가 있다. 가장 잘 알려진 것으로는 바하꽃치료와 오스트레일리안 덤불꽃 추출액 치료가 있다. 치료약은 야생식물과 덤불 및 나무의 꽃에서 추출하는데, 이는 진동을 통해 작동한다. 예를 들어, 각각의 꽃 추출액은 그 꽃 특유의 균형 잡힌 진동 형태를 구현하는데, 이는 인간 내에 있는 특정한 에너지 형태에 공명하고 조율한다. 추출액은 고양된 자각과 능력을 자극하여 창조적이고 긍정적이며 건강한 생활방식을 가지도록 제한된 태도, 정서, 행동을 전환한다.

지-조 지압법(G-jo acupressure) 가장 단순한 형태의 지압법은 갖가지 흔한 병에서 즉각적인 이완을 얻기 위해 사용한다. 중국에서는 지압이 '응급처치'에 해당한다. 고대 중국에서는 전쟁에서 부상당한 군사들을 치료하기 위해 사용되었다. 지압법에는 특정한 부위에 행해지는 깊고 자극적인 마사지가 포함되어 같은 지점에 양쪽으로 침을 놓는다. 116개의 지-조 지압점이 있는데, 주로 강조되는 것은 손과 발에 가까운 여섯 개 지점이다.

치유도(Healing Tao) 개인의 에너지 운영에 대한 철학체계는 고대 중국철학에 기반을 두고 있다. 여기에는 다양한 도교적 명상과 에너지 훈련을 포함한다. 이들은 몸을 통해 기 순환을 증가시키고, 자연에서 기를 끌어당기고, 신체기관에 있는 기를 깨끗이 하고 향상시킨다.

헬러요법(Hellerwork) 전 롤프연구소 대표인 조셉 헬러(Joseph Heller)는 우주공학자였는데, 생체구조적인 스트레스를 경험하고 이해한 사람이었다. 그는 다른 선구적인 치료사들과 함께 작업하면서 생체에너지치유와 게슈탈트치료를 공부하였고, 1972년에 롤핑 시술사가 되었으며, 1978년에 헬러요법을 창안하였다.

헬러요법은 인생의 문제와 자연적인 신체 배열을 연결하고, 내면의 자연적인 신체 균형이 몸 밖에서 어떻게 복원되는지를 보여 준다. 몸은 존재의 홀로그램으로 간주한다. 예를 들어, 얼굴 전체를 나타내는 홀로그램에서 귀를 잘라내어 레이저 광선 속에 있는 귀의 영상에 갖다 놓으면, 이것은 귀 모양이 아니라 결국에는 작은 귀 크기의 얼굴 모양이 된다. 하나의 홀로그램 조각이 전체 홀로그램 영상을 반영하는 것과 마찬가지로 신체의 어떤 부분이라도 신체적 · 정신적 · 정서적 · 영적인 존재 전체의 조건을 반영한다. 이런 식으로 몸을 탐구함으로써 한 사람의 심리와 역사를 읽어 낼 수 있다.

홀로트로픽 호흡법(Holotrophic breathwork) 홀로트로픽 호흡법은 1976년 자아초월 심리학 선구자인 스타니슬라브(Stanislav)와 크리스티나 그로프(Christina Grof)에 의해 개발되었다. 그리스어로 '홀로스(holos)'는 '전체' 혹은 '완전한'이라는 의미이고 '트리핀(trepein)'은 '그 방향으로 움직이는 것'을 의미한다. 따라서 홀로트로픽이란 용어는 '전체를 향해 움직이는 것'으로 해석된다. 이는 특수한 의식상태에서 신체와 심리의 자발적인 치유 잠재력을 동원하는 강력한 접근법이다. 이런 상태는 호흡기술, 음악과 에너지 이완 신체작업을 통해 만들어진다. 이 작업은 개별적으로도 집단적으로도 진행할 수 있다. 또한 모든 단계의 인간 경험에 접근하며, 출생 이후 일생을 통해 해결되지 않은 문제들과 심리적 죽음이나 재탄생과 같은 자아 초월적 현상을 포함한다.

동종요법 동종요법은 신체의 자가치유력을 자극함으로써 이루어진다. 1796년 독일 의사인 사무엘 하네만(Samuel Hahnemann)은 질병을 치유하는 다른 접근법을 발견하였는데, 이를 그리스어로 '유사한 통증'을 의미하는 동종요법이라고 불렀다. 그보다 2,000년 앞섰던 히포크라테스와 마찬가지로 그는 질병을 치료하는 데에는 두 가지 방법이 있다는 것을 깨달았다. 예를 들어, 불면증의 경우 현대 서구의학적 방법이나 대증요법은 반대적인 처치법으로 약물을 처방하여 인위적으로 수면을 유도한다. 이러한 방법은 종종 과다하거나 정기적인 약물복용으로 인한 부작용이나 중독을 일으킬 수 있다. 반면에 동종요법은 유사성을 이용하는 방식으로 많이 섭취하면 건강한 사람의 수면을 방해하는 커피와 같은 소량의 약물을 환자에게 준다. 이는 환자가 자연스럽게 잠들게 한다. 동종요법은 부작용을 일으키지 않고 중독될 우려도 없다. 아주 소량의 활성 성분만을 특별히 준비된 형태로 사용하기 때문이다. 또한 동종요법은 개인의 신체뿐 아니라 정서적인 특성까지 고려한다.

동종요법은 약물처방과 예방접종을 대신할 수 있는 아주 중요한 대안이다. 이는 성인과 어린이 혹은 동물에게서 나타나는, 어느 정도 가능한 질병치료에도 사용할 수 있다. 또한 급성적 · 만성적 신체장애뿐 아니라 정서적인 문제에도 많은 도움이 되는데, 이를 모르는 사람이 많다. 만약 정서적으로 우울한 경우라면 동종요법과 상담 혹은 심리치료를 결합함으로써 원하는 도움을 얻을 수 있다. 동종요법은 어린이, 아기 그리고 일반적으로 약물복용을 권장하지 않는 임신 중인 여성에게도 그 효과가 뛰어나다.

후나 바디워크(Huna bodywork) 후나사상은 태평양에 있는 많은 섬 문화(하와이, 타히티, 뉴질랜드의 마오리 문화)의 공통적인 세계관에서 생겨났다. 여기서 개인은 세계와 관계 속에 밀접하게 연결되어 있고, 그 각각의 연결은 모두 두 가지 방식으로 영향을 미친다고 본다. 즉, 다른 사람과 자연세계 속에서 사람은 그들 주위에서 진행하고 있는 것들에 영향을 받을 뿐 아니라 그들 자신의 내외적인 행동을 통해 영향을 미치기도 한다. 예를 들어, 어떤 것을 생각하거나 이름을 붙여 줌으로써 우리는 그것에 힘을 주고 창조에 일조하는 것이다. 따라서 자신과 다른 사람의 안녕을 극대화하기 위해 자신의 사고, 느낌, 행동에 대한 개별적인 책임이 강조된다. 후나 바디워크는 각 개인이 의식적 · 무의식적으로 높은 수준의 자아를 가지고 있으며, 자신의 이러한 측면을 사용하는 법을 배워 개인적이고 사회적인 성장과 변화를 성취할 수 있다고 가정한다. 후나 바디워크는 고대의 입문의례로 신전에서 실시한 신성한 바디워크에서 유래하였다. 이는 율동적으로 유발되는 몽환상태를 다루는데, 확장된 신체의식과 연결의 경험을 성취한다. 펄싱은 이러한 율동적인 신체와 의식 확장에서 유래한 현대적인 파생물이다.

수치료법(Hydrotherapy) 고체, 액체, 기체상태의 물을 사용하여 부상이나 충격 및 질병을 치료하는 방법이다. 물의 온도에 따라 생리적인 반응이 변화한다. 수치료법은 가장 오래된 형태의 치유방법 중 하나로 이미 기원전 5세기에 히포크라테스가 사용한 방법이다. 바빌로니아, 크레타, 이집트, 로마 그리고 페르시아 사람들은 욕조를 사용하였다. 아메리카 원주민들은 질병을 치료하기 위해 일종의 젖은 천막집에서 증기를 사용한 다음 차가운 물속으로 뛰어들었다. 예를 들어, 오늘날 뜨거운 목욕은 관절염과 류머티즘과 통풍에 효과가 있으며, 단시간의 차가운 목욕은 붓기와 통증을 감소시키고 피로를 푸는 데 도움이 된다. 수증기와 증기목욕은 몸속의 독소가 피부와 폐 및 신장을 통해 제거되도록 돕는다. 또한 결장 수치료법은 수천 년간 사용되어 온 치료법으로 살균한 따뜻한 물을 결장으로 투입하여 수년간 쌓여 있는 대변찌꺼기, 가스, 소화되지 않은 음식물, 기생충, 병균 및 독소들을 청소하는 방법이다.

홍채학(Iridology) 홍채학은 눈동자를 통해 건강상태를 점검하고 신체적인 질병을 분석하는 방법이다. 이는 홍채의 상태, 착색, 구조, 무늬 등을 심도 있게 연구한다. 이와 같은 눈동자의 상태는 각 개인에 따라서 모두 다르게 나타난다. 눈의 변화를 검사함으로써 신체의 다른 주요 기관에서 문제가 발생하기 전에 문제를 발견할 수 있다.

웃음치료 웃음치료는 문제를 다루는 치료라기보다는 행복을 가르치는 치료다. 행복 프로젝트에서 고객들은 8주 동안 개인의 행복 프로그램에 참여한다. 웃음은 운동과 마찬가지로 인류에게 알려진 가장 오래된 치료법으로 신체의 자연 진통제인 엔도르핀과 엔케팔린을 혈액 속으로 방출한다. 웃음은 근육, 신경계, 내부기관뿐 아니라 호흡계와 심장을 자극하고 이완한다. 최근의 연구는 웃음이 면역체계에 도움이 되며 심지어 암과 싸우는 데도 도움이 됨을 시사하고 있다.

광선치료 태양빛을 쐬거나 매우 밝은 인공광이나 자외선을 사용하여 치유하는 방법이다. 인공광이나 자외선은 결핵, 건선이나 습진과 같은 피부질환치료에 도움이 된다. 주기적인 정서장애(SAD), 우울증, 고혈압, 불면증 같은 증상 역시 밝은 인공광을 통해 도움을 받을 수 있다. 배란을 촉진하여 여성의 불임을 치료하는 데도 도움을 줄 수 있다.

자기치료(Magnetic therapy) 흔히 생체자기라고 부르는 특수하게 고안된 자석을 치료 목적으로 사용하는 방법이다. 자석은 혈액 순환을 증가시켜 문제가 있는 부분에 산소를 증가시킴으로써 몸 자체의 자연적인 치유력을 자극한다. 자석의 자극성은 혈관을 팽창시키고 특정한 조직 부근으로 혈액의 흐름을 증가시킨다. 장신구나 팔찌 속에 자석을 부착하여 사용할 수 있으며, 통증이 있거나 부상당한 자리에 바로 올려 놓을 수도 있다(이 치료가 모든 사람에게 효과가 있는 것은 아니라는 점을 알고 있지만 나 역시 최근에 바이오플로라는 자석을 부착하기 시작하였고, 그 후 요가 동작이 많이 달라졌음을 발견하였다. 자석을 손목에 부착한 지 48시간 만에 오른쪽 엉덩이에 있던 경직이 사라졌고, 모든 관절이 상당히 유연해졌다).

의료적 점성술(Medical astrology) 일종의 점성술은 질병의 근본 원인을 밝히는 데 도움이 된다. 별자리의 행성과 의미는 해부학적 · 생리학적으로도 증명된다.

자연요법(Naturopathy) 자연요법은 인간이 생존을 의지하고 있는 대지와 조화로운 관계에 기반을 둔 치유학이다. 생명을 위해서는 필수조건들이 충족되어야 하는데, 여기에는 충분한 휴식과 수면, 신선한 공기와 햇빛, 온기, 건강한 토양에서 생산된 건강식, 몸이 요구하는 영양 제공, 충분한 운동과 생활에서 오는 스트레스를 감당해 주는 정신 및 정서적인 균형, 표현의 자유, 적절한 보살핌과 시간만 있으면 스스로 재활하고 보완하는 신체 능력에 대한 믿음 등을 포함한다.

신경언어 프로그래밍(Neuro-linguistic programming) 교육학적 · 심리학적 접근은 자신에 대해 그리고 다른 사람과 의사 소통 시에 행동유형, 사고, 느낌, 인식을 변화시키는 것이다. NLP의 근본적인 믿음 중 하나는 현실 자체보다 현실에 대한 개인의 인식을 바꾸기가 더 쉽다는 것이다. NLP에서 핵심 단어는 '본보기'다. 즉, 새로운 기술을 효과적으로 배우는 가장 좋은 방법은 그것을 시범으로 행하는 사람에게서 배우는 것이다. 본보기는 아주 가까이에서 고도로 숙련된 사람들이 행동하고, 보고 듣고 말하고, 느끼는 것들을 관찰하는 것을 의미한다. NLP는 그렇게 할 수 있는 기술을 가르친다. 이는 치료가 아닌 의사소통을 극대화하는 방법으로 심리치료와 건강관리, 교육, 사업, 예술연기 및 의사소통과 관련되는 모든 작업 영역에 적용할 수 있다.

영양치료 식이요법과 보충식 프로그램을 사용하여 영양결핍과 알레르기를 고치고, 몸속에 지나치게 쌓인 독소의 영향을 줄이는 데 도움을 주는 건강관리체계다. 건강한 식이요법의 이상적인 구성은 다음과 같다.

먼저 충분한 양의 신선한 과일과 야채, 정제되지 않은 곡물, 적정량의 설탕과 지방 및 소금과 단백질, 인공비료나 살충제를 사용하지 않은 유기 음식을 섭취한다. 그리고 덜 조리된 음식일수록 유해한 방부제나 식품첨가물을 피할 수 있다. 또한 다양한 식단과 제철에 생산되는 지역에서 자란 음식을 섭취하며, 사랑과 존경심으로 음식을 준비하여 편하고 자양분이 있는 환경에서 먹는 것도 도움이 된다.

즉석마사지(On-site massage) 시술사가 직장으로 찾아가 짧은 기간 내에 사람들을 치료하는 방법이다. 특히 등, 목, 머리의 긴장과 통증을 푸는 데 좋다. 시술사는 특수한 의자를 사용하여 몸을 바르게 기댈 수 있게 해 준다. 이렇게 옷을 입은 채 이완하고 앉아 있는 자세에서 다양한 두드리기와 지압기술을 사용한다.

정생체요법(Orthobionomy) 영국에서 정골요법사가 검은 띠 유도 지도자인 아서 링컨 폴스(Arthur Lincoln Pauls)는 저항을 최소화하면서 신체를 다루고자 하였다. 1970년대 초 그는 일본 군무와 정골요법을 결합하였다. 정생체요법은 원래 그리스어로, 대략적인 의미는 자연적인 삶의 법칙을 정확히 적용하는 것이다. 이는 때로 '신체작업의 동종요법'이라 부르기도 한다.

기치유(Pranic healing) 기치유는 우리를 살아 있고 건강하게 유지해 주는 프라나, 생기 혹은 생명력을 활용한다. 이 치유체계는 필리핀에서 처음 생겼다. 이는 오라를 정화하고 활성화하며, 차크라를 다룸으로써 신체의 능력이 스스로를 치유하도록 돕는다. 기치유사들은 손을 사용하여 오라와 차크라 그리고 기관들의 상태를 검사하고 감지한다. 또한 정확한 에너지 진동이나 색깔을 이용하여 광범위한 병을 치료한다. 모든 영적인 치유양식과 마찬가지로 기치유는 예방적 수단으로 사용할 수 있으며, 면역체계를 강화하고 스트레스에 대처할 수 있는 기술을 제공한다.

사이코드라마(Psychodrama) 심리치료의 일종이다. 임상적인 맥락으로 집단 내에서 연극적인 기술을 사용하여 사람들이 현재 겪는 정서적인 문제의 원인을 찾도록 돕는다. 내담자는 실제든 상상이든 하나의 사건을 실제 무대에 선 것처럼 연기하게 된다. 그리고 집단 내 다른 사람들에게는 상대 역할을 하게 하고 자신은 원래의 상황 속에 있는 것처럼 행동한다. 과거는 종종 끝나지 않은 사건들로 가득차 있으며, 이것으로 말미암아 정서는 여전히 우리의 일상적인 기능을 보강하거나 제한한다. 모든 연극이 잠재적으로 대중에게 치료 매개가 되듯이 이것은 원형적인 연극이다. 자신의 삶 속에서 극을 재창조함으로써 내담자는 자신을 억눌러 온 고통스러운 정서를 마침내 다룰 수 있게 된다.

정신운동요법(Psychomotor) 혁신적인 심리치료와 정서 재교육 방법으로 1960년대경 시작되었다. 알 페소(Al Pesso)와 다이앤 보이든 페소(Diane Boyden Pesso)가 고안하였는데, 통제된 상황에서 상징적 차원을 통해 이루어진다. 여기에서 이루어지는 치료작업 하나하나를 구조라고 부른다. 이 작업은 종종 집단을 통해 이루어지는데, 일반적으로 내담자가 다른 사람이나 물건을 선택하여 자신의 과거나 현재에 중요한 사람을 연기하도록 한다. 또한 긍정적 혹은 부정적 화해라고 부르는 기술을 사용한다. 예를 들어, 긍정적인 화해에서 내담자는 상대 역할 연기자에게 듣고 싶은 행동이나 메시지를 요청한다. 이는 '사랑스러운 내 아이'와 같이 어린 시절 부모한테 들었어야 했던 이야기가 될 수 있다. 부정적인 화해의 목적은 내담자가 분노를 표현하도록 돕는 것이다. 상대 역할자는 내담자가 표현하는 분노 정도에 대응하여 적합한 소리를 내거나 행동을 한다. 이 작업의 목적은 내담자가 과거의 갈등을 해결하고 이전에 충족되지 못한 욕구를 만족시키도록 돕는 것이다. 이를 통해 과거의 정서적인 상처를 치유할 수 있으며, 새로운 자아 부분이 출현하여 그 사람(기능) 안으로 통합될 수 있다.

정신통합(Psychosynthesis) 심리치료의 일종으로 이론상 영혼, 상상력, 의지를 포괄한다. 20세기 전반에 로베르토 아사지오리(Roberto Assagioli)에 의해 개발되었다. 두 가지 핵심적인 방법으로 명상과 영상화를 사용한다.

래딕스(RADIX) 래딕스는 찰스 켈리(Charles Kelley)에 의해 창안되었는데, 게슈탈트치료, 생체에너지요법, 베이츠 통찰력 훈련요법, 에릭슨 최면요법 등의 기술을 사용한다. 이는 신체조직에 갇힌 깊은 감정을 경험하고 표현하고 다루는 방법을 가르치는 신라이히식 교육모형이다. 이 작업의 중심적인 두 가지 개념은 안전과 탐험이다. 신뢰할 수 있고 편안한 환경이 조성되면 개인은 안전감을 넘어서 탐험할 수 있게 되고, 신체적인 정서 경험 속으로 들어갈 수 있게 된다.

쉔(SHEN) 1980년대 리처드 패빅(Richard Pavek)이라고 부르는 미국 과학자에 의해 개발되었다. 쉔은 특정한 인간 에너지 연계를 상징한다. 이 치료는 신체적이고 정서적인 이완을 목적으로 한다. 치료사는 옷을 입은 고객의 몸에 부드럽게 손을 올려놓고 각별히 계획된 형태로 작업한다. 정묘에너지치유와 마찬가지로 이 요법은 신체적 증상이 특정 정서와 관계 있다고 본다. 예를 들어, 수축된 정서는 심장병을 일으킬 수 있고, 분노나 공포, 불안은 태양신경총에 나타나 소화장애를 초래할 수 있다. 또한 죄의식, 수치심, 안전감, 확신, 무력감 등은 배꼽과 골반 부분에 뿌리를 두고 있다.

실바요법(Silva method) 일종의 '마인드 컨트롤' 법으로 내면과 알파상태라고 부르는 의식적인 뇌 차원으로 들어감으로써 자각과 자기통제를 강화할 수 있도록 가르친다. 이런 깊은 명상상태가 기억을 자극하여 학습 속도를 높이고 직관을 향상시키며 창조성을 고양시킬 수 있다는 연구가 보고되었다.

신체정서적 치료(Somatic emotional therapy) 이 심리치료적 접근은 스탠리 켈리먼(Stanley Keleman)에 의해 개발되었다. 형성심리학(formative therapy)에 대한 그의 이론적 개념에 기반을 두고 있다. 캘리포니아 버클리 에너지학연구소장인 그는 해부학과 감정 간의 관계 분야를 개척한 선구자다. 우리가 정서를 경험하는 것은 바로 해부학적 구조와 신체를 통해서다. 전통적인 해부학은 가장 중요한 요소인 정서적 생활을 제외한 두 가지 영역의 그림만을 보여준다. 또 정서 연구에 헌신하는 심리학은 해부학적 이해를 결핍하고 있다. 켈리먼에게 있어 의식은 곧 신체다. 생명의 시작부터 분자와 세포들은 유기체덩어리가 되고 나아가 층과 관, 통로와 낭들로 구성된다. 이러한 과정은 곧 불안정한 생명에 구조를 부여하고 인간 의식의 단계를 형성한다. 우리는 우리의 모양을 구성하며, 이 모양은 우리 주변과 삶의 사건들, 즉 사랑, 실망, 모욕, 폭력, 모든 도전과 스트레스 등에 대해 정서적으로 어떻게 대응하는지에 따라 변화한다. 켈리먼의 작업은 신체심리치료에서 중요한 영향을 미친다.

초월명상 명상은 마음에 초점을 두고 내면의 평정상태와 자각상태에 도달하기 위해 사용한다. 명상 중 이완과 집중을 하는 과정에서 호흡, 뇌활동, 심장, 맥박이 느려진다. 이로 인해 신체는 항상성 상태로 돌아갈 수 있다. 초월명상은 1960년대 마하리쉬 마헤쉬 요기(Maharishi Mahesh Yogi)에 의해 전수되었다. 규칙적으로 명상을 실천하고 반복과 영창, 진언을 한다. 진언은 신성한 단어나 구절들로 되어 있다. 명상은 격심한 불안, 천식과 고혈압에서 월경 전 증후군, 폐경 증후군과 편두통에 이르기까지 광범위한 신체적 · 정서적 문제를 경감시키는 것으로 밝혀졌다. 명상은 언제나 교사를 통해 배우는 것이 최선이다.

찾아보기

♣ 저자 소개

델시아 맥닐(Delcia McNeil)

1983년부터 정묘에너지치유를 훈련하고 가르쳤으며, 치유와 개인 성장을 위한 로완학교의 공동교장이다. 또한 스펙트럼과 UKCP 공인 인간중심주의 심리치료사며 전문 마사지사이며, 기와 사고, 감정, 감각의 추상회화 분야의 전문 예술가이기도 하다. 그녀는 전문적인 많은 조직의 회원으로 있는데, 치료적 연합회(Association for Therapeutic Healers), 영적 치유사 전국연합회(National Federation of Spiritual Healers), 의사와 치유사 네트워크(The Doctor-Healer Network), 국제심리치료 및 영적 치유회(International Group for PsychoTherapy and Spiritual Healing)와 같은 조직에 소속되어 있다.

♣ 역자 소개

[조옥경]

고려대학교 심리학과 졸업
고려대학교 대학원 졸업(문학박사)
인도 뿌나대학에서 M.Phil 수료(요가심리학 전공)
인도 아엔가 센터에서 수련
미국 히말라야 요가센터 하타요가 지도자 과정 수료
춘해대학 요가응용과 전임강사
현재 서울불교대학원대학교 상담심리학과 요가치료학 전임교수

[이지현]

이화여자대학교 무용학과 졸업
이화여자대학교 대학원 졸업(석사)
현재 이화여자대학교 박사과정, 무용치료사

[이제진]

부산대학교 행정학과 졸업
이화여자대학교 대학원 졸업(석사)
한국여성연구원, 여성신문사, 성문화연구소 등 근무

여성을 위한 바디워크테라피
Bodywork Therapies for Women

2006년 1월 20일 1판 1쇄 인쇄
2006년 1월 25일 1판 1쇄 발행

지은이 • Delcia McNeil
옮긴이 • 조옥경 · 이지현 · 이제진
펴낸이 • 김진환
펴낸곳 • 학지사
121-837 서울시 마포구 서교동 352-29 마인드월드빌딩 5층
대표전화 • 02)326-1500 팩스 (02)324-2345
등록 • 1992년 2월 19일 제2-1329호
홈페이지 www.hakjisa.co.kr

ISBN 89-5891-224-3 03180
가격 13,000원